DR. MED. GERD REUTHER

HEILUNG NEBENSACHE

DR. MED. GERD REUTHER

HEILUNG NEBENSACHE

Eine kritische Geschichte der europäischen Medizin von Hippokrates bis Corona

riva

»Heilen hat zwei Gesichter:
Empathie und soziale Kompetenz.
Geschäft mit Angst und Leiden.«

DR. MED. HELMUT JÄGER
FACHARZT FÜR GYNÄKOLOGIE UND GEBURTSHILFE
GANZHEITLICHER HEILER UND COACH

»(...) scheint es gut zu sein (...), sich auf neuen Wegen und in neuen Systemen zu bewegen (...) weder der Stimme des Verleumders noch dem Gewicht der alten Kultur oder dem Gewicht der Autoritäten zu gestatten, jene zu hindern, die ihre eigenen Ansichten zum Ausdruck bringen.«

JEAN FRANÇOIS FERNEL *(1497–1558)*
De naturali parte medicinae, PARIS 1542

Inhalt

Prolog: Ein Kampf gegen Krankheiten oder gegen die Kranken?

Lohnt es heute noch, sich mit der Medizin vergangener Jahrhunderte zu beschäftigen? Haben doch hochwirksame Pharmaka den Aderlass und minimalinvasive Hightech-Chirurgie unsterile Verstümmelungen ohne Betäubung abgelöst. Allerdings fällt auf, dass noch immer zahlreiche Ärzte aus den Zeiten der Säftelehre Säulenheilige des Berufsstandes sind. Ist es lediglich Nachsicht mit Kollegen, die zu früh geboren wurden und es nicht besser wissen konnten? Oder besteht doch eine Kontinuität darin, dass in der Medizin vorrangig die Kranken statt deren Krankheiten »bekämpft« werden?

Es änderte sich längst nicht alles, als das ärztliche Denken umschlug. Wissenschaftlich orientierte Ärzte bedienen sich weiterhin eines griechisch-lateinischen Kauderwelsches: »Diabetes mellitus« = »süßer Durchfluss« oder »Infarkt« statt grammatisch korrekt »Infrakt«. Blutdruck und Blutgase werden noch immer in »mmHg« angegeben, obwohl Quecksilbersäulen bereits seit 1978 nicht mehr zulässig sind. Eine renommierte Fachzeitschrift trägt bis heute den Namen des Instruments, mit dem Patienten zur Ader gelassen wurden: *The Lancet* – die Lanzette. Eine Spurensuche in der Vergangenheit lässt die heutige Medizin in einem anderen Licht erscheinen.

Abwarten oder schaden?

Heilungsversuche mit Pflanzen, tierischen und mineralischen Stoffen, Ritualen und helfenden Händen waren der Anfang. Dann beherrschte die Lehre von vier Säften für mehr als 2000 Jahre die Bühne, bevor Krankheiten lokalisiert wurden. Ärzte und Quacksalber entzogen Patienten Körperflüssigkeiten – ohne Rücksicht auf Verluste – mit Aderlässen und Mitteln, die abführten, den Schleimfluss exzessiv steigerten und Erbrechen herbeiführten. Überdies gab es noch Schwitz- und Trinkkuren hinzu. Alle Krankheiten sollten damit ausgetrieben werden.

Erschwerend war, dass viele Arzneien zum Flüssigkeitsentzug Gifte wie Quecksilber und Antimon enthielten und ab dem 17. Jahrhundert sogar intravenös verabreicht wurden. Es käme allenfalls auf die Dosierung an. Transfusionen von Tierblut galten als vergleichsweise sichere Behandlungen, obwohl in Unkenntnis der Blutgruppen mindestens jeder Dritte daran verstarb.[1] Bei Operationen ohne Schmerzausschaltung hatte Tempo Vorrang vor Präzision. 25 Sekunden reichten dem schnellsten Chirurgen im viktorianischen London, um ein Bein zu amputieren.[2] Verstümmelnde Operationen gegen Hysterie und psychische Auffälligkeiten gesellten sich ab dem 19. Jahrhundert noch hinzu. Kein Wunder, dass die Homöopathie in den ersten 150 Jahren ihrer Existenz erfolgreicher als die Schulmedizin war – sie schadete wenigstens nicht.

Die Pharmaka des Industriezeitalters entstammten immer seltener der Welt der Heilkräuter, sondern der technischen Chemie. Ab 1818 stand sogar die hochgiftige verdünnte Blausäure als Heilmittel gegen Atemwegserkrankungen in Arzneibüchern.[3] Ausgangssubstanzen und Abfallstoffe industrieller Synthesen von Farben und Kunstharzen waren bis spät ins 20. Jahrhundert die Basis symptomunterdrückender Medikamente. Noch der erste Cholesterinsenker Clofibrat fiel bei der Produktion von Phenolen an und gehört chemisch zu einer Gruppe, zu der zahlreiche Unkrautvernichter zählen![4] Viele Antibiotika und Immunsuppressiva sind ebenfalls chemisch eng mit Pestiziden verwandt und durchaus als zeitgenössische Gegenstücke zu Quecksilber und Antimon aufzufassen.

Substanzen wurden nicht unbedingt wegen bestimmter Eigenschaften gesucht. Oft war es umgekehrt: Vorhandene Stoffe klopfte man auf ihren möglichen Einsatz beim Menschen ab. Die Chemotherapeutika gingen aus dem berüchtigten Senfgas des Ersten Weltkriegs hervor. Pharmaka werden bis heute als Waffen missverstanden und degradieren Kranke damit zu Kriegsschauplätzen. Auch zu Beginn des 21. Jahrhunderts steht jeder dritte Todesfall in Zusammenhang mit ärztlichen Behandlungen.[5] Man kann nicht sagen, dass der Berufsstand zimperlich war und ist. Das Prinzip, es sei »besser, ein gefährliches Hilfsmittel anzuwenden, als gar keines«[6] besteht fort.

Die akademische Medizin gilt heute als »systemrelevant«. Die Geschichte belehrt uns aber eines Besseren. Menschliche Zivilisationen vertrauten ganz unterschiedlichen Heilungskonzepten. Auf die Art der Heilkunde oder gar auf eine »ärztliche Kunst« kam es nicht an. Zu keiner Zeit verringerten Behandlungen die Krankheitslast oder erhöhten die Lebenserwartung.[7] Wenn heute Ärzte streiken, haben Bestattungsunternehmen nirgendwo mehr zu tun.[8] Ärzte beeinflussten immer nur Einzelschicksale positiv oder negativ. Kriege, Not und Umweltbedingungen bestimmten das Wohlergehen von Gesellschaften.

Die Medizin leidet bis heute unter einem blinden Fleck für Heilungsvorgänge. Seit man Tote seziert hat, weiß man zwar viel mehr über Krankheiten, aber nur wenig mehr über die Heilungsstrategien unserer Biologie. Wie Heilung funktioniert, ist nun einmal keine Botschaft der Toten an die Lebenden, sonst wären sie schließlich nicht verstorben … Um herauszufinden, warum Menschen trotz widriger Umstände gesund bleiben oder wieder gesund werden (sogenannte Salutogenese), sollten wir besser von Genesenen und Hochbetagten lernen.

Alternativen zur Schulmedizin gab es immer

Naturheilkundige haben in den vergangenen 2500 Jahren mehr zu Linderung und Heilung beigetragen und weniger geschadet als Ärzte, schon weil sich ihre Anwendungen generationenübergreifend auf praktische Erfahrungen stützten. Als der französische Chirurg Ambroise Paré (1510–90) bei einer schweren Gesichtsverletzung eine Gesichtshälfte schulmedizinisch mit kochend heißer Paste aus Holunderbeeröl und opiumhaltigem Theriak, die andere gemäß einer Kräuterfrau mit einer Zwiebelsalbe behandelte, blieben nur unter der Zwiebelsalbe entstellende Narbenbildungen aus.[9] Paré schaffte es in die Ahnengalerie. Die Kräuterfrau kennt heute niemand mehr. In keiner Geschichte der Medizin dürfen daher Naturheilmittel und Pflegende fehlen.

Therapeutisches Wissen war in der Bevölkerung verbreitet. Der vor etwa 7000 Jahren verstorbene »Ötzi« hatte den Birkenporling, einen Pilz mit antibiotischen Eigenschaften, im Reisegepäck. Die Schienung von Knochenbrüchen, das Einrenken luxierter Glieder, die Reinigung von Wunden und kaltes Wasser bei Entzündungen gehörten immer zur Selbsthilfe. Abführ- und Brechmittel waren wie Pflanzenzubereitungen für Wunden, Frauenleiden, Harnwegssteine, Magen-Darm-Entzündungen oder Herzschwäche aus der Naturapotheke verfügbar. Opium, Alkohol und Klistiere hatten Apotheker im Angebot.

Bei Fortbestehen der Symptome und stärkerem Leidensdruck suchte man Kräuterkundige, Handwerkschirurgen, Schäfer oder Scharfrichter auf. Handgreifliche Therapien wurden von akademischen Ärzten nur verordnet – ausgeführt haben sie Gesundheitshandwerker. Da konnte man sich gleich von der Baderin zur Ader lassen und das ärztliche Honorar sparen. Für Ärzte verblieb lange wenig mehr als giftige Chemie, die durch kostensenkende Verfälschungen von Apothekern noch verheerender wirken konnte.[10] Bis ins 18. Jahrhundert waren Ärzte »Gäste im Raum der Selbstbehandlung«.[11]

Dies änderte sich mit den europaweiten »Hexen«-Verfolgungen, da vorrangig heilkundige Frauen und Hebammen sowie Querdenker denunziert und verbrannt wurden. Mit dieser Ermordungswelle wollten sich nicht nur die Kirchen unliebsamer Kritiker entledigen. Es ging auch um Einkünfte. In der Wirtschaftskrise nach Abriegelung des Orients und als Folge der Kleinen Eiszeit wurde der Kuchen im Heilgewerbe kleiner. Die

Ausschaltung der Konkurrenz sollte die Einnahmen für Klerus und Ärzte sichern. Damit verschwanden narkotisierende Mischgetränke aus den Hausapotheken, die so manchen Arztbesuch erspart hatten. Die Rolle von Ärzten als »Gutachter« bei Folterungen ist dabei noch weit schlechter aufgearbeitet als ihre Mitwirkung in den Vernichtungslagern der Nationalsozialisten.

Braucht die Medizin Helden?

Die Geschichte der Medizin ist keine Heldensaga. Die wenigsten heute noch bekannten Ärzte haben mehr genützt als geschadet. Ob Opium oder Aderlässe, Quecksilber oder abenteuerliche Operationen – alles verursachte Gesundheitsschäden und Tote. Paracelsus (1493–1541) verwarf zwar die Säftelehre, seine eigenen Krankheitstheorien waren allerdings nicht minder hanebüchen. Vermeintliche Kultfiguren der Bakteriologie wie Louis Pasteur (1822–95) und Robert Koch (1843–1910) waren keine »Retter der Menschheit«. Weder hat Pasteur die »Pasteurisierung« erfunden, noch verdanken wir Koch die Entdeckung der Erreger von Cholera, Milzbrand und Tuberkulose.

Bei genauer Betrachtung ist meist mehr Schatten als Licht. Kein Mensch taugt zum Säulenheiligen. Der Bekanntheitsgrad hat wenig mit den tatsächlichen Verdiensten zu tun. Die wichtigsten Neuerungen kamen oft genug nicht aus den »Hochburgen der Großsiegelbewahrer der Wissenschaft«,[12] sondern aus dem Off und verhallten für Jahrzehnte oder Jahrhunderte. Einem Feldherrn im antiken Griechenland[13] und Laien in Rom waren Ansteckungswege von Infektionskrankheiten längst bekannt, als die gelehrte Medizin noch irreführende Spekulationen anstellte.[14] Laien hatten bereits 200 Jahre vor den Bakterienjägern des 19. Jahrhunderts Mikroben unter dem Mikroskop gesehen.

Die vermeintlich erste Herztransplantation, die 1967 medienwirksam inszeniert in weitgehender Unkenntnis immunologischer Vorgänge erfolgte, war keine verantwortungsbewusste ärztliche Handlung. Verpflanzungen anderer Organe hatten lange belegt, dass die medikamentöse Balance zwischen Abstoßung und Infektionsrisiko nicht beherrscht wurde. Die Installateursleistung des chirurgischen Hazardeurs war ein Himmelfahrtskommando für den Patienten. Er überlebte ganze 18 Tage. Bereits drei Jahre vor diesem Menschenversuch hatte ein amerikanischer Chirurg die Weltpremiere ohne mediale Begleitmusik gewagt und war kläglich gescheitert.[15] Alles übrigens noch ohne das fragwürdige Konzept vom »Hirntod« der Organspender, das erst 1968 ganz schamlos mit kommerziellen Interessen begründet und Hals über Kopf präsentiert wurde![16]

Dennoch wird die bisherige Geschichte der Medizin von Einzelaktivitäten dominiert. Vernebelt wird dadurch die katastrophale Bilanz der akademischen Ärzte. Neue Erkenntnisse in Anatomie, Physiologie und Biochemie hatten selten praktische Auswirkungen. Die Analyse von William Harvey (1587–1657), dass in uns eine begrenzte Menge Blut stetig im Kreislauf zirkuliert, hätte die Praxis des Aderlasses mindestens verändern müssen. Die Identifizierung von Krankheitserregern verhinderte oder beseitigte jahrzehntelang keine Infektion. Warum genießen Draufgänger bei Transfusionen und Infusionen noch immer Ansehen als Pioniere der Notfallmedizin, obwohl Leichen ihre Wege pflasterten? Warum nicht die Ärzte, die sich wie der Frankfurter Endoskopie-Visionär Philipp Bozzini (1773–1809) aufopferungsvoll um hochansteckende Patienten kümmerten und sich selbst dabei tödlich infizierten?

In den seltensten Fällen lassen sich maßgebliche Neuerungen und Paradigmenwechsel auf *eine* Person und *ein* Datum festlegen. Meist kamen verschiedene Menschen an verschiedenen Orten zu gleichartigen Lösungen. Auch hat nicht jeder sein Denken und Tun für die Nachwelt aufgeschrieben. Und allzu oft zeigen Recherchen, dass die vermeintlichen Pioniere es mit dem geistigen Eigentum anderer nicht so genau nahmen. Wichtiger als die Erstmaßnahme ist ohnehin die erste *erfolgreiche* Anwendung. So manches war anders, als es Geschichtsbücher glauben machen.[17] Nur selten brachten Lehrstuhlinhaber oder Großkonzerne die Medizin weiter. Aber es waren immer Ordinarien, Institutsleiter oder Industrielobbyisten, die Entwicklungen verhinderten.

Medizin - auch ein Geschäft

Gesundheit und Heilungen waren die meiste Zeit eine Bedrohung für ärztliche Einkommen. Entwaffnend ehrlich bekannte ein deutscher Professor, der durch rassenhygienische Veröffentlichungen in den 1930er Jahren zu unrühmlicher Bekanntheit gelangte, dass »der Gesundung schwerwiegende wirtschaftliche Interessen entgegenstehen«.[18] Bemüht sich die akademische Medizin daher vorrangig, Krankheiten anstatt Heilungsvorgänge zu verstehen?

Hing der Verdienst von Ärzten davon ab, ob und wie viele Leistungen sie erbrachten, war es um Indikationen und Evidenz der Therapien immer schlecht bestellt. Die »Wundermaschine der Selbstheilung«[19] bescherte Erfolge und Einkünfte, egal, wie untauglich die Therapien waren. Grund für ärztliche Zurückhaltung gab es allenfalls, wenn der Tod eines Patienten unter einer Behandlung als Makel oder gar als Straftat galt und Honorareinbußen nach sich zog. Der Arzt und Politiker Joseph Dietl (1804–78) formulierte: »So lange es erfolgreiche Ärzte gibt, wird es keine wissenschaftlichen Ärzte geben.«

Inszenierte »Pandemien« bestätigen im 21. Jahrhundert, dass wissenschaftliche Methoden nichts an der kommerziellen Dominanz in der Medizin geändert haben. Messwerte, Studien und Tests wurden missbraucht, um Diagnosen in die Welt zu setzen und Menschen zu unnützen wie gefährlichen Behandlungen zu verpflichten. Das Recht auf Dienstleistungen bei Krankheit – in Deutschland seit 1883 – scheint zu einer Pflicht umfunktioniert zu werden, fragwürdige Maßnahmen über sich ergehen zu lassen.

2500 Jahre Medizin auf 100 Seiten

Wir kennen alle die Urangst, wenn sich eine Krankheit zunächst unmerklich und dann spürbar in unserem Körper einnistet. Die Erfahrung mag uns versichern – zumindest im jüngeren Lebensalter und bei bekannten Symptomen –, dass wir wieder gesund werden. Ein Unbehagen stellt sich trotzdem jedes Mal ein. Werden die Selbstheilungskräfte ausreichen? Ganz sicher können wir nie sein, ob es vielleicht der Anfang vom Ende ist. Unsere Vorfahren haben diese Bedrohung wohl ungleich intensiver empfunden. Schon immer wird es das Bedürfnis nach Linderung und Heilung gegeben haben. Konnten irgendwelche Substanzen, Gegenstände oder Handlungen die Krankheit abkürzen oder vertreiben?

Frühe Menschen haben als Heilmittel Pflanzen, Minerale, Zuwendung und mechanische Hilfen, aber auch Magie genutzt.[1] Eine der frühesten Maßnahmen war die Stillung von Blutungen durch Druck mit der Hand und Kompressionsverbänden sowie adstringierendem Material. Noch heute werden von Naturvölkern Hölzer in Form von Dämonenfiguren bereitgehalten, die pulverisiert neben einer Beschleunigung der Blutgerinnung einen Placeboeffekt entfalten können.[2] Das Besprechen von Wunden und das Wünschen überhaupt sind uralte Rituale (zum Beispiel der zweite Merseburger Zauberspruch).

Ob Menschen ihr Ende schon immer möglichst lange hinausschieben wollten, wissen wir dagegen nicht. Die existenzielle Bedrohung durch eine Krankheit oder Verletzung weckte jedenfalls das Bedürfnis nach wirkmächtigeren Kräften, wie sie Naturerscheinungen entfalteten. Diese frühzeitig personifizierten Mächte wurden wahrscheinlich überall angerufen. Bald dürften sich andere Menschen als Vermittler angeboten haben. Diese Heiler wollten die halluzinierten Götter und Geister veranlassen, ein gutes Schicksal zu bestimmen.

Die psychologisch und körperlich wirksamen Handlungen konnten dabei auf verschiedene Personen verteilt werden, die im Verbund wirkten. So gab es in der ägyptischen Hochkultur das Triumvirat aus Priester, Schamane und Heilkundigem. Priester und Schamanen waren auf die psychologische Aktivierung der Selbstheilungskräfte spezialisiert, die Heilkundigen besorgten die konkreten Maßnahmen mit Arzneien und Salben sowie manuelle Medizin. Frauen waren dabei als Heilerinnen hoch angesehen.

Ägyptische Papyri aus der Zeit um 1500 v. u. Z. enthalten die ältesten Beschreibungen zahlreicher chirurgischer Behandlungen: Versorgung von Wunden, Einrichten von Gliedern, Nasenrekonstruktionen und Operationen von Tumoren oder Abszessen. Abgesehen von Gewalttaten und vielleicht Unfällen oder Nahrungsmittelvergiftungen wurden in der frühen Menschheitsgeschichte Krankheitszustände auf übernatürliche Ursachen zurückgeführt. Kausalzusammenhänge waren bei inneren Krankheiten nicht offenkundig.

War am Anfang Hippokrates?

Die europäische Medizin beginnt nicht im antiken Griechenland. Heilkräuter und manuelle Therapien sind weit älter. Aber es scheint, dass im 5. Jahrhundert v. u. Z. in den kleinteiligen Gesellschaften im heutigen Kleinasien auf den vorgelagerten Inseln sowie im damals westgriechischen Süditalien und Sizilien ein Paradigmenwechsel stattfand. Galt Krankheit bis dahin als göttliche Strafe, gerieten jetzt Versäumnisse der Lebensführung in das Blickfeld. Krankheiten fielen nicht vom Himmel, sondern konnten auf die Natur und Lebensweise zurückgeführt werden. Wahrscheinlich hatten grassierende Seuchen den Glauben in die magische Tempelmedizin erschüttert.

Dieses Denken wurde zunächst von Naturphilosophen wie Alkmaion von Kroton (um 500 v. u. Z.) und Empedokles von Agrigent (ca. 495 bis um 435 v. u. Z) vorangetrieben. Sie versuchten, Vorgänge logisch zu erklären. Alkmaion erkannte, dass das Gehirn das Zentralorgan für alle höheren Fähigkeiten ist. Auf Empedokles geht die Theorie von vier Urstoffen (Feuer, Wasser, Erde, Luft) zurück, aus der der westgriechische Arzt Philistion von Lokroi (um 427 bis um 347 v. u. Z.) seine Lehre von der Mischung dieser vier Elemente im menschlichen Körper entwickelte. Er formulierte wohl als Erster, dass Krankheit aus einem Ungleichgewicht dieser vier Elemente resultieren würde. Den vier Elementen ordnete er ein Quartett von vier Grundeigenschaften (heiß – kalt; nass – trocken) zu. Dies war die Basis für die Säftelehre »hippokratischer Ärzte«.

Die unter dieser Bezeichnung zusammengefassten Heilkundigen wollten bei Kranken Gesetzmäßigkeiten der zugrunde liegenden Vorgänge erkennen. Die bekanntesten Heilerdynastien bestanden auf der Halbinsel Knidos, der unmittelbar benachbarten Insel Kos und in Kroton auf Sizilien. Der legendäre Hippokrates von Kos (etwa 460 bis etwa 370 v. u. Z.) wurde zwar zum Namenspatron einer dieser Familien, war aber nicht der einzige Heiler seiner Sippe. Es gab mindestens schon einen heilgewerblich tätigen Großvater und spätere Generationen mit wahrscheinlich sieben gleichnamigen Familienmitgliedern.

Die sogenannten hippokratischen Schriften stammen jedenfalls nicht aus einer einzigen Feder. Es handelt sich um ein nachträgliches Konstrukt aus mehr als 89 Schriftrollen, die zwischen dem 5. und 2. Jahrhundert vor unserer Zeitrechnung entstanden sind. 72 Texte sind erhalten.[3] Entsprechend heterogen sind Stil und Überzeugungen. Allerdings lassen sich die Lehren einer Denkschule zuordnen, die mit den Traditionen religiöser Heilungsrituale brach und sich an zahlungskräftige Kunden richtete. Die religiöse Tempelmedizin, für die der Heilschlaf ein zentrales Element war, bestand ungeachtet dessen fort – jedoch nur für die Armen und Unheilbaren.

Die drei großen Themengebiete der hippokratischen Texte sind Innere Medizin, Chirurgie und Gynäkologie. Das Wissen, das man sich über viele Jahre angeeignet hatte, wurde dabei in geschlossenen Männergesellschaften weitergegeben. Der legendäre Hippokrates, seines Zeichens der Zweite, war vielleicht der Erste im Clan, der auch nichtverwandte Schüler unterwies, um den Wirkungsbereich zu vergrößern. Bruchstückhafte Überlieferungen einer Eidesformel lassen darauf schließen, dass diese Schüler Wissen nur gegen Loyalität und Unterhaltsverpflichtung für ihre Lehrer vermittelt bekamen.

Worauf beruhte die hippokratische Medizin?

Entstammten Krankheiten nicht länger dem Ratschluss der Götter, dann waren sie auf natürliche oder zivilisatorische (nichtnatürliche) Ursachen zurückzuführen, die Ärzte identifizieren konnten. »Wer die ärztliche Kunst richtig betreiben will, hat folgendes zu beachten: die Jahreszeiten und ihren Wechsel, die Luftströmungen, die allgemeinen wie die lokalen und drittens die Beschaffenheit des Wassers.«[4] Daneben spielte aber auch die Lebensführung eine Rolle. Um gesund zu bleiben, kam es auf die richtige Art und Menge der Nahrung, der Getränke, des Schlafs und der körperlichen Bewegung an. Hierzu mussten hippokratische Ärzte ihre Klienten sorgfältig beobachten.

Schädliche Umwelteinflüsse, insbesondere des Klimas (Dürre, Hitze, Kälte, Nässe), mangelnde Sauberkeit oder schlechte Nahrung sollten durch Verhaltensänderungen wie Mäßigung, Ernährungsumstellung und Bewegung begrenzt werden. Die Erkenntnisse wurden programmatisch zusammengefasst und von Lehrern an Schüler weitergegeben. Allerdings konnten diese neuen Ärzte offenbar bei ihren Wahrnehmungen nicht zwischen wesentlichen und unwesentlichen Phänomenen unterscheiden: Haarfarbe und Sprechweise erschienen ihnen genauso bedeutsam wie Ernährung, Schwitzen oder Durchfall …

Zwei voneinander getrennte Zweige der Medizin lassen sich unterscheiden:

- Eine manuelle Medizin für das Einrichten von Brüchen und Verrenkungen oder die Entlastung von Blut- oder Eiterblasen

- Eine Medizin der inneren Erkrankungen auf dem Konzept des (Un-)Gleichgewichts verschiedener Körpersäfte

Eröffnungen der Körperoberfläche mit einem Messer gehörten nicht zum Kerngeschäft hippokratischer Ärzte. Aus der Schriftensammlung lässt sich rückschließen, dass es – wie später im Mittelalter – eine Trennung zwischen Ärzten und Gesundheitshandwerkern gab: »Niemals werde ich bei Blasensteinkranken den Schnitt machen, sondern sie zu den werkenden Männern schicken, die mit diesem Geschäft vertraut sind.«[5] Operative Behandlungen umfassten bereits in der Antike ein breites Spektrum: Schädelfensterungen (sogenannte Trepanationen), Amputationen von Extremitäten, Leistenbruchoperationen, Blasensteinentfernungen, Luftröhrenschnitte und die Ausräumung von Gefäßaussackungen (Aneurysmen) nach Aderlässen.

Ein generelles Skalpellverbot für hippokratische Heiler wie in den späteren christlichen Versionen des »Berufseids« gab es jedoch nicht.[6] Ärzte dürften bei naheliegenden Notwendigkeiten wie zum Beispiel bei Geburtskomplikationen sehr wohl zum Skalpell gegriffen haben. Die hippokratischen Schriften enthalten mehrere Rollen, in denen ausführlich Verwundungen durch Kriegsgerät und Unfälle abgehandelt werden. Äußere Schienen, zirkuläre Leinwandbinden, das Kürzen hervorstehender Knochenstücke, das Einrenken von Gliedern und eine Art externer Fixateur zum Auseinanderziehen und Einrichten offener Frakturen sind dort bereits beschrieben.

Der Paradigmenwechsel besteht in der für Europa so fatalen Irrlehre von einer Störung der Säfte als Ursache aller inneren Krankheiten. Waren es nicht immer verschiedene Flüssigkeiten, die Menschen absonderten, wenn sie krank waren? Ein kranker Körper versucht, die jeweils überschüssige Flüssigkeit loszuwerden: Erbrochenes mit und ohne Galle, Durchfall, Schleim oder Blut. Das Konzept unterstellte, dass die Körperflüssigkeiten in einer Art Schalen im Körperinneren des Menschen lagerten – eine gänzlich unanatomische Theorie. Aus Tierschlachtungen, Kampfverletzungen und Leichenöffnungen mussten anatomische Kenntnisse vorhanden gewesen sein. Das Bild der Schalen darf daher nicht allzu gegenständlich, sondern eher philosophisch aufgefasst werden. Damalige Ärzte sahen Menschen immer als integrale Person und nicht als Summe von Einzelteilen. Die heute um sich greifende Separierung eines Menschen in seine Organe und Zellstrukturen war den hippokratischen Ärzten fremd.

Obwohl Blut bei Verletzungen und der Tötung von Tieren augenfällig war, hatten hippokratische Ärzte zunächst zwei andere Körpersäfte im Blick: »Alle Krankheiten bei den Menschen entstehen durch Galle und Schleim (...), wenn sie im Körper übermäßig ausgetrocknet, verwässert, erhitzt oder abgekühlt werden.«[7] Je nach Zustand des Kranken mussten Ärzte »in Entziehung des Überschüssigen, andererseits in Zufuhr des Fehlenden«[8] wieder Ausgewogenheit herstellen. Blut wurde später als dritte Flüssigkeit hinzugefügt.

Die Ausweitung des Konzeptes auf schließlich vier Flüssigkeiten formulierte vermutlich ein Schwiegersohn des Hippokrates namens Polybos (um 410 v. u. Z.): »Der Körper des Menschen hat in sich Blut, Schleim und zweierlei Galle, die gelbe und die schwarze. Diese Qualitäten sind die Natur seines Körper, und durch sie wird er krank und gesund.«[9] Zwar handelt es sich bei schwarz erscheinender Galle um keine eigene Flüssigkeit, sondern lediglich um eine Farbänderung der eigentlich hellgelben Galle in der Gallenblase oder bei einem gestörten Galleabfluss, aber Menschen zeigten sporadisch schwarze Absonderungen: Blut wurde schwarz, wenn es länger an der Luft stand; Stuhlgang konnte schwarz sein.

Die vierte Flüssigkeit sollte der Säftelehre eine zwingende Stellung im kosmischen Ganzen verleihen; denn nach der geltenden Weltsicht gab es vier Elemente (Feuer, Wasser, Luft und Erde) und vier Primärqualitäten (warm und kalt, trocken und feucht). Jede Flüssigkeit konnte einem Element und einer Qualität zugeordnet werden: so etwa der Schleim dem Wasser und feucht, Blut dem Feuer und warm. Ein Überwiegen eines dieser Säfte wäre für jede Jahreszeit und Lebensphase charakteristisch und würde die psychische Verfassung eines Menschen reflektieren.

Bis heute halten sich diese Bezeichnungen in unserer Sprache: Choleriker (gelbe Galle), Phlegmatiker (Schleim), Melancholiker (schwarze

Galle), Sanguiniker (Blut). Und passte dies nicht zu den vier Typen der äußeren Hauterscheinung: gelb, blass, dunkel, rot? Die Schlussfolgerung schien nahezuliegen, dass man aus dem Äußeren eines Menschen auf seine Körpersäfte und Psyche und damit seine Disposition für bestimmte Krankheiten schließen könnte. In den hippokratischen Schriften sind etwa 60 verschiedene Formen eines Ungleichgewichts der Säfte beschrieben.[10] Im Vergleich zu den Listen von Krankheiten anderer Völker besteht keine wesentliche Zahlendifferenz, sodass die Säftelehre keine diagnostische Verfeinerung gegenüber der undogmatischen Volksmedizin brachte.

Dieser scheinbar empirisch-rationale Zugang zum Menschen hatte eine gravierende Folge, die die Schulmedizin bis heute befangen macht. Die Menschen begannen mit einer Krankheitstheorie den Glauben an ihre eigenen Selbstheilungskräfte zu verlieren.[11] Genesungen aus eigener Kraft wurden zu »Wunderheilungen« oder konnten scheinbar nur durch Heiler, Schamanen, Geistliche und Könige bewerkstelligt werden. Vor allem die späteren Wallfahrtsorte vereinnahmten Spontangenesungen als Leistungen der Obrigkeit.

Und was folgte für die Therapie?

Die Lebensführung war die wichtigste Stellschraube, um die Säfte wieder in Balance zu bringen. Wer sich zu wenig bewegte, dem wurde Bewegung verschrieben; wer zu viel aß, wurde auf Diät gesetzt; wer zu viel schlief, musste länger aktiv bleiben. Heilmittel waren für hippokratische Ärzte gegenüber Lebensstiländerungen immer nachrangig. Es blieb auch keine Wahl. Spezifische Medikamente gab es nicht. Arzneimittel wurden ohnehin nur auf die Haut aufgebracht. Und wie hätten sie sich anders im Körper verteilen sollen, da man davon ausging, dass das Blut hin und her schwappte, aber nicht zirkulierte?

Als Eskalationsstufe in diesem Konzept ist der aktive Entzug von Flüssigkeiten aus dem Körper aufzufassen: das Auslösen von Erbrechen (zum

Beispiel durch Antimon), Niesen (zum Beispiel durch Nießwurz), Durchfall (zum Beispiel durch Sennesblätter oder Einläufe) sowie der Entzug von Blut durch Eröffnung einer Vene/Arterie (Aderlass) oder nach Aufkratzen der Haut, auf die mit Unterdruck ein Gefäß aufgesetzt wurde (Schröpfen). Körperflüssigkeiten zu vermindern war allerdings keine Erfindung hippokratischer Ärzte. Auch in Ägypten und anderen Kulturen wurde Blut abgezapft oder Erbrechen und Durchfall provoziert. Die hippokratische Medizin scheint nur das erste theoretische Konzept geliefert zu haben.

Daneben gab es noch eine weitere Behandlungsmethode, die im Aufsetzen erhitzter Eisen auf Körperteile (Kauterisierung) bestand und ebenfalls alles andere als neu war. Es ist eine Fortsetzung ritueller Heilpraktiken ohne Bezug zur Säftetheorie. Zahlreiche frühe Kulturen glaubten, dadurch eine Krankheit aus dem Inneren an die Oberfläche verlagern zu können. Hippokratische Ärzte bedienten sich ungeachtet ihrer Philosophie dieser Methode, wenn sie mit ihrem Griechisch am Ende waren: »Was Arznei nicht heilt, heilt das Messer; was das Messer nicht heilt, heilt das Feuer; was das Feuer nicht heilt, muss als unheilbar gelten.«[12] Hitze galt schon länger als Verstärkung der Selbstheilungskräfte. »Gebt mir die Macht, Fieber zu erzeugen, und ich heile jede Krankheit«, soll der naturphilosophische Vordenker Parmenides von Elea (5. Jh. v. u. Z.) erklärt haben. Die heutigen Überwärmungen in der Krebstherapie lassen grüßen …

Ob Kopfschmerzen, schlecht heilende Wunden oder Geisteskrankheiten – die Theorie konnte Theorie bleiben, wenn es um einen Therapieerfolg ging. Hippokratische Ärzte waren weniger dogmatisch, als die Säftelehre vermuten lässt. Das psychische Befinden der Kranken war ebenso wichtig wie die Beseitigung von Symptomen. Wer Durchfall hatte, bekam Opium verordnet, um den Darm zur Ruhe zu bringen. Es gab immer Anwendungen von Heilpflanzen, die nur mit Kunstgriffen in die Theorie der Säfte eingepasst werden konnten.

Dies gilt gleichermaßen für die Heilbehandlungen griechischer Ärzte in Rom, die dort allmählich die traditionelle Volksmedizin verdrängten. Empirische Erkenntnisse wurden unabhängig vom theoretischen Konstrukt genutzt. Eine Weiterentwicklung naturheilkundlicher Mittel stand jedoch nicht auf ihrem Programm. Heiler, die aufgrund ausschließlich praktischer Erfahrungen behandelten, wurden schon damals als »Empiriker«, denen theoretisches Wissen abging, verunglimpft.

Die Eröffnung und Erkundung der Innenwelt

Im Konzept der hippokratischen Ärzte spielten menschliche Anatomie und Physiologie keine Rolle. Der Körper des Kranken war eine »black box«, über die man nur aus der Zufuhr von Substanzen (Atemluft, Speisen und Getränke) und den Körperausscheidungen (Exkremente, Blutungen, Schweiß, Schleim) spekulieren konnte. Man hatte nicht einmal ein Wort für die Muskeln oder den Magen. Aristoteles (etwa 385 bis etwa 323 v. u. Z.) scheint der Erste gewesen zu sein, der Tiere sezierte, um zu erkennen, wie deren Innenleben funktionierte. Auf ihn geht der Begriff »Organe« zurück. Diokles von Karystos (4. Jh. v. u. Z.), ein mutmaßlicher Schüler von Aristoteles, soll das erste Buch über Anatomie verfasst haben. Es ist allerdings nicht erhalten.

Die ältesten Dokumente über die menschliche Anatomie und Physiologie stammen aus Alexandria, wo zu dieser Zeit die Griechen herrschten. Dort wurde erstmals chirurgischen Eingriffen ein höherer Stellenwert eingeräumt und das Operationsspektrum erweitert. Vermutlich spielte hierbei die lange Tradition der ägyptischen Mumifizierung eine Rolle, die das Tabu körperlicher Zergliederungen nicht kannte. In der alexandrinischen Chirurgie taucht auch erstmals die Narkose auf, die vorzugsweise mit dem Saft der Alraune, der den betäubenden Stoff Scopolamin enthält, vorgenommen worden zu sein scheint.[13]

Der von der Insel Kos stammende Praxagoras, dessen Schüler Herophilos von Chalkedon sowie sein Zeitgenosse Erasistratos von Keos (etwa 330–255 v. u. Z.) führten um 300 vor unserer Zeitrechnung in Alexandria sowohl Sektionen an Leichen als auch an lebenden Tieren und Menschen (verurteilten Kriminellen) durch. Die ersten Fakten über die Anatomie von Gehirn, Nerven und Sehnen, der Reproduktionsorgane sowie des Herzens gehen darauf zurück. Praxagoras unterschied Arterien und Venen, Herophilos Nerven und Sehnen. Allerdings glaubte Praxagoras, dass in den Arterien Luft wie in der Luftröhre bewegt würde, da bei der Sektion von Leichen linke Herzkammer und Arterien im Gegensatz zu den Venen blutleer erscheinen. Erasistratos vermutete bereits kapillare Verbindungen zwischen Arterien und Venen.

Praxagoras ordnete die Organe erstmals zwei Systemen zu: Gehirn, Nerven, Sehnen und Muskeln bildeten das willkürliche, von uns kontrollierbare System; Herz und Blutgefäße ein unwillkürliches System. Der arterielle Puls wurde seither zur Hauptinformationsquelle für die vegetativen Vorgänge. Herophilos erkannte, dass die Herzfrequenz mit der Körpertemperatur steigt, und nutzte bereits die Pulsfrequenz mittels transportabler Wasseruhr zur Fieberbestimmung. Konsequenzen für die Therapie blieben jedoch aus. Lediglich Erasistratos lehnte im Gegensatz zu Herophilos den Aderlass als Therapie ab. Bereits dessen Lehrer namens Chrysippos von Knidos hatte Aderlässe als gefährlich verworfen. Nach diesen anatomischen und physiologischen Forschungen scheint es über Jahrhunderte keine Aktivitäten zur weiteren Aufklärung innerer Vorgänge gegeben zu haben.

Alles Galen? - Medizin zur Zeit des Römischen Reichs

Es scheint keinen anderen Arzt in der Geschichte der Medizin gegeben zu haben, dessen Einfluss auf die Heilkunde so lange und so nachhaltig angesehen wird wie der eines mutmaßlich auch in Rom tätigen griechischen Arztes, eines gewissen Galenos aus Pergamon (etwa 130 bis etwa 200). Kein anderer Arzt wurde und wird mehr als 1500 Jahre so maßlos überschätzt, obwohl es keine einzige autorisierte Originalfassung seiner Schriften gibt. Bis zum heutigen Tag sprechen Apotheker noch von »Galenik«, wenn sie Wirkstoffe zu verträglichen Medikamenten verarbeiten. Dabei findet sich in den ihm zugeschriebenen Dokumenten lediglich die hippokratische Irrlehre der vier Säfte. Galen behauptete nur von sich, dass er den von Hippokrates vorgezeichneten Weg erst begehbar gemacht hätte …[14]

Ein griechischer Arzt in Rom war keine Besonderheit; denn die römische Oberschicht bestand von Anfang an aus Griechen. In den ersten Jahrhunderten des römischen Imperiums gab es dort keine Ärzte. Heilungsbemühungen basierten auf der traditionellen Volksmedizin mit Heilkräutern, Diäten und Badekuren. Ausgeführt wurden sie vor allem von Heilerinnen, die ihr Wissen in Familien weitergaben: Kräuterkundige (herbaria), Giftmischerin (venefica), Hebamme (obstetrix). Viel Aufhebens wurde um Heiltränke und Arzneien nicht gemacht. Das Schicksal lag in den Händen der Götter, Einflussmöglichkeiten galten als sehr begrenzt und oblagen den Familienoberhäuptern.

Eine Zuwanderung griechischer Ärzte ist ab dem 2. Jahrhundert vor unserer Zeitrechnung nachweisbar. Julius Cäsar verlieh einer Gruppe griechischer Äskulapjünger erstmals 46 v. u. Z. das Bürgerrecht.[15] Sie fungierten als Behandler der gesellschaftlichen Eliten. Die griechische Heilkunde etablierte sich wegen dieser Nähe zur Macht und keineswegs aufgrund ihrer Behandlungserfolge. Noch im Jahr 20 v. u. Z. plädierte der römische Leibarzt von Kaiser Augustus für eine Rückkehr zur traditionellen Volksmedizin.[16] Auch die Ausführungen eines Marcus Terentius Varro (116–27 v. u. Z.) über Infektionen zeigten, dass Behandler ohne die griechische Irrlehre der Natur von Krankheiten näher gekommen wären: »In sumpfigen Gegenden vermehren sich winzig kleine Tiere, so winzig, dass das Auge sie nicht wahrnehmen kann, aber sie dringen mit der Atmung durch Mund und Nase in den Körper ein und verursachen schwere Krankheiten.«[17] Für die Apostel der Säftelehre kamen Infektionen dagegen mit den Winden.

Die hippokratische Medizin verbreitete sich ab dem 1. Jahrhundert innerhalb zahlreicher sektenartiger Ärztegruppierungen. Aus dieser Zeit stammt die bedeutsamste Überlieferung der Frauenheilkunde von Soranos von Ephesos (etwa 98–138), die noch bis in die frühe Neuzeit als theoretische Grundlage der Geburtshilfe diente. Galen war nicht der einzige Arzt, der die Säftelehre vertrat. In lateinischen Texten wird er kaum erwähnt. Es gelang ihm offenbar nicht, eine eigene Schule zu begründen, obwohl er Oberschicht und Kaiser behandelt haben soll. Aber keiner hat diese irrigen Vorstellungen so vehement vertreten wie er. Galen unterschied zwischen »natürlichen« und »unnatürlichen« Faktoren, die Krankheiten verursachen. Die natürlichen Faktoren wie Klima, Jahreszeit, Alter und Geschlecht wären weniger bedeutsam, als seine griechischen Vorläufer angenommen hätten, und entzögen sich ohnehin menschlicher Kontrolle. Es käme daher vornehmlich auf die Lebensweise an. Jeder Mensch könne und müsse selbst für Gesundheit sorgen.

Vorschriften für eine Änderung der Ernährung und Lebensführung sollten bis ins 20. Jahrhundert feste Bestandteile des ärztlichen Repertoires bleiben. Krankheit bekam ein Schuldstigma, und eiserne Selbstdisziplin war nötig, um wieder gesund zu werden. Beides passte später der katholischen Kirche ideal in ihr Konzept autoritärer Bevormundung. Es ist keine zufällige Laune der Zeitläufte, dass gerade Galens Schriften erhalten blieben und die konkurrierender Kollegen verloren gingen.

Galen ließ nur zwei Gründe für innere Krankheiten gelten: Dyspepsie (Verdauungsstörung) und Plethora (Blutüberfülle). Die Dyspepsie entstünde durch falsche Nahrung, die Plethora durch einen Nahrungsüberschuss. Der Entzug von Blut wäre die spezifische Kur der Blutüberfülle und könnte indirekt das Ungleichgewicht der Körpersäfte als Folge der Dyspepsie wiederherstellen. Auch psychische Erkrankungen sollten damit behandelt werden. Denn das rote Blut würde die anderen drei Säfte enthalten: in stehendem Blut bilden die sedimentierten roten Blutkörperchen am Boden eine schwarze Schicht (»schwarze Galle«), darüber ist die Flüssigkeit teils gelblich (»gelbe Galle«) oder klar (»Schleim«). Der Harn wurde spätestens von Galen als Abbild des Leberblutes angesehen, aus dessen Farbe, Konsistenz und Geruch die Säftemischung eines Menschen erkennbar sei.

Tatsächlich genützt haben konnte der Entzug von Blut allenfalls bei einer Episode von Bluthochdruck und sehr seltenen Erkrankungen mit zu vielen Zellen im Blut oder bei einer Eisenüberladung. Dennoch wurde der Aderlass neben Änderungen des Speiseplans für die nächsten 1700 Jahre zum Universalheilmittel, der sogar nach Unfällen mit Blutverlust nicht fehlen durfte! Wenig verwunderlich, dass als zweites Buch nach der Bibel

1457 ein Aderlasskalender gedruckt wurde, aus dem man die beste Zeit und den geeigneten Ort für den Blutzoll auch bei einer Selbstbehandlung ablesen konnte.[18]

Galen unterschied drei Bereiche der Heilkunde: Ernährungstherapie, Arzneimitteltherapie und manuelle Medizin. Auf den ersten Blick erscheint dies modern. Allerdings muss man wissen, dass Aderlass, Brech- und Abführmittel zur Beeinflussung der Ernährung zählten. Nahrungsmittel waren – wie bei hippokratischen Ärzten – Behandlung und Kalorienzufuhr zugleich. Als Arznei galten nur äußerlich anzuwendende Öle, Salben und Lotionen. Dies blieb so bis in das Mittelalter.

Da alle Medikamente gemäß den vier Primärqualitäten nur wärmen oder kühlen, anfeuchten oder austrocknen sollten, spiegeln die Arzneimittelverzeichnisse dieser Zeit und auch später mit bis zu 1400 Präparaten eine Vielfalt vor, die gar nicht bestand. Verordnungen waren beliebig austauschbar, Mischpräparate an der Tagesordnung. Dazu gehörten Theriaka, die mehr als 70 Substanzen und obligat Opium enthielten. Selbst ohne Opium konnten wüste Mischungen unheilsamer Pflanzen durch einen Placeboeffekt positiv wirken (vgl. Kapitel »Mythos Placebo«).

Zu Diagnose oder Therapie hat Galen nur wenig beigetragen. Seine mehr als 1000 Seiten Pulsdiagnostik in zehn Büchern, von der sich noch Überbleibsel in der heutigen Terminologie finden (»Pulsus celer et altus«), sind nichts als eine Ansammlung subjektiver Mutmaßungen, die nicht mehr Gehalt haben als die blumigen Charakterisierungen von Weintestern. Auf den übrigen etwa 10 000 erhaltenen Seiten sieht es nicht besser aus. Weder für Diagnose, Prognose oder Behandlung findet sich Neues von bleibendem Wert. Das Gesamtwerk ist unsystematisch und von Selbstbeweihräucherung geprägt. Als die »Antoninische Pest« im Jahr 167 durch rückkehrende Soldaten nach Rom eingeschleppt wurde, suchte Galen Hals über Kopf das Weite. Er wusste nur allzu gut, wie wenig seine wortreiche Medizin in der Praxis bewirkte.

Galen und seine Zeitgenossen haben nur Tiere seziert. Diese aber auch bei lebendigem Leib, um physiologische Zusammenhänge zu erkennen.

Durch die Ähnlichkeit von Menschen mit Affen stimmten viele Beobachtungen in Galens *Über anatomische Prozeduren* mit der menschlichen Anatomie überein. Er räumte mit dem Irrtum auf, dass in den Adern Luft statt Blut bewegt würde. Diskrepanzen waren jedoch unvermeidlich. Andreas Vesalius (1514–64), der 1500 Jahre später eine maßstabsetzende Anatomie nach menschlichen Obduktionen verfasste, beklagte mehr als 300 Fehler. Widersprüche der Tierbefunde zu den Beobachtungen an Kranken und Verletzten kümmerten Galen jedoch nicht.

Im Römischen Reich gab es bereits Kliniken – entgegen der allgemeinen Wahrnehmung mit einer regen Operationstätigkeit. Zur Schmerzlinderung und Beruhigung vor chirurgischen Eingriffen erwähnt der Enzyklopädist Aulus Cornelius Celsus (um 25 v. u. Z. bis um 50) Opium, das im Imperium eine Wohlstandsdroge war. In einem Kaiserpalast entdeckte man bei Ausgrabungen 17 Tonnen(!).[19] Opium und Cannabis wurden verboten, als das Christentum im Jahr 380 zur Staatsreligion für das West- und Oströmische Reich ausgerufen wurde. Frühe Kirchenlehrer neigten zur Auffassung, dass Christen keinen Gebrauch von Heilmitteln machen sollten. Dies änderte sich in der Folgezeit. Buße, der Beistand von Heiligen und die Berührung von Reliquien schienen den Menschen als Heilbehandlungen nicht auszureichen.

Warum taugte gerade Galen als Galionsfigur der Medizin?

Nicht nur die Fülle von Galens 21 Bänden mit mehr als 10 000 überlieferten Seiten ließ die Säftelehre über Jahrhunderte zum Dogma der europäischen Medizin werden. Die lang anhaltende Wirkung erklärt sich dadurch, dass das Christentum mit dem Aufstieg der Karolinger zur Führungsmacht im 8. Jahrhundert in weiten Teilen Europas zur Staatsdoktrin wurde. Galens Lehren, dass jedes Organ eine vorbestimmte Funktion habe und Krankheiten auf Verfehlungen beruhten, passten in das Bild einer Religion mit einem allmächtigen Schöpfer, der nichts dem Zufall überlassen hat. Außerdem harmonierte der therapeutische Entzug von Körperflüssigkeiten bestens mit dem kirchlichen Exorzismus.

Der zweite maßgebliche Grund ist die Zuordnung von Krankheitsursachen zur Lebensführung. Wer krank ist, hat auch Schuld. Und Schuld war von Beginn an *der* Mechanismus der christlichen Religion, um Macht auszuüben. Schuld schafft Unterwürfigkeit, und natürlich gibt es dann keine anderen Schuldigen. Krank durch natürliche Faktoren wäre immer eine Kritik an der Schöpfung und damit der kirchlichen Heilslehre. Krank durch die Umwelt würde eine Schuld der Herrschenden in den Raum stellen, da sie die Umweltbedingungen maßgeblich beeinflussen. Beides durfte nicht aus den Konzepten einer Heilkunde ableitbar sein, die vor den Augen der katholischen Kirche Gnade fand.

Die unausgesprochene schockierende Wahrheit liegt aber noch tiefer: die hippokratisch-galenischen Irrlehren stellten sicher, dass die Medizin das Heilungsmonopol und -geschäft der Kirche jetzt und in Zukunft nicht gefährdete. Erfolglose Rosskuren von Säftemedizinern brauchte man nicht zu fürchten. Heilende Operationen oder spezifisch wirksame Medikamente hätten den kirchlichen Segen für die Gesundung erübrigt. Fürsprachen, Handauflegen und Wallfahrten waren schließlich eine der Hauptquellen des kirchlichen Reichtums.

Alle Wallfahrtsorte beanspruchten für die dort verehrten Heiligen den »Arzt«-Titel.[20] Mindestens jeder sechste Schutzpatron eines Gotteshauses bewahrte angeblich vor irgendeinem Leiden. *Heilen* konnten eben nur *Heilige*. Wie unerwünscht außerkirchliche Therapieversuche waren, lässt sich dem Lorscher Arzneibuch (um 800) entnehmen, das als älteste medizinisch-pharmazeutische Handschrift im deutschsprachigen Raum gilt. Im Vorwort sieht sich der anonyme Autor genötigt, Vorbehalte zu entkräften, die Behandlungen als unzulässige Eingriffe in den göttlichen Plan sehen.

Nicht Gesundheit, sondern Krankheit und Tod waren und sind kirchliches Kerngeschäft. Schädliche Therapien herumstümpernder Ärzte waren daher aus Sicht der Kirche eine Idealbesetzung für die weltliche Heilkunde, wenn sie schon nicht verhindert werden könnte. Was die Kirche von Ärzten wirklich hielt, ist im Alten Testament nachzulesen: »Wer vor seinem Schöpfer sündigt, der soll dem Arzt in die Hände fallen![21]

Es blieb dann nur die Pflege in kirchlich geführten Siechenhäusern und Spitälern. Sie waren Teil des Heilungskonzerns und sollten krankheitsbedingt nicht mehr arbeitsfähige Menschen von der Straße holen: eine Gegenleistung der Kirche für den Monopolanspruch, den ihr die weltliche Macht zugestanden hatte. Gleichzeitg unterband dies Selbstbehandlungen und Therapien traditioneller Heiler. Unter dem Deckmantel der »caritas« (Nächstenliebe) mit den Slogans »Fürsorge« und »Barmherzigkeit« unterhielt die Kirche ein umspannendes Netz sozialer Kontrolle.

Medizin in poströmischer Zeit

Mit dem Zerfall des römischen Imperiums bestand die griechisch-römische Medizintradition nur noch in der süditalienischen Hafen- und Badestadt Salerno. Das Kloster Monte Cassino richtete hier im 9. Jahrhundert ein Hospital ein, in dem später anlandende Kranke von Handels- und Kriegsschiffen auf dem Weg von und ins Heilige Land versorgt werden konnten. Aufgrund seiner Lage mischte sich dort griechisches, arabisches und jüdisches Wissen. Das erste amtliche Prüfungs- beziehungsweise Approbationsreglement eines medizinischen Zentrums datiert von 1140 und wurde von Roger II. (1095–1154), König von Sizilien, erlassen, um seine Untertanen vor unerfahrenen Ärzten zu schützen.[22] Auf dem Programm für die Studenten standen nach drei Jahren Logik fünf Jahre Medizin inklusive Chirurgie und Anatomie sowie ein praktisches Jahr Arzttätigkeit. Für die anatomische Lehre wurden ausschließlich Schweine seziert. Im 13. Jahrhundert war Salerno als einzige Medizinschule durch den Stauferkaiser Friedrich II. (1194–1250) offiziell anerkannt.[23]

In dieser Zeit übernahmen die aufstrebenden arabischen Gesellschaften die hippokratische Medizin, nachdem sie Kernländer antiker Hochkulturen erobert hatten. Unter der Dynastie der Abbasiden-Kalifen (750–1258) wurden die Texte vor allem von Syrern, die die griechische Heilkunde ab dem 6. Jahrhundert aufgegriffen hatten, ins Arabische übersetzt.[24] Die Bearbeiter strukturierten das erratische Werk von Galen neu und verknüpften dabei die griechisch-römischen Lehren mit der aus Babylon stammenden Astrologie. Daneben gab es in den arabischen Ländern noch eine prophetische Medizin. Diese erhob oft erfundene Aussprüche des Propheten in den Rang einer »Wissenschaft« und machte abergläubische Praktiken hoffähig. Die Überprüfung sämtlicher praktizierender Ärzte in Bagdad im Jahr 931 anlässlich eines spektakulären Todesfalles offenbarte einen tagtäglich praktizierten Hokuspokus.[25]

Durch arabische Ärzte kamen aber auch neue Konzepte und Erkenntnisse hinzu. Abd al-Latif al-Baghdadi (1163–1231) stellte z. B. fest, dass der Unterkiefer und das Kreuzbein jeweils aus einem Knochen und nicht, wie von Galen verbreitet, aus mehreren Teilen bestünden.[26] Der syrische Arzt Ibn al-Nafis (um 1210–88) beschrieb als Erster korrekt den Lungenkreislauf. Das wichtigste Werk der Augenheilkunde, das 700 Jahre Bestand hatte, stammt vom in Bagdad praktizierenden Ali Ibn Issa (11. Jh.). Maßgeblicher Einfluss ging von Übersetzungen des Constantinus Africanus (11. Jh.) aus, der als Benediktinermönch und Kräuterhändler aus Nordafrika nach Salerno kam.

Im »barbarischen« Rest Europas heilte man weiterhin mit Pflanzen und Erden, aber auch Operationen. Therapien beinhalteten Zaubersprüche, Trance- und Massagetechniken sowie bewusstseinsverändernde Drogen und wurden von parareligiösen Heilern wie Schamanen und Druiden an Kultplätzen ausgeübt. Pflanzen wurde nicht nur Zauberkraft zugesprochen. Opiate im Mohn, Salicylsäuren in Weidenrinde und Sodebaum (Mädesüß) unterdrückten Schmerzen. Mohn ist durch Funde in Mitteleuropa schon für die Steinzeit nachgewiesen. Alraune, Schierling sowie der Fliegenpilz wirkten halluzinogen. Schimmelpilze in der Wundheilung gehörten zum Wissen der Druiden und heilkundigen Frauen. Nur weil Kelten, Etrusker und Germanen ihr Wissen nicht aufgeschrieben haben oder deren Dokumente vernichtet wurden, war Europa keine kulturelle Wüste!

Mythos »Klostermedizin«

Die sogenannte Klostermedizin wurde nicht von der Kirche oder mit dem Import der Säftelehre geschaffen. Sie war lediglich die feindliche Übernahme des keltisch-germanischen Heilwissens. Eigenständige Naturkräfte gehörten nie zum Wertekanon der katholischen Kirche. Man sollte schließlich an die Allmacht des christlichen Gottes glauben. Selbstheilungskräfte autonomer Menschen waren für die Kirche genausowenig eine Denkoption wie später für den medizinisch-industriellen Komplex. Die Mischung aus Hilflosigkeit und überliefertem Glauben an magische Kräfte wurde von der katholischen Kirche mit der Vorstellung von Krankheit als Sündenstrafe unterstützt. Zu den traditionellen Reinigungsriten und Geisterbeschwörungen gesellte sich jetzt die Beichte. Wenn irgendetwas davon einem Kranken genützt haben soll, dann allenfalls Placeboeffekte.

In den Klosterschulen wurden im Laufe des Mittelalters Rezepturen mit den griechisch-römischen Texten synchronisiert, und dabei ausgesondert, was der christlichen Lehre zuwiderlief. Der kirchliche Anspruch auf ein Heilungsmonopol beruhte auf dem Glauben an die Wirksamkeit ritueller Handlungen und der Oberhoheit über die Heilkräuter durch die »Klostermedizin«. Neben den bis heute überlieferten Pflanzen mit pharmakologisch aktiven Substanzen gab es im Mittelalter zahlreiche Gewächse, die zur Schwangerschaftsverhütung, Abtreibung oder Anästhesie taugten und kirchlichen »Säuberungen« zum Opfer fielen oder allenfalls in Klostergärten toleriert wurden.

Dies geschah im Pakt der katholischen Kirche mit der weltlichen Herrschaft. Karl der Große (747–814) verfügte in mehreren Verordnungen, dass alle Klöster Hospitäler und Gärten für Heilpflanzen einzurichten hatten, in denen 20 festgelegte Obstsorten und 75 Heilkräuter angebaut werden mussten.[27] Als Gegenleistung für die Legitimation einer den Germanen fremden Zentralgewalt erließen die karolingischen Könige Vorschriften, die für eine Ausmerzung vorchristlicher Sitten und Gebräuche notwendig waren. Das Sammeln wild wachsender Kräuter war unerwünscht und unterlag immer wieder Verboten. Die Salicylate enthaltende Weidenrinde durfte mit der offiziellen Begründung, dass Weidenäste für Flechtwerk dringend benötigt würden, nicht mehr geschnitten werden. Suspekte Pflanzen dezimierte man durch Ausreißen und Ausgraben. Kräuter- und wurzelkundige Frauen lebten daher oft abseits, um weiterhin Zugriff auf verfemte Gewächse zu haben.

Pflanzen, die im Ruf standen, Schwangerschaften zu verhüten, für Abtreibungen geeignet waren wie der Sodebaum, sowie schmerzstillende und halluzinogene Mittel verschwanden aus den Arzneibüchern. Klostergärten wurden nicht nur formal streng gegliedert in christlicher Kreuzsymbolik angelegt, sondern waren in ihrer Bepflanzung entsprechend verarmt. Allein schon weil Gewächse, die eine Symbiose mit Waldbäumen und deren Halbdunkel benötigten, in den lichtdurchfluteten Gartenanlagen nicht mehr gedeihen konnten.

Die 482 Rezepturen des Lorscher Arzneibuchs werden zwar der griechisch-römischen Tradition zugeordnet, können aber genauso darauf hindeuten, dass man nördlich der Alpen bei ähnlicher Flora zu den gleichen empirischen Resultaten kam.[28] Unter den Rezepten findet sich bereits Fingerhut zur Kreislaufstützung, dessen Wirkstoffe, die Herzglykoside, fast 1000 Jahre später vom englischen Arzt William Withering (1741–99) erforscht wurden und erst dann die Schulmedizin erreichten. Johanniskraut bei seelischen Befindlichkeitsstörungen stand ebenso auf der Empfehlungsliste wie ein Antibiotikum auf der Basis von Schafdung, Honig und Käse für tiefe Wunden und Geschwüre. Nicht alle Rezepturen halten einer Überprüfung stand. Viele Pflanzen oder Früchte wurden nur wegen ihrer Farbe oder Form gegen bestimmte Symptome eingesetzt. Wenn es darunter durch die Selbstheilung zu Besserungen kam, schrieb man dies auch damals gerne der Therapie zu. Die wirkungslosen Pflanzen blieben im Portfolio der Kräuterheilkunde.

Bis zum Jahr 1300 sind nur wenige deutschsprachige Medizintexte überliefert. Diese stammen ausnahmslos aus der Feder von abhängig Beschäftigten der Kirche. Einerseits wurde außerhalb des kirchlichen Einflussbereichs wahrscheinlich wenig aufgeschrieben und Wissen mündlich weitergegeben, andererseits dürften Schriften »Säuberungen« zum

Opfer gefallen sein. Es ist jedenfalls mehr als auffällig, dass ausschließlich kirchenkonforme Schriften erhalten geblieben sein sollen. Die Sonderstellung der griechisch-römischen Medizin beruht auf der christlichen Ideologie, die besagt, dass die gesamten kulturellen Leistungen der Menschheit aus dem Mittelmeerraum kämen. Dieses Denken formte das Monster des »finsteren Mittelalters«.[29]

Das am weitesten verbreitete Arzneibuch der Kräuterheilkunde stammte übrigens nicht von der heute so populären Hildegard von Bingen (1098–1179). Es war der im 11. Jahrhundert in Versform verfasste *Macer floridus*, eine Beschreibung von Heilkräutern aus einem Kloster im Loire-Gebiet. Für die Apotheker blieb dieser *Macer*, der auch als *De viribus herbarum* kursierte, bis zum Ende des 15. Jahrhunderts Basis der Ausbildung. Daneben waren noch der *Hortulus* des Abtes von Kloster Reichenau Walahfrid Strabo (um 827), das *Arzneibuch* des Ortolf von Baierland (um 1220–1320), der *Bartholomäus* sowie das *Deutsche salernitanische Arzneibuch* bekannt.

Die *Physica* der Hildegard von Bingen enthält dagegen reichlich therapeutischen Unsinn wie Trinkeinschränkungen bei Fieber oder dass zum Beispiel rohe Zwiebeln und Brennnesseln schädlich seien.[30] Andererseits hatte sie auch Opium und Aderlässe im Programm. Hildegard von Bingen war keine heilkundige Autorität. Sie wurde nur posthum dazu aufgebaut.[31] Ihre therapeutischen Formeln unterscheiden sich von heidnischen Zaubersprüchen oft nur dadurch, dass Namen Heiliger die der Naturgeister ersetzten.

Die mittelalterliche »Dreckapotheke« mit pulverisierten Perlen und Mumien, gedörrten Kröten, verbrannten Maulwürfen, Bocksblut, Kuhfladen und Ziegenkot existierte trotz mangelnder Wirksamkeit weiter. Die Vorstellung war zu tief verwurzelt, dass in tierischem Material nach dem Tod Lebenskraft zurückbleibt, um Leiden zu kurieren. Diese Tradition konnte weder von der Kirche noch der aufkommenden Schulmedizin verscheucht werden. Neu war nördlich der Alpen nur das Dogma der Entleerungsbehandlungen.

Bühne frei für den Ärztestand

Mit der Zwangschristianisierung der mittel- und nordeuropäischen Bevölkerung hatte es keinerlei Fortschritte in der Behandlung gegeben – im Gegenteil, das Portfolio der Heilpflanzen verarmte. Wallfahrtskirchen und priesterliches Handauflegen wurden nur als matter Ersatz für die bewährten magischen Rituale in heiligen Hainen oder den schamanischen Zauber mit vielfältigem Räucherwerk wahrgenommen. Placeboeffekte durch kirchliche Heilsversprechen dürften wegen mangelnder Akzeptanz in der Bevölkerung keine Rolle gespielt haben. Weihrauchnebel, der nicht nur berauschend, sondern entzündungshemmend wirkt und zumindest im Reagenzglas Tumorwachstum einbremst,[32] war vermutlich noch das wirksamste Angebot der neuen Geistlichkeit.

Nach der Übernahme der Heilkräutermedizin in klösterliche Obhut scheint die katholische Kirche neben ihren Heiligen und Gebeten dennoch zunächst keinerlei Notwendigkeit für darüber hinausgehende medizinische Aktivitäten gesehen zu haben. Für die christliche Religion lagen Heil und Heilung ausschließlich in den Händen eines allmächtigen Gottes. Nicht umsonst wurden Jesus Christus, Maria und Heilige als »Ärzte« tituliert und von »himmlischer Arznei« gesprochen.[33] Menschen hatten keinen maßgeblichen Einfluss. Mediziner konnten bestenfalls kurieren, aber nicht heilen. Im Edikt von Clermont 1130 wurde Geistlichen jede ärztliche Betätigung verboten. Wenig später untersagte ein Beschluss des zweiten Laterankonzils 1139 Klerikern auch ein Studium der Medizin. Es ist unklar, ob es zu diesem Zeitpunkt außer Salerno noch weitere weltliche ärztliche Ausbildungsstätten gegeben hat.

Um 1150 kam es jedoch zu einem Umdenken der Kirchenoberen. Den Würdenträgern scheinen bei eigenen Erkrankungen und unter dem Eindruck von Heilerfolgen jüdischer Ärzte Gesundbeten und die fatalistische Unterwerfung unter die göttliche Vorsehung nicht mehr ausgereicht zu haben. Mehrere Konzilsbeschlüsse beschränkten sich jetzt darauf, Geistlichen nur noch manuelle ärztliche Tätigkeiten zu untersagen. Ein Verweis auf Behandlungen durch Heilige und eine angebliche

Arzttätigkeit des Apostels Lukas dienten als Begründung für die neuen Heilaktivitäten, die sich an den Schriften hippokratischer Ärzte und von Galen orientieren sollten. Der neue Berufsstand der Ärzte wurde geschaffen.

Jegliche Eröffnung der Körperoberfläche musste allerdings unterbleiben: »Die Kirche schreckt vor dem Blute zurück«, lautete das Edikt von 1163. Ein Beschluss des vierten Laterankonzils verfügte wenig später, dass »kein Subdiakon, Diakon oder Priester den Teil der Chirurgie ausüben dürfe, der Kauterisation und Schneiden umfasst«.[34] Die nicht seltenen Todesfälle und Gesundheitsschäden durch Operationen sollten das Ansehen der Geistlichkeit nicht beeinträchtigen. Fehlbarkeit sollte mit den delegierten Handwerkern assoziiert werden.

Mit den Beigaben orientalischer Astrologie und der Tätigkeit jüdischer Ärzte schafften Hippokrates und Galen auf dem Vehikel der christlichen Glaubenslehre die Überquerung der Alpen. Die Erstellung von Horoskopen blieb für Jahrhunderte an europäischen Hochschulen fester Bestandteil der Ausbildung. Die praktische Auswirkung bestand unter anderem darin, dass Handwerkschirurgen verpflichtet wurden, sich vor Aderlässen dafür geeignete Tage aus den Horoskopen gelehrter Ärzte mitteilen zu lassen.

Bis ins 12. Jahrhundert hatte es nördlich der Alpen[35] neben wenigen jüdischen Ärzten nur Heiler, Hebammen und heilkundige Klosterangehörige gegeben. Ärzte sollten Dienstleister für die geistlichen und weltlichen Eliten sein, die bei Krankheit nicht von dahergelaufenen Heilkünstlern und ungehobelten Kräuterfrauen behandelt werden wollten – eine Art Internisten für Wohlstandsunpässlichkeiten, die es in der Bevölkerung nicht gab: Überernährung, Bewegungsmangel, Alkohol- und Drogenmissbrauch. Das einfache Volk konnte sich ein unnatürliches Leben gar nicht leisten. Bei Verletzungen, Infektionen oder Vergiftungen wandte man sich an chirurgische Handwerker und Kräuterkundige.

Päpste, Würdenträger der Kirche und weltliche Herren mussten bis zur Schaffung einer christlichen Ärzteschaft auf jüdische Ärzte zurückgreifen. Trotz des verbreiteten Antisemitismus in Klerus und Gesellschaft führte an jüdischen Ärzten in Früh- und Hochmittelalter kein Weg vorbei. Nur sie hatten umfassende Kenntnisse der antiken Medizin und praktische Behandlungserfahrungen; denn im Gegensatz zu Christen war ihnen eine Heiltätigkeit nicht verboten. Juden blieb oft sogar nur eine Tätigkeit als Geldverleiher oder Arzt, da ihnen viele Berufe verwehrt waren. Wie im antiken Rom Leibärzte üblicherweise aus Griechenland kamen, waren im Mittelalter Leibärzte meist Juden.

Dies änderte sich erst als die Kirche ab der Mitte des 12. Jahrhunderts kirchlichen Angestellten nur noch invasive Heilbemühungen untersagte. Bereits ein Jahrhundert später erfolgte 1246 auf dem Konzil in Béziers ein Beschluss, dass es für einen Christenmenschen besser sei zu sterben, als sich von einem jüdischen Arzt heilen zu lassen oder ihm gar das Leben zu verdanken. Wer sich dennoch einer jüdischen Behandlung unterzog, wurde mit der Exkommunikation bedroht.[36]

Und da sind wir bei der zweiten großen Veränderung der griechisch-römischen Säftelehre nach ihrer arabischen Assimilation: dem Einfluss der katholischen Kirche. Die ersten Ausbildungsstätten entstanden an den kirchlichen Universitäten in Bologna, Paris, Oxford, Montpellier und Padua im frühen 13. Jahrhundert. Schon im Alten Testament ist der Anspruch nachzulesen, dass »der Herr seinen Berufsstand eingesetzt hat«.[37] Erkennbar daran, dass unautorisierten Heilern die Exkommunikation drohte und weder Frauen noch verheiratete Männer bei Apothekern Rezepte einreichen konnten.[38] Die Machtverhältnisse lassen sich gut aus der Zahlenrelation der Akteure ablesen: Anno 1287 gab es in Florenz 150 Klöster mit etwa 10 000 Mönchen und nur 200 Ärzte.[39] Der Benediktinerorden besaß zu seiner Blütezeit etwa 37 000 Klöster.

Der Arztberuf wurde unter kirchlicher Doktrin zur Männersache. Die Universitäten blieben Frauen von Anfang an verschlossen. Lediglich in der Medizinschule von Salerno als einziger weltlicher Ausbildungsstätte in Europa konnten Frauen noch studieren und lehren (vgl. S. 313). Dennoch sind zu allen Zeiten überall Ärztinnen, Apothekerinnen und Chirurginnen belegt, die ihr Wissen und ihre Ausbildung in der Familie erwarben. Gerade für mittellose Kranke wurden Frauen als »Ärzte zweiter

Klasse« geduldet und im 15. Jahrhundert sogar durch kaiserliches Dekret bestellt (vgl. S. 317).

Ärztliche Behandlungen bedurften der Zustimmung Geistlicher.[40] Kranke waren gehalten, vor Beginn einer Behandlung die Beichte abzulegen. Damit blieb Ärzten und Patienten stets bewusst, dass es ohne kirchlichen Segen keine Therapieerfolge gab. Im Todesfall wurde nur der unergründliche Plan Gottes erfüllt. Allenfalls hätte ein weltlicher Arzt einen Fehler gemacht ... Die Kirche konnte die Hände in Unschuld waschen. Geistliche hatten von beiden Vertragsparteien frühzeitig Kenntnis von einer ernsten Erkrankung, um beim Ableben des Patienten den kirchlichen Anspruch auf ein Lebensende nach Maßgabe der christlichen Lehre mit allen damit verbundenen Besitzübereignungen zu wahren. Das bis heute von der Kirche vehement vertretene Verbot jeder außerkirchlichen Sterbehilfe war gesichert.

Säftelehre reloaded

Der *Kanon der Medizin* von Avicenna (= Ibn Sina, etwa 980–1037) avancierte zum Standardwerk. Er war im maurischen Spanien in der Mitte des 12. Jahrhunderts unter kirchlicher Obhut vom Übersetzer Gerald von Cremona (1114–1187) ins Lateinische übertragen worden. In Montpellier blieb er bis 1650 und in Italien bis in das 18. Jahrhundert in Gebrauch. Andere Werke basieren ebenfalls auf der Aufbereitung durch Kirchenmänner, aber auch jüdischen Gelehrten in der Ärzteschule von Salerno und den Übersetzungsschulen von Toledo. Letztere waren polyglott und weitgereist, mit der antiken Medizin bestens vertraut und verfügten oft über empirische Erfahrungen im Gegensatz zu christlichen Ärzten.[41] Vermutlich gerade deswegen waren jüdische Ärzte der Kirche ein Dorn im Auge. In Konzilsbeschlüssen ab dem Jahr 692 wurden Christen ausdrücklich Behandlungen durch jüdische Mediziner immer wieder untersagt. Allerdings durchbrachen auch Päpste regelmäßig diese Verbote.[42]

Als Alternative zu Avicenna hätten Bearbeitungen der Galen'schen Werke durch den persischen Arzt und Alchemisten Rhazes (um 865–925) dienen können, dessen Methode der Leichenkonservierung in Europa bis ins 18. Jahrhundert Bestand hatte.[43] Aber Rhazes war ein Kritiker aller Offenbarungsreligionen und setzte auf Experimente, anstatt Dogmen kritiklos zu befolgen. Die ersten lateinischen Übersetzungen Galen'scher Schriften erfolgten erst ab 1483, und von den hippokratischen Schriften war eine umfassende Ausgabe nicht vor 1525 verfügbar.[44] [45]

Im Vergleich zur Antike war die akademische Medizin des Mittelalters ein Rückschritt. Untersuchungen reduzierten sich darauf, den Puls zu fühlen und den Harn zu begutachten. Der Urin galt als verlässlicher Indikator für die Säftemischung eines Kranken. Entsprechend avancierte das Harnglas zum Symbol des Berufsstandes. Das Bildungsmonopol der Kirche sah keinerlei praktische Unterweisungen vor. Die Abkopplung vom realen Zustand des Kranken wurde noch durch astrologische Spekulationen vergrößert, als würden die Krankheitsvorgänge der Position von Himmelsgestirnen folgen. Das lukrative Scheinwissen der Ärzte wurde mithilfe der Kirche und unter Bezug auf antike Schriften entschieden verteidigt. Es war vorgezeichnet, dass Ärzte durch die Diskrepanz zwischen Anspruch und Behandlungsrealität in der Bevölkerung zur Zielscheibe des Spotts werden mussten.[46] Den Herrschenden sollte ihr Bedürfnis nach exklusivem Heilpersonal noch teuer zu stehen kommen.

Wissenszuwachs war unerwünscht. Das galt auch für die Anatomie. Untersuchungen von Leichen sind in Europa erst wieder um 1300 nachgewiesen. Mondino dei Luzzi (1270–1326) nahm seine anatomischen Vorlesungen in Bologna mit Sektionen verurteilter Verbrecher in der Tradition Galens 1315 auf. Mit dem geistigen Korsett aus dessen Tiersektionen blieben allerdings neue Erkenntnisse aus. Antike Fehlannahmen wurden trotz des Augenscheins nicht revidiert.

Sektionen Verstorbener zur Klärung der Todesursache scheint es vor dem 14. Jahrhundert ausschließlich in Italien und Südfrankreich gegeben zu haben. Dort waren Ärzte immer chirurgisch tätig. Absolventen mediterraner Universitäten waren »Doktoren zweier Arzneien« und ihren deutschen Kollegen haushoch überlegen. In anderen Ländern ließ ein Unterricht an Leichen bis zum 15. Jahrhundert auf sich warten. An der Universität Wien sind Sektionen ab 1404, in Paris nicht vor 1407 verbürgt. Erst 1482 erteilte Papst Sixtus IV. die Erlaubnis, Körper von Hingerichteten zu öffnen, sofern sie danach ein christliches Begräbnis erhielten.

Selbst nach der Mitte des 16. Jahrhunderts blieb es allerdings schwierig, Leichen für anatomische Studien zu bekommen. Paracelsus (1493–1541), der vor seinem Abschluss in Ferrara an mehreren deutschen Universitäten eingeschrieben war, fällte ein vernichtendes Urteil über die ärztliche Ausbildung in seiner Heimat: »Eine grosse Schande ist es doch, dass die hohen Schulen solche Ärzte machen, die es nur dem Scheine nach sind; geben einem Kerl den roten Mantel, das rote Barett und der Welt einen viereckigen Narren, der bloss fähig ist, die Kirchhöfe aufzufüllen.«[47] Felix Platter (1536–1614), der als einer der Ersten mikroskopische Krankheitserreger vermutete, berichtete, dass er noch 1554 frisch Bestattete nachts mit bloßen Händen auf Friedhöfen ausgrub und klammheimlich für Sektionen in die Stadt schaffte.[48]

Das medizinische Quintett des Spätmittelalters

In der Krankenversorgung des Spätmittelalters tummelten sich fünf Berufsgruppen: akademische Ärzte, Apotheker, Handwerkschirurgen (Barbiere, Bader, Zahnbrecher), Hebammen und Pfuscher – in den Städten streng getrennt in eigenen Gilden und Zünften. Eine Ausnahme bildeten die überregional tätigen spezialisierten Chirurgen, die als Stein- und Bruchschneider oder Starstecher übers Land zogen. Ärzte und Apotheker waren erst seit dem Edikt von Salerno 1241 getrennte Berufe. Vorher hatten Apotheker nicht nur Heilmittel verkauft, sondern auch Patienten behandelt und umgekehrt Ärzte Pharmaka hergestellt und abgegeben. Ungeachtet dessen kam es bis in das 19. Jahrhundert immer wieder zu gegenseitigen Übergriffen. Außerdem waren vielerorts bis ins

16. Jahrhundert Ärzte gleichzeitig selbst Apotheker, um ihren Patienten umfangreiche, aus mehreren Dutzend Zutaten bestehende Rezepte mit exotischen Beigaben für teures Geld verkaufen zu können. In Florenz gehörten Ärzte, Apotheker und Maler noch in der Renaissance derselben Gilde an.

Im Laufe der Zeit spalteten sich die chirurgisch Tätigen aus ihren Zünften der Barbiere und Bader ab. In London wurde 1368 mit dem »Fellowship of Surgeons« eine eigene Chirurgenzunft gegründet. In großen Städten gab es klare Trennungen zwischen den sogenannten Wundärzten und Barbieren, die sich ausschließlich um die Körperpflege kümmerten.[49] Anderswo erfolgte die Trennung erst im 17. Jahrhundert. London war auch Vorreiter für die spätere Eingliederung der Chirurgie in den ärztlichen Stand, als dort 1518 das »College of Physicians« aus der Taufe gehoben wurde.

Studierte Ärzte müssen wir uns als Randgruppe vorstellen. Eine universitäre Ausbildung begann vielerorts erst im 15. Jahrhundert, und die Jahrgänge an den wenigen Hochschulen lagen im niedrigen zweistelligen Bereich. Pro 10 000 Einwohner gab es höchstens einen Arzt. Selbst in Paris waren für 200 000 Einwohner im Jahr 1292 laut Steuertabelle nur 38 Ärzte, davon acht Frauen, dokumentiert.[50] Die Zahl der Handwerkschirurgen überstieg die der Ärzte auf dem Land lange um das Acht- bis Zehnfache.[51]

Es ist daher nicht verwunderlich, dass trotz der immer wieder angefeuerten Judenpogrome und -vertreibungen jüdische Ärzte in ganz Europa meist privilegiert waren.[52] Ihnen wurde zugestanden, auf eine unterscheidende Bekleidung und einen Judenstern zu verzichten, sowie außerhalb der Ghettos Haus und Besitz zu erwerben. Bei Vertreibungen machte man für Ärzte oft Ausnahmen.

Als Akademiker gehörten Ärzte zur oberen Mittelschicht und konnten höhere Vergütungen beanspruchen.[53] Ihre Honorare waren etwa doppelt so hoch wie die der Handwerkschirurgen und etwa sechsmal so hoch wie bei den Hebammen. Als Geistliche oder Angestellte der Städte waren Ärzte zunächst gar nicht auf Honorare angewiesen. Ganz oben in der Hierarchie standen die Leibärzte der Fürstenfamilien und die Universitätsprofessoren. Dann folgten die Hofärzte, die Amtsphysici, Stadt- und Landphysici, die im Angestelltenverhältnis oder in konzessionierter Praxis tätig waren. Universitätsprofessoren fungierten in Medizinalkollegien als Berater der Regierungen und übten mit den Leibärzten das Prüfwesen aus. Die Berufsordnungen trugen die Handschrift der Ärzte und führten zu stetigen Einschränkungen und Abwertungen der übrigen Heilberufe.

In den damaligen Hospizen gab es keine fest angestellten Ärzte oder Chirurgen. Etwa seit der Zeit der Kreuzzüge begannen Ärzte nach arabischem Vorbild, die Hospitäler regelmäßig zu besuchen, um dort untergebrachte Kranke, Verrückte, Krüppel, Kriegsinvalide und Notleidende für kleines Geld aus der Stadtkasse zu behandeln. Amputationen wurden auf den Fluren zwischen den Betten vorgenommen. Keine drei Prozent des knappen Etats der Hospize entfielen auf Arzneimittel.[54] Hospitäler galten wie Gefängnisse als letztes Asyl.[55]

Die wichtigste Rolle für die Allgemeinbevölkerung spielten zweifellos bis weit ins 18. Jahrhundert die Handwerkschirurgen, bevor akademische Ärzte die Versorgung unter ihre Kontrolle brachten.[56] Noch in der zweiten Hälfte des 18. Jahrhunderts standen gemäß Honorarordnungen zwölf ärztliche Dienstleistungen etwa 100 Positionen für chirurgische Verrichtungen gegenüber. Wenngleich die Mehrzahl der Operationen von vielen Chirurgen nie oder nur sehr selten ausgeführt wurde, war das Repertoire breit gefächert: Beseitigung von Gefäßaneurysmen, Versorgung von Sehnenverletzungen, die Entfernung von Augäpfeln und oberflächennahen Tumoren, Luftröhrenschnitte, Kropfoperationen, die Behandlung von Analfisteln und Amputationen. Darüber hinaus wurden künstliche Zähne eingesetzt, katheterisiert und gerichtsmedizinische Leistungen erbracht. Bei Seuchen oder wenn Ärzte fehlten, erhielten mancherorts Chirurgen sogar internistische Befugnisse.

Durch die Kompetenz für Wundpflaster, die mit Medikamenten imprägniert waren, hatten Chirurgen immer ein beschränktes Verordnungsrecht. Deren Rezepturen gegen Wundinfektionen waren kein Humbug.

Der sogenannte Wundbrand war ein häufiges Problem bei Kriegsverletzungen, aber nicht im chirurgischen Alltag. Lange vor Penicillinen kannte die empirische Heilkunde antibakterielle Substanzen, die hochwirksam waren. Eine Mischung aus klein gehackten Zwiebeln und Knoblauch, die man neun Tage lange mit Wein und Ochsenblut in einem Kupfertopf ziehen ließ, vernichtet selbst antibiotikaresistente Keime.[57] Chirurgische Eingriffe waren kein Himmelfahrtskommando. Sogar an den Hochschulen gab es weiterhin Erfahrungswissen, das mit der Säftelehre nicht im Einklang stand. Der in Montpellier tätige Arzt Bernard de Gordon (um 1270 bis um 1330) zitiert 1305 einen Merkvers mit acht ansteckenden Krankheiten.[58] Bei ihm findet sich auch der früheste Hinweis auf Brillen.[59]

Barbieren billigte man neben Bartstutzen, Rasieren und Haareschneiden ein größeres Repertoire zu. Sie galten als Chirurgen »erster Klasse« und führten größere Eingriffe wie Tumorentfernungen oder Operationen an Kopf und Hals durch, sofern diese nicht reisenden Chirurgen für seltene Eingriffe vorbehalten waren. Bader beschränkten sich neben der Körperpflege in der Regel auf Schröpfen und Aderlässe sowie kleinere Manipulationen. Sie zogen Zähne oder richteten Brüche ein. Dies erklärt sich daraus, dass »Bader« häufig Frauen waren und dieser Berufsstand lange als »unehrenhaft« galt. Selbst nach der Zunftanerkennung blieben Bader(innen) »Ärzte der kleinen Leute«.

Neben den Hebammen gab es noch den Sammeltopf von Kurpfuschern und Heilern, die ohne Ausbildung meist in familiären Traditionen manuelle, naturheilkundliche und spirituelle Behandlungen anboten. Letztere waren eine bunte Truppe aus kräuterkundigen Frauen, Schäfern, Abdeckern und Scharfrichtern, die in ländlichen Gegenden bis Ende des 19. Jahrhunderts für Heilbehandlungen konsultiert wurden.[60] Scharfrichter galten als Spezialisten für Knochenbrüche und Verrenkungen, da sie neben Hinrichtungen Folterungen durchführten, wobei Knochenbrüche und Ausrenkungen häufig auftraten.

Ab dem 17. Jahrhundert gab es überall auf Drängen der Ärzteschaft staatliche Bestrebungen, diesen sogenannten Medikastern Befugnisse zu entziehen. Allerdings mit wenig Erfolg. Von staatlichen Organen und Landesherren wurden noch im 19. Jahrhundert Knochenbruchbehandlungen bei Scharfrichtern und Schäfern anstandslos bezahlt.[61] Waren Therapieangebote nachgefragt und kostengünstig, legalisierten Landesherren sogar Laienheiler. Kräuterkundige Frauen mussten Mittellose oft auf Anweisung der Behörden unentgeltlich behandeln. Wer sich keinen Arzt oder Chirurgen leisten konnte, hatte auch keine Wahl.

Für die übrige Bevölkerung war bis weit in das 20. Jahrhundert bei Krankheitssymptomen erst einmal Selbstbehandlung angesagt. Die Erfahrung lehrte, dass unser Körper die Mehrzahl der Beschwerden allein regelt. Die wenigen Hausmittel zur Unterstützung der Wundheilung, Abhilfe gegen Durchfall und Schmerzzustände hatte man selbst bei der Hand. Von Valerius Cordus (1515–44) wurden zu dieser Zeit 500 neue Heilpflanzen veröffentlicht. Der Stellenwert botanischer Gärten wuchs überall mit dem Import neuer Pflanzen aus Übersee. Welche Bedeutung der Selbstbehandlung zukam, kann man einer Veröffentlichung keine 100 Jahre nach der Erfindung des Buchdrucks entnehmen. In seinem damals berühmten Kräuterbuch warnte der Medizinprofessor Leonard Fuchs (1501–66) Laien davor, nach dessen Lektüre zu glauben, »der gemein mann kündte (...) allerley kranckheyt heylen«.[62]

Apotheker spielten für die Selbstbehandlung eine zentrale Rolle, da sie nicht nur Kräuter verarbeiteten, sondern Alkohol ausschenkten, Schlafmittel vorhielten und die in der bürgerlichen Gesellschaft begehrten Klistiere durchführten. Auf einen Arzt kamen im Mittelalter zwei Apotheker. Der Berufsstand war allmählich aus Händlern für Waren des Nahen und Mittleren Ostens entstanden. Gewürze und Heilpflanzen wurden in Fässern, den sogenannten »Drogen«, angeliefert. Von diesen Behältern ging der Name auf ihre Inhalte über.

Medikamente wurden von Apothekern immer wieder vorschriftswidrig unter Umgehung der Ärzteschaft an Chirurgen oder direkt an Patienten verkauft. Die Säftelehre war keineswegs das dominierende oder gar alleinige Heilungskonzept. Sie gewann nur an Bedeutung, da Handwerkschirurgen und auch Selbstbehandler mit Aderlässen, Schwitzkuren, Klistieren und Abführmitteln auf den Entzug von Körperflüssigkeiten setzten.

Der Mythos vom »Eid des Hippokrates«

Erst jetzt taucht ein Schriftstück als Bestandteil ärztlicher Abschlussfeiern auf, das wie kein anderes zum Mythos der akademischen Medizin geworden ist: der »hippokratische Eid«. Zwar lassen sich wesentliche Teile auf das antike Griechenland zurückführen, aber die heutige Version stammt aus einer kirchlichen Werkstätte. Die ältesten Dokumente – meist in Kreuzform geschrieben – datieren aus dem 10. bis 12. Jahrhundert und ruhen wohl nicht zufällig im Vatikan. Als Schwurformel für Ärzte scheint der »Eid« aber bis zur Renaissance gar nicht verwendet worden zu sein![63] Selbst in Montpellier, einer der ältesten medizinischen Fakultäten, ist die Eidesformel nicht vor 1804 verbürgt.[64]

Erstmals findet sich dieser Schwur bei einem Promotionseid 1518 an der neu gegründeten und damals größten deutschen Universität in Wittenberg.[65] Im gleichen Jahr war erstmals ein Druck der Fassung mit Anrufung antiker Gottheiten auf Griechisch erschienen. Die zu dieser Zeit einsetzende Rückbesinnung auf die griechisch-römische Kultur dürfte der Auslöser für die Verwendung gewesen sein. Griechischkoryphäe Philipp Melanchthon (1497–1560), der Hippokrates und Galen wieder zum A und O der Medizin erklärte, trat ebenfalls 1518 in Wittenberg seine Professur an. Dennoch wurde der »Eid« seither nur an wenigen europäischen Universitäten Teil der Promotionsfeiern. Eine stärkere Verbreitung fand er überhaupt erst nach dem Zweiten Weltkrieg.

Der vollständige Text stammt trotz antiker Vorbilder aus dem Hochmittelalter und beinhaltet ganz klar christliche Wertvorstellungen, die es bei den antiken Heilern nicht gab: das Verbot jeglicher Sterbehilfe und von Abtreibungsmitteln.[66] [67] Wer anders als die Kirche hatte ein Interesse, Ärzten diese beiden Verpflichtungen aufzuerlegen? Für die normative Kraft als beruflicher Kodex holten die kirchlichen Autoren jedenfalls keinen Geringeren als den legendenumwobenen Hippokrates ins Boot. Schließlich gab es Fragmente einer Eidesformel in den überlieferten griechischen Schriften.

Die Kirche sah sich bisher in ihrer Kontrolle beschränkt, da Priester wie alle Männer keinen Zutritt zu Geburten hatten und Hebammen Schwangerschaften beenden, verhüten und Geburtsschmerzen vermindern konnten. In jedem Fall musste gewährleistet bleiben, dass Ärzte dem Leiden kein vorzeitiges Ende setzten. Bei Sterbehilfe unter Umgehung Geistlicher stand die Übereignung von Besitz an die Kirche im Angesicht der Letzten Ölung auf dem Spiel. Das Seelenheil in letzter Minute ging immer Hand in Hand mit dem Freikaufen von ewiger Verdammnis. Wohlhabenden hatte man klargemacht, dass es vorteilhaft sei, den letzten Atemzug im Schoß der Kirche zu tun. Das Geschäft mit der Angst vor dem von der katholischen Kirche erfundenen Höllenfeuer war ein maßgeblicher Geschäftszweig. Armen standen weder Priester noch Arzt beim Sterben bei.[68]

Die Präsenz eines Geistlichen stellte sicher, dass Angehörige oder Ärzte keine von der Kirche geächtete palliative Linderung durch Opium und Co. leisteten. Die typische Engstellung der Pupillen, die Opiate verursachen, war leicht zu überprüfen. Es ist sogar wahrscheinlich, dass Geistliche für Sündenvergebung und Übereignung von Geld oder Sachwerten Opium zur Sterbebegleitung und -hilfe in Aussicht stellten und unter dem Talar mitführten. Jedenfalls war flüssiges Opium in Hausapotheken Geistlicher geläufig.[69]

Ärzte sollen gemäß dem Eid zwar »zum Nutzen« ihrer Patienten tätig sein und sie »vor Schaden und Unrecht« bewahren, aber es ist nicht erwähnt, dass Nutzen und Risiken von Behandlungen zugunsten einer Vermeidung von Schäden abgewogen werden sollten. Hervorgehoben wird dagegen, dass sich Ärzte sexueller Übergriffe auf Patienten und deren Angehörige zu enthalten hätten: ein unmissverständlicher Hinweis, dass Sex mit Abhängigen eine verbreitete Unsitte des Berufsstandes gewesen sein muss. Aufschlussreich ist hierzu, dass sich noch in einer Erzählung von

Franz Kafka (1883–1924) ein herbeigerufener Landarzt zu einem Kranken ins Bett legte.[70]

Alle übrigen Inhalte entsprechen einer Zunftordnung. Die kirchlichen Urheber des Eids wollten offenbar eine verschworene steuerbare Gemeinschaft schaffen, außerhalb derer die Voraussetzungen zur Berufsausübung gar nicht erworben werden konnten. Vielleicht sollte dies den Berufsstand stärker zusammenschweißen, weil man sich gerade anschickte, die Geschäftsfelder der zahlreichen Heilerinnen und Hebammen, aber auch der jüdischen Ärzte, zu übernehmen? Mit der steigenden Zahl akademischer christlicher Ärzte glaubte man auf deren Dienste jetzt verzichten zu können. 1484 war der Startschuss für die »Hexen«-Verfolgungen, aber auch der jüdischen Ärzte gefallen (vgl. S. 318).[71]

Neue Erkenntnisse ohne Folgen

Ohne die päpstliche Ächtung von Sektionen hätte die Anatomie früher geklärt werden können. Erst als 1482 das Verbot gelockert wurde (vgl. S. 42), war das Innenleben kein Tabu mehr. In Kirchen, Theatern oder auf Plätzen mit hölzernen Tribünen konnten Hunderte von Personen dem Event einer Sektion beiwohnen. Ab Ende des 16. Jahrhunderts entstanden eigene anatomische Theater in Italien und den Niederlanden. Zumindest im Bürgertum gab es ein neues Selbstbewusstsein und eine Neugier auf das eigene Innerste. Wir befinden uns in der Renaissance, deren Oberschicht die Einzigartigkeit des Individuums entdeckte.

Andreas Vesalius (1514–64) war mit seiner prachtvollen Anatomie von 1543 kein Pionier allein auf weiter Flur. Während er in Frankreich Schwierigkeiten hatte, überhaupt Leichen zur Präparation zu bekommen, reklamierten italienische Kollegen bereits Hunderte von Sektionen für sich. Giacomo Berengario da Carpi (1460–1530) hatte 1521 einen Text mit Zeichnungen nach mehr als 100 Sektionen herausgebracht. Dabei identifizierte er die Keilbeinhöhle, den Wurmfortsatz und den Leberkreislauf. Aber erst als Vesalius die Zerstückelung einer Leiche zur Kunst erhoben hatte, waren Anatomen Stars ihrer Zeit.

Vesalius blieb trotz der Verbreitung seines Werkes die gebührende Anerkennung versagt. Sein Lehrer in Paris nannte ihn einen »Verrückten« und diffamierte ihn beim Kaiser. Vesalius war gezwungen, seine anatomischen Studien aufzugeben, und musste als Hofarzt und Chirurg von Wien an den spanischen Königshof wechseln. Andere Anatomen wie Bartolomeo Eustachius (um 1510–74), Gabriele Fallopius (1523–63) oder Girolamo Fabrizio (1535–1619) ergänzten die fehlenden Puzzlesteine der Makroanatomie, denn auch die kunstvolle Ausgabe von Vesalius enthielt noch Unzulänglichkeiten. So fehlten der Ausführungsgang der Bauchspeicheldrüse und die Nebennieren, weil diese Organe sich nach dem Tod schnell zersetzen.

Allerdings gab es für die praktische Chirurgie keine neuen Erkenntnisse. Zudem verkündete der Habsburger Kaiser 1577, dass das neue Wissen zwischen den Buchdeckeln zu bleiben hätte. Galens fehlerhafte Anatomie verschwand vielerorts erst im 17. Jahrhundert aus den Vorlesungen, als regelmäßige Sektionen in speziellen Hörsälen Teil des studentischen Unterrichts wurden. Die Unterweisung am Krankenbett, die sich ab 1543 in Padua und anderen Universitäten durchsetzte, beeinflusste die Ausbildung weit mehr.[72]

Bedeutsamer als die genauere Aufklärung der Anatomie waren Obduktionen, um Krankheiten zu lokalisieren. Jetzt erst begannen die Lebenden von den Toten zu lernen (»mortui vivos docent«). Zu den ersten Ärzten, die Autopsien verpflichtend für den Wissenserwerb ansahen, gehörten Giovanni Battista da Monte (1498–1551), ein Kommilitone von Vesalius in Padua, und in Frankreich Jean François Fernel (1497–1558), auf den die Begriffe »Physiologie« und »Pathologie« zurückgehen. Fernel beschrieb als Erster die Entzündungen des »Blinddarms« und der Herzinnenwand (Endokarditis). Mit seiner Abhandlung von 1542 fasste er ein Jahr vor der Anatomie von Vesalius das überlieferte Wissen frei von jeglicher Magie und Astrologie zusammen und war für rund 100 Jahre prägender als Vesalius. Durch die Obduktionsbefunde gewannen die medizinischen Fakultäten an Bedeutung.

Allerdings nicht überall. Selbst ein Jahrhundert später war es William Harvey (1587–1657), der als Erster zwingende Argumente für den Blutkreislauf lieferte, noch eine Bemerkung wert, dass die Sektion eines chronisch Kranken lehrreicher sei als die von zehn Gehenkten.[73] Die deutschen Lande hinkten unter kirchlichem Einfluss und infolge des Dreißigjährigen Kriegs der Entwicklung hinterher. Noch nach 1660 erregte der Infusionspionier Johann Daniel Major (1634–93) selbst im protestantischen Norddeutschland Aufsehen, als er erstmals öffentliche Sektionen hingerichteter Verbrecher vornahm.

Entsprechend unbedeutend und überschaubar blieben die medizinischen Fachbereiche der deutschen Universitäten. Die Studiendauer war seit der Reformation auf drei Jahre verkürzt. Viele Universitäten verfügten nicht einmal über eigene Krankenbetten. Bis zum Beginn des 18. Jahrhunderts bestand die gesamte Fakultät in der Regel aus zwei bis vier Professoren. Der erste Professor (»Professor primarius«) unterrichtete Therapie beziehungsweise praktische Medizin (entspricht heute der »Inneren Medizin«), der zweite (»Professor secundarius«) Krankheitslehre, während der dritte beziehungsweise letzte Hochschullehrer (»Professor tertiarius«) Anatomie meist zusammen mit Chirurgie und Botanik vortrug.

Die Dreigliederung des Unterrichts torpedierte jede Entwicklung bis weit in das 19. Jahrhundert. Welche Erkenntnisse sollten gewonnen werden, wenn Krankheiten nicht durch Sektionen aufgespürt wurden und Therapien keinen Bezug zu Gewebeveränderungen hatten? Verschlimmert wurde alles, da die Gebietstrennung undurchlässig war. Beim Ausscheiden eines Professors rückten der beziehungsweise die Nachfolgenden auf, behielten aber ihr Unterrichtsgebiet. Qualifikation spielte für die Berufung der Professoren oft keine Rolle. Landeskinder wurden bevorzugt, sodass europaweit Lehrstühle über Generationen in »Familienbesitz« bleiben konnten. Es entstanden »Professorendynastien«. Die akademische Lehre war auf Stillstand gebürstet.

Universitätskliniken wurden erst zum Ende des 18. Jahrhunderts in Privathäusern gegründet. Selbst die berühmteste Ausbildungsstätte im holländischen Leiden verfügte nur über je sechs Betten für Männer und Frauen. Chirurgie kam – wenn überhaupt – nur als Teil der Anatomie zur Sprache. Lorenz Heister (1683–1757) in Helmstedt war einer der wenigen Lehrstuhlinhaber, die bei Wundärzten operative Erfahrungen gesammelt hatten. Sein chirurgisches Lehrbuch von 1719 galt jahrzehntelang auch im Ausland als Standardwerk. Fast keiner der übrigen Professoren für Anatomie und Chirurgie war je einem Lebenden zu Leibe gerückt.

Lernen die Lebenden von lebendigen Studienobjekten?

Die Entdeckungen anatomischer und physiologischer Zusammenhänge der nächsten 150 Jahre, die als Meilensteine zum heutigen Wissen gelten, haben mindestens einen bitteren Beigeschmack: Experimente an lebenden Wesen. Bereits die wenigen anatomisch-physiologischen Erkenntnisse in Alexandria und von Galen beruhten auf Tierversuchen. Die Medizingeschichte verschweigt dies gerne. Der Fachterminus »Vivisektion« wurde erst 1702 geprägt.[74] Bis dahin differenzierte man bei Sektionen nicht zwischen tot und lebendig!

Lebende Tiere wurden gemartert, um die Blutversorgung des Gehirns und die Physiologie der Atmung zu klären oder die Erregbarkeit von Muskel- und Nervengewebe nachzuweisen. Dabei fand man heraus, dass die Atmung auch nach Entfernung der Rippen noch funktionierte und Luft Blut hellrot färbt – experimentelle Physiologie ohne jeden praktischen Wert. Von 1664 bis 1668 wurden der Royal Society in London fast 100 grausame Experimente an lebenden Tieren mitgeteilt und mehr als 30 davon den Mitgliedern vorgeführt.[75] Schon die Fragestellungen ließen den Nutzen bezweifeln. Das Missverhältnis zu den Resultaten war eklatant. Viele Zeitgenossen auch unter Ärzten brachten ihre Abscheu zum Ausdruck, Tiere ohne jede Betäubung und ohne Heilungsabsicht aufzuschneiden.

Harveys Erkenntnis, dass in uns eine limitierte Blutmenge umgepumpt wird, beruhte ebenfalls zum Teil auf Vivisektionen. An der Praxis des Aderlasses änderte selbst dieses Wissen nichts. Weiterhin trieb man Kranken durch den Blutverlust den Puls in die Höhe, bevor Ermattung eintrat. Sogar Venen wurden immer noch körperfern zu ihrer Eröffnungsstelle abgebunden, um sie anzustauen, als hätte Galen recht.

Harveys übrige Argumente für die Blutzirkulation waren Behauptungen, die zwar zutrafen, die er aber gar nicht belegte. Das pro Zeiteinheit in einem Schaf bewegte Blutvolumen war nur geschätzt. Eine Erklärung für die Passage des Blutes aus den Arterien in die Venen konnte er nicht liefern. Die kapillären Verbindungen entdeckte 1661 erst Marcello Malpighi (1628–94) unter dem Mikroskop. Zwei Jahrzehnte später bestätigte der niederländische Chirurg und Arzt Antonius de Heide (1646–1702) nicht nur die Zirkulation mikroskopisch an lebenden Tieren, sondern bemerkte dabei, dass es im kapillären Netz zu einer Flussumkehr kommen konnte.[76] Obwohl Harvey die Herzaktion mit Systole und Diastole richtig beschrieben hatte, hielt er bis zu seinem Lebensende an einer Eigenbeweglichkeit des Blutes fest.

Eigentlich war die Blutzirkulation schon früher erkannt worden. Der Lungenkreislauf war bei Ibn al-Nafis (um 1210–80) nachzulesen, und der Universalgelehrte und Arzt Miguel Serveto y Reves (1509/11–53) bestätigte dessen Analyse 300 Jahre später, als er Andreas Vesalius in Paris als Prosektor nachfolgte. Matteo Realdo Colombo (1516–59) konnte die Strömungsrichtungen schließlich durch Vivisektionen in Padua zeigen. Der Ausdruck »Zirkulation« mit dem Herz als Zentrum der Blutgefäße findet sich schon beim Arzt und Botaniker Andrea Cesalpino (1524 – 1603). Trotzdem galt bis zu Harveys Veröffentlichung immer noch die Galen'sche Version, dass das Blut ständig in der Leber gebildet und in den Arterien und Venen hin und her pendeln würde. Bis heute wird kaum beachtet, dass zeitgleich ab 1622 an verschiedenen Orten die diffizileren Lymphgefäße entdeckt und zugeordnet wurden.

Eine zweifelhafte Errungenschaft

Wenn sich schon an der Praxis des Aderlasses trotz Harveys zwingender Argumentation nichts änderte, hatte das Wissen dennoch eine zweifelhafte, in der Medizingeschichte oft ausgeklammerte Konsequenz: Transfusionen von Tierblut und Infusionen mit Opium, Alkoholika und Giften! Zunächst haben Hundeführer und Jagdaufseher die Möglichkeit aufgegriffen, Substanzen über die Blutbahn schnell im Körper zu verteilen.[77] Seit 1642 ist belegt, dass man Hunden Wein und Bier in Venen infundierte, um sich über deren unmittelbare Trunkenheit zu amüsieren. Zwischen 1662 und 1668 ging es dann in England, Frankreich, Deutschland und Italien an Menschen zur Sache. Erste Versuche stammen vom Universalgelehrten und Arzt Johann Daniel Major (1634–93).

Interessanterweise gingen Blutübertragungen von Tieren auf Menschen der Injektion anderer Flüssigkeiten voraus. Vorzugsweise kam Blut von als »unschuldig« geltenden Lämmern zum Einsatz. Als »Erfinder« von Bluttransfusionen wird meist Jean Denis (1635–1704) in den Geschichtsbüchern geführt, der nicht einmal Arzt, sondern Philosoph und Mathematiker war. Zwischen 1666 und 1668 ließ er Transfusionen vom Wundarzt Pièrre Emmerez durchführen. Transfundierte Patienten kamen nur mit viel Glück oder bei geringen Transfusionsmengen unbeschadet davon. Ein Transfusionsschock mit Zerfall roter Blutkörperchen und in der Folge schwarzem Urin wurde als reinigender Abfluss »schwarzer Galle« verkannt.

Unter den ersten Patienten soll es erstaunlich wenige Todesfälle gegeben haben. 1667/68 seien nur drei von 14 Empfängern verstorben.[78] Spätere Statistiken belegen jedoch, dass mindestens jeder dritte Patient die Transfusionen nicht überlebte.[79] Ein Transfusionsverbot bestand ab 1668 jedoch wohl nur in Paris und später in Rom.[80] Bis zum Ende des 18. Jahrhunderts blieb man andernorts nur zurückhaltender und hängte Blutübertragungen nicht mehr an die große Glocke. Das Lehrbuch von Lorenz Heister von 1719 enthält jedenfalls ein Kapitel »Chirurgia transfusoria«.[81] Die Möglichkeit von Transfusion und Infusion war Ärzten und Handwerkschirurgen seither bewusst.[82] Jedes glückliche Überleben und jede nachfolgende Besserung wurden offenbar als Erfolge der Transfusionen verbucht.

Bevorzugt scheinen geistesgestörte und psychisch affektierte Menschen »behandelt« worden zu sein, da man deren Symptomatik hilflos gegenüberstand. Immer wieder wurde aber gerade Blut junger Tiere Greisen zur Verjüngung verabreicht.[83] Von 1672 ist ein Kupferstich überliefert, der eine Transfusion von einem Hund auf einen alten Mann zeigt.[84] Während aus der rechten Ellenbeuge arteriell Blut spritzt, wird in der linken Ellenbeuge Blut von einem fixierten Hund über ein starres Rohr eingeleitet. Zur Vermeidung der gefürchteten »Blutüberfülle« erfolgten in den ersten Jahrzehnten vor oder während der Transfusion immer Aderlässe. Vor allem in England waren ärztliche Abenteurer an dieser Lotterie interessiert.[85]

Die intravenöse Verabreichung anderer Flüssigkeiten als Tierblut gelangte mit den unverkennbaren Unverträglichkeitsrisiken stärker in den Fokus. 200 Jahre lang allgemein anerkannte Indikationen blieben die Injektion von Brechmitteln bei gescheiterter Entfernung eines Fremdkörpers aus der Speiseröhre und die Erweckung Bewusstloser.[86] [87] Nur ein Teil der Ärzteschaft dürfte auf intravenöse Gaben von Opium, Alkohol oder anderen Lieblingsgiften gesetzt haben, um bei ihren Patienten raschere Erfolge zu erzielen.

Injektionen unsteriler toxischer Flüssigkeiten vergrößerten seither das Schädigungspotenzial ärztlichen Handelns noch weiter. Oft genug müssen diese Therapieversuche in den folgenden 200 Jahren viel Leid verursacht haben, bis die nötige Sterilität und blutäquivalente osmotische Konzentration injizierter Flüssigkeiten eingehalten wurde. Aber der Berufsstand war nun einmal nicht zimperlich und vom Nutzen seiner therapeutischen Gifte überzeugt. Quecksilber, Opium, Sherry, Brechweinstein, Kampfer – nur wenig galt als zu toxisch, um es Patienten nicht in die Blutbahn zu jagen.

Eine erste Dosis Naturwissenschaft für die Medizin

Im 16. und 17. Jahrhundert gab es vielseitige Forschungen, um die Funktion des Körpers zu erklären und zu quantifizieren. »Iatrophysiker«, »Iatrochemiker« und »Iatromechaniker« (iatros = Arzt) fassten Menschen als Maschinen auf. 1654 promovierte der spätere Infusionspionier Johann Sigismund Elsholtz (1623–88) in Padua mit einer Arbeit über die Messkunst in der Medizin. Das Werk enthält die früheste Abbildung eines Geräts zur Messung der Körperhöhe, das er »Anthropometron« nannte.[88] Die maßgeblichen Erkenntnisse stammten im 17. Jahrhundert allerdings von Nicht-Ärzten.[89]

Philosophen und Naturwissenschaftler schufen die geistigen Voraussetzungen, Menschen als Organismen wahrzunehmen, die ausschließlich chemischen und physikalischen Gesetzen gehorchten. Biologische Maschinen aus Einzelteilen, die man auseinandernehmen und wieder zusammensetzen könne. Krankheiten wurden zu mechanischen Störungen, die sich z.B. durch Schmerzsignale bemerkbar machten, und konnten wie Pflanzen oder Mineralien klassifiziert werden. Der leidende Mensch stand nicht mehr im Mittelpunkt – eine Anschauung, auf der letztendlich die spätere naturwissenschaftlich-orientierte Medizin fußt.

Allerdings wurden Erfindungen und Vorgehensweisen weiterhin in die spekulative Galen'sche Heilkunde eingebunden, anstatt mit dieser Tradition zu brechen. Die Instrumente des italienischen Arztes Sanctorio Sanctorio (1561–1636) zur Vermessung von Körperfunktionen – das Thermometer, ein »Pulsilogium« zur Bestimmung der Herzfrequenz und eine Körperwaage für exakte Nährstoff- und Flüssigkeitsbilanzen – sollten gemäß hippokratischer Grundsätze helfen, ein ideales Gleichgewicht zwischen Aufnahme und Ausscheidung einzuhalten.[90] Die Tatsache, dass Sanctorio Sanctorio seine Instrumente in einem Kommentar zu Avicennas *Kanon der Medizin* veröffentlichte, lässt erkennen, dass er die subjektive antike Heilkunde nicht aus den Angeln heben wollte.

Versteht man Medizin als »Heilkunde«, haben die Säulenheiligen der Anatomie und Physiologie aus dem 16. bis 18. Jahrhundert keinen Platz in der Ahnengalerie des Berufsstandes. Ihre hohe Gewichtung in der Medizingeschichte überdeckt das Beharren auf Irrlehren und den Stillstand der Therapie. Meilensteine wie in Buchdruck, Mechanik, Kunst und Philosophie blieben in der Medizin aus. Lindern und heilen konnten weiterhin nur Naturheilkundige und Handwerker. Gelehrte »Buchärzte« hatten bei Seuchen, Rheuma oder Krebs ausschließlich Unsinniges im Angebot. Der Aufbruch in eine neue Ära fand nicht statt. Die anatomischen und physiologischen Erkenntnisse prallten an den Therapien spurlos ab. Eine Äbtissin klagte zu dieser Zeit: »Es möchte Gott erbarmen, daß man so gar keine Hilf von ihnen (den Doktoren) hat.«[91]

Trotz naturwissenschaftlicher Erkenntnisse blühten Aberglaube und Quacksalberei in und außerhalb der Schulmedizin. Da gab es das Wunderpulver von Kenelm Digby (1603–65), das auf die verletzende Waffe aufgebracht, die Wunde heilen sollte. Die astrologische Medizin eines Nicholas Culpeper (1616–54) und vermeintliche Heilungen der Skrofulose (Hauttuberkulose) durch das Handauflegen englischer und französischer Könige. Allerdings zeigen die Auflistungen eines Betrugslexikons aus dem 18. Jahrhundert, dass auch unter Ärzten und Apothekern Vorspiegelungen falscher Krankheiten, die Ausgabe fingierter Arzneimittel und eine korruptive Zusammenarbeit an der Tagesordnung waren.[92]

Die Dogmen bröckeln

Die ersten Schläge gegen das Fundament der Säftelehre kamen aus der zweiten Reihe. Der unangepasste Querdenker Paracelsus (1493–1541) ist heute der bekannteste Arzt, der im 16. Jahrhundert die Säftelehre auf dem Müllhaufen sehen wollte. »Wir werden uns nicht an die Vorschriften der Alten halten«, verkündete er selbstbewusst bei seiner Antrittsvorlesung 1527 in Basel.[93] Er war angetreten, um die Heilkunde »von den Schlacken der Barbaren und uns von den schwersten Irrtümern zu reinigen«. Im Sonnwendfeuer ließ er gleich einmal Avicennas *Kanon der Medizin* zum Gaudium der Studenten in Flammen aufgehen.[94] Dass er auch ein eigenes Werk als Plagiat naturheilkundlicher Schriften verfeuern musste, wird seltener erwähnt.[95]

Paracelsus verspottete die Astrologie und suchte das Heil in der Alchemie: »Magie ist eine grosse verborgene Weisheit – Verstand eine grosse offene Torheit.« Blei, Schwefel, Eisen, Arsen, Kupfer- und Kaliumsulfat fügte er dem Giftschrank der Ärzte hinzu. An Hühnern stellte er bereits die narkotisierende Wirkung von Äther fest. Sein Austausch der vier Säfte gegen drei Elemente (Salz, Schwefel, Quecksilber) hätte allerdings die Medizin keinen Deut vorangebracht. Aber immerhin suchte er nach tatsächlichen Ursachen für Krankheiten, die immer noch als Strafe Gottes oder als Ausdruck einer bösen Seele galten. »Nicht aus der spekulierenden Theorie soll die Praxis hervorgehen, sondern aus der Praxis soll die Theorie entstehen.«[96] Als erster überregional bekannter Arzt schrieb und lehrte er in Deutsch.[97] Seine neuen An- und Einsichten passten nicht mehr ins lateinische Sprachkorsett. Und er wollte verstanden werden.

Paracelsus hat klar formuliert, dass Wunden nicht mit Stofffetzen ausgestopft werden sollten, »denn jede Wunde heylet von selbst, so sie nur sauber und rein gehalten wird«.[98] Ansonsten sind nur wenige Schriften des alkohol- und wahrscheinlich opiatabhängigen Paracelsus[99] trotz seines legendären Rufes zu seinen Lebzeiten erschienen. Der Tod ereilte ihn vorzeitig. Ein hoher Quecksilbergehalt in seinen Gebeinen lässt darauf schließen, dass ihn Quecksilberbehandlungen Syphiliskranker das Leben gekostet haben könnten, wenn er nicht eine eigene Syphilis auskurieren wollte oder Quecksilber zur Immunisierung (vgl. Hormesis; S. 167) einnahm. Damals wurden Syphilispatienten auf Platten über einem Feuer gestellt, in das Quecksilberpastillen geworfen wurden, um die Krankheit auszuräuchern.[100] Vor den Aerosolen mit Quecksilber blieben auch Behandler nicht verschont.

Der selbstverständliche Umgang mit giftiger Chemie bewirkte, dass Paracelsus Umwelteinflüsse als Krankheitsursachen erkannte. Lungenkrankheiten bei Bergarbeitern führte er auf »metallische Dämpfe« oder Kröpfe auf einen fehlenden Mineralgehalt im Trinkwasser zurück. Erst 1656 findet sich wieder ein umweltmedizinischer Zusammenhang vom

Goslarer Arzt Samuel Stockhausen: schmerzhafte Darmkoliken und Lähmungen bei Arbeitern im Bergbau brachte er korrekt mit Blei im Hüttenrauch in Verbindung.[101] 40 Jahre später erlaubte seine Abhandlung dem Ulmer Stadtphysikus Eberhard Gockel (1636–1703), die gleichen Symptome bei Mönchen in zwei Klöstern zu diagnostizieren, deren Wein mit bleihaltigem Traubenmost »aufgebessert« war.[102] Diese Manipulation gab es in Europa seit den Römern und hatte immer wieder zu Vergiftungserscheinungen (»Colica pictonum« und andere Namen) geführt, ohne dass Blei bis dahin als Ursache galt. Noch im 19. Jahrhundert wurde aufbereiteter Wein Ludwig van Beethoven (1770–1827) in Wien zum Verhängnis.

Mit der Gründung des »Collegium sanitatis« hob man 1685 in Preußen eine staatliche Präventivmedizin aus der Taufe. Umwelteinflüsse begannen langsam Berücksichtigung zu finden. 1701 veröffentlichte der Paduaner Professor Bernardo Ramazzini (1633–1714) ein Buch über Berufskrankheiten von Handwerkern mit dem Schwerpunkt auf Atemwegserkrankungen durch Stäube. 1724 erkannte man den Zusammenhang zwischen dem Einatmen von Feinstaub und der Begünstigung einer Lungentuberkulose. Mit einem Ungleichgewicht der Säfte war dies alles schwer in Einklang zu bringen.

In das 17. Jahrhundert kann man den Beginn einer Gerichtsmedizin sowie das erste Aufblitzen naturwissenschaftlicher Methodik mit Statistik verorten. Überall wurden zwischen 1603 (Rom) und 1665 (Paris) Akademien und gelehrte Gesellschaften gegründet, über die sich neue Erkenntnisse verbreiteten. Die ersten Fachzeitschriften erschienen. Die Universitäten, die noch immer an der Säftelehre festhielten, verloren ihre Führungsrolle.

Paracelsus war nicht der einzige Arzt, dem auffiel, dass die Säftelehre in der täglichen Praxis kläglich versagte. Ein unterschätzter Pionier war der italienische Arzt Girolamo Fracastoro (1477–1553), der in seinem Hauptwerk von 1546 ausführte, dass Syphilis, Tuberkulose, Pest und Lepra durch unsichtbare vermehrungsfähige Keime von Mensch zu Mensch übertragen würden und mit einer gestörten Balance von Körperflüssigkeiten nichts zu tun hätten. Er unterschied drei Möglichkeiten der Übertragung: durch Berührung, durch kontaminierte Gegenstände und über eine Distanz durch Aerosole. Konsequent stellte er den Nutzen von Aderlässen bei ansteckenden Krankheiten infrage. Seine Beschreibungen des Organbefalls bei Infektionen von Tieren auf Menschen können als Beginn der pathologischen Anatomie gelten. Andere Ärzte wie ein gewisser Magnatus (16. Jh.) blieben weniger konkret und benutzten den Begriff »Miasmen« für unsichtbare Kräfte, die in allen offenen Wunden Entzündungen und Eiter hervorbringen.[103]

Bis zum Ende des 16. Jahrhunderts scheint die Mehrheit der italienischen Ärzte diese Überzeugung geteilt zu haben. Schon damals versuchten Chirurgen, Wunden luftdicht abzuschotten. Mit der ersten Pestepidemie von 1348 hatte sich ohnehin bereits das Konzept der Quarantäne überall in Europa etabliert. Krankheitsübertragungen von Mensch zu Mensch waren sehr wohl gedankliches Gemeingut. Auch einzelne Ärzte nördlich der Alpen hatten die hygienischen Zustände und daraus resultierende Ansteckungen als Ursache für die Pest- und Pockenepidemien in den Städten angenommen. Der Arzt und Universalgelehrte Georgius Agricola (1494–1555) nahm als Bürgermeister von Chemnitz Isolierungsmaßnahmen vor.

Der mutmaßlich erste deutschsprachige Arzt, der eine Keimtheorie für epidemische Krankheitswellen wie Pest und Syphilis vertrat, war Felix Platter (1536–1614). 1597 argumentierte er, dass sich ohne Anwesenheit von Keimen die Verbreitung nicht erklären lasse. Aber der immer noch kirchlich dominierten Lehrmeinung war ein mysteriöses Auftreten einer Epidemie lieber, um Krankheiten als Strafe Gottes nicht infrage zu stellen. Während der Pestepidemie 1656 in Rom suchte dann der Universalgelehrte Athanasius Kircher (1601–80) – obgleich Jesuit – mit dem neuen Mikroskop vielleicht als Erster gezielt in Blut und Eiter Kranker und Toter nach lebendigen Erregern (»animaliculae«).[104]

Eine radikale Abkehr von der hippokratisch-galenischen Medizin forderte der flämische Universalgelehrte und Paracelsus-Anhänger Johannes Baptista van Helmont (1579–1644). Er war überzeugt, dass jede Erkrankung eine spezifische Erscheinung mit eigener Ursache war, die mit dem zugehörigen Heilmittel kuriert werden konnte. Nur finden musste man es. Über die lediglich anekdotischen Erfahrungen jedes Arztes hinaus regte er an, verschiedene Behandlungen jeweils an einer Gruppe von Menschen mit den gleichen Symptomen zu vergleichen und dann die beste Behandlung zu wählen (vgl. S. 259). Er entdeckte das Kohlendioxid (»Holzgeist«) und die Salzsäure im Magen. Auf ihn geht überhaupt der Begriff »Gas« zurück. Van Helmont stand in den letzten Jahren veranlasst durch die katholische Kirche unter Publikationsverbot und wurde erst kurz vor seinem Tod davon befreit.

Evidenz für das Versagen der hippokratischen Medizin gab es allerorten. Ein gewisser Antonio Durazzini, der in der Nähe von Florenz praktizierte, berichtete an die Regierung, dass von den Kranken, die er bei einer Pestepidemie mit Aderlässen und anderen erprobten Mitteln behandelt hatte, mehr gestorben seien als unter den Armen, die sich seine Behandlungen nicht leisten konnten.[105] Dies blieb auch der Bevölkerung nicht verborgen. Ein Ratsherr und Chronist in Köln notierte, dass er in einem Berufsalphabet für den Buchstaben Q keinen Beruf benennen könne, da Quacksalber unter den Oberbegriff »Ärzte« fallen würden.[106] Diese Einschätzung ist bis zum Ende des 18. Jahrhunderts in Diskussionen um Medizinalordnungen belegt.[107]

Abführmittel und Klistiere galten bei denkenden Ärzten schon länger als »Narrenwerk«.[108] Die Entleerungsmittel führten nicht nur zu drastischen Flüssigkeitsverlusten, sondern enthielten meist giftige Schwermetalle wie Quecksilber und Antimon. In den Niederlanden und England, wo Kritiker des Katholizismus eine besonders starke Stellung hatten, äußerte der Utrechter Professor Ysbrand van Diemerbroeck (1609–74) 1666 eine grundsätzliche Kritik an den Entleerungsbehandlungen bei Infektionskrankheiten. 1696 erschien schließlich in Italien *Phlebotomia damnata* (Verachtung des Aderlasses) von einem gewissen Domenico La Scala (gest. 1697), das noch eine umgehende Gegendarstellung (*Phlebotomia liberata* = Lob des Aderlasses) provozierte. Die Bastion der Dogmen bröckelte, hielt aber noch stand. Bis zur Mitte des 19. Jahrhunderts blieb Medizin mehr eine Glaubensangelegenheit als eine Wissenschaft.

Im Widerstreit von Säften und Mechanik

Wer glaubt, dass die Kirche seit der Renaissance immer weniger im Gesundheitsmarkt zu bestellen hatte, der irrt. Zwar entstanden in Deutschland ab dem 16. Jahrhundert Universitäten ohne Papstdekret, aber die letzte päpstliche Bestätigungsurkunde für eine deutsche Universität wurde 1773 für Münster/Westfalen ausgefertigt. In allen Staaten lagen Anstellung und Beeidung höherer ärztlicher Ränge in den Händen von Kirchenräten. Und in den späteren Regierungsräten saßen weiterhin Kirchenvertreter. Noch im Jahr 1834 spielte die Theologie an den Schweizer Hochschulen die Hauptrolle, der alle anderen Fakultäten und Disziplinen untergeordnet waren.[109] Die Zensur dominierte die Lehre. Anstellungen innovativer Querdenker ließen sich über Jahrhunderte verhindern.

Selbst an einer der fortschrittlichsten Fakultäten im niederländischen Leiden, das neben Montpellier als einzige europäische Universität nicht konfessionsgebunden war, wählte der progressive Herman Boerhaave (1668–1738), der als zentrale Figur einer mechanistischen Auffassung vom menschlichen Körper gelten kann, 1701 für seine Antrittsvorlesung das Thema »Zum Lob der hippokratischen Schule«. Obwohl Boerhaave auf der Grundlage physikalischer Gesetzmäßigkeiten und mechanistischer Philosophie Krankheiten durch ein Ungleichgewicht des hydrostatischen Drucks im menschlichen Körper verursacht sah und bereits Quecksilber als Ursache von Lähmungen identifiziert hatte, wollte er keinen Konflikt mit der Geistlichkeit riskieren.

Schöpfungsglaube, rationalistisches Weltmodell und empirischer Erkenntnisgewinn gingen eine seltsame Symbiose ein. Boerhaave versuchte den Spagat, Hippokrates mit den mechanistischen Theorien zu versöhnen, ohne die Kirche in Aufruhr zu versetzen. Er verwarf daher die vitalistischen Theorien der Antike nicht und verordnete einem alten Amsterdamer Bürgermeister schon einmal zur Verjüngung, eine Nacht zwischen zwei jungen Leuten zu verbringen. Leiden wurde unter Boerhaave wegen seiner undogmatischen praktischen Ausbildung zum Mekka wissbegieriger Studenten, die später den Ruf von Wien und Edinburgh als neue Zentren der klinischen Medizin begründeten.

Zwei seiner zahlreichen Schüler wirbelten um 1750 als erbitterte Gegner in Deutschland und Frankreich mehr als Staub auf: Albrecht von Haller (1708–77), der experimentell die Reizbarkeit von Muskelgewebe und Nerven nachwies, und Julian Offray de La Mettrie (1709–51), der das alsbald verfemte Werk *Der Mensch als Maschine* verfasste. In der Tradition von René Descartes (1596–1650) reduzierte La Mettrie das biologische Zusammenspiel der menschlichen Organe auf eine Art Uhrwerk. In deutschen Landen vertrat Friedrich Hoffmann (1660–1742) ein vergleichbares Modell: der Mensch als hydraulische Maschine.

In dieser Perspektive war die chirurgische Entfernung von krankem Gewebe und ganzen Organen nicht nur eine Denkmöglichkeit, sondern sogar zwingend. Nur aufschreiben hätte La Mettrie das nicht sollen, denn ein Mensch als Maschine ohne Seele brauchte keinen allmächtigen Schöpfer mehr. La Mettrie musste aus dem erzkatholischen Frankreich an den Hof Friedrichs II. von Preußen (1712–86) flüchten, seine Schriften wurden öffentlich verbrannt.

Allerdings blieb selbst ein radikaler Neudenker wie La Mettrie im Krankheitsfall in den Konventionen der Säftelehre gefangen. Als sich bei ihm nach dem Genuss einer wahrscheinlich vergifteten Trüffelpastete am 8. November 1751 zunehmendes Unwohlsein einstellte, bestand er darauf, mehrmals zur Ader gelassen zu werden.[110] Ob das vermutete Gift oder die Ausblutung tödlicher war, wurde nicht geklärt.

Sein Widersacher Albrecht von Haller brachte es dank seiner vielen, aber zumeist irrelevanten Veröffentlichungen nicht nur zum Rektor der Göttinger Universität, sondern sogar in den Adelsstand. Dennoch verließ er kurz nach La Mettries Ableben fluchtartig seine Anstellung und das Land. Hatte er etwas mit La Mettries Vergiftung zu tun und musste er eine Strafverfolgung fürchten? Jedenfalls stellte er seine Forschungstätigkeit ein und wirkte die nächsten 20 Jahre in verschiedenen Verwaltungspositionen ausschließlich auf dem Boden seiner Schweizer Heimat. Erneute Berufungen nach Halle und Göttingen lehnte er ab.

Es dauerte noch bis in die zweite Hälfte dieses Jahrhunderts, bis wenigstens über die Mutmaßungen der Pulsdiagnostik der Stab gebrochen wurde. Nach monatelangen Studien kam der französische Arzt Julien-François Duchemin de l'Étang (gest. 1792) 1768 zu dem Schluss, dass die Galen'sche Pulslehre keine verwertbaren Informationen lieferte. Vier Jahre später beendete der englische Arzt William Heberden (1710–1801) das Kartell des Pseudowissens für das Royal College of Physicians. Er legte fest, dass allein die Pulsfrequenz relevant ist und alle anderen gefühlten Qualitäten lediglich in der Vorstellung des Untersuchers existieren.[111] Heberden machte sich darüber hinaus um eine Bereinigung des unübersichtlichen und unwirksamen Arzneimittelportfolios verdient.[112]

In der ärztlichen Praxis in den Städten und auf dem Lande fanden die neuen Gedanken jedoch wenig Widerhall. Kirchenkonforme Ärzte waren immer noch in der Überzahl und verbargen ihre Unkenntnis weiter hinter formschönem Latein und aufgeblasener griechischer Terminologie. Kein Wunder, dass der Jurist Carlo Goldoni (1707–93) seine Archetypen gelehrter Ärzte als aufgeblasene Wichtigmacher durch seine Komödien stolpern lässt. In groteskem Gegensatz zu den Insignien von hohem Stand und Würde vermögen sie weder zu heilen, was nicht von selbst gesundet, noch das Leben zu verlängern.

Überfällige Entdeckung ohne Folgen

Die katastrophale Bilanz der gelehrten Medizin bis zum 20. Jahrhundert wird heute gerne damit entschuldigt oder relativiert, dass die Naturwissenschaften physikalische und chemische Gesetzmäßigkeiten nicht geliefert hätten. Bei genauerem Hinsehen trifft dies allerdings nicht zu. Das Thermometer wurde von Sanctorio Sanctorio um 1600 präsentiert, aber erst 1851 als Fieberthermometer eingeführt. Nach Erfindung von Tele- und Mikroskop zwischen 1608 und 1610 dauerte es fast ein halbes Jahrhundert, bis die Vergrößerungstechnik die Biologie erreichte, während der Blick in die Ferne (Astronomie) unmittelbar erfolgt war. In der Medizin spielten Mikroskope erst nach 1830 eine Rolle.

Die mangelnde Qualität der Vergrößerungslinsen im ausgehenden 17. Jahrhundert ist inzwischen als Irrtum entlarvt worden.[113] Mikroskope des Delfter Linsenspezialisten Antoni van Leeuwenhoek (1632–1723) konnten bis zu 266-fach vergrößern und Bakterien auflösen. In der Biologie wurden in 30 Jahren so viele Entdeckungen gemacht wie nie zuvor, während Ärzte noch damit beschäftigt waren, die neue Realität der Blutzirkulation zu verarbeiten. Wer so ein Mikroskop benutzte, sah bisher Unsichtbares. Der Engländer Robert Hooke (1635–1703) prägte 1665 den Begriff »Zelle«. Der Italiener Marcello Malpighi (1628–94) erkannte, dass Organe nicht Klumpen aus Blut, sondern aus komplizierten Strukturen aufgebaut waren. In einem Brief an die Royal Society in London teilte Leeuwenhoek 1676 mit, dass er Organismen, viel kleiner als alle bekannten Lebewesen, identifiziert hatte.

In mehreren Ländern veröffentlichten jetzt Ärzte Mutmaßungen, dass nur unter dem Mikroskop sichtbare Wesen für Epidemien verantwortlich sein dürften. Es schien Bewegung in die Ursache von Fieberkrankheiten zu kommen. 1657 schrieb der Dresdner Arzt und Alchemist August Hauptmann (1607–74), dass die Krätze von einer Milbe hervorgerufen wird, und besah sich diese mikroskopisch.[114] Als der italienische Arzt Giovanni Cosimo Bonomo (1666–96) 1687 den Zusammenhang belegte, war dies bei den einfachen Leuten seit der Antike längst bekannt.[115] Milben konnte man auch ohne Mikroskop erkennen. Die akademische Medizin ignorierte aber diese Entdeckungen bis 1840 und hielt die Hauterscheinungen der Krätze sogar für eine wünschenswerte Reaktion, um ein Ungleichgewicht der Säfte zu heilen.

Aber um 1700 meldeten sich überall Stimmen, die die Suche nach Krankheitsursachen als reine Zeitverschwendung abtaten und eine Rückbesinnung auf die hippokratisch-galenischen Lehren forderten. Die Gegenreformation schlug auch in der Medizin zurück. Die katholische Kirche hatte sich über Madame de Maintenon (1635–1719) bereits um 1680 des alternden Ludwig XIV. (1638–1715) bemächtigt. John Locke (1632–1704) philosophierte in England im Sinne der Kirche, dass die mikroskopische Wissenschaft für den Menschen sinnlos sei. Der Mensch habe von Gott ohnehin die besten aller möglichen Sinnesorgane erhalten.[116] Es sollte dann bis 1839 dauern, dass wieder ein Arzt eine Infektionskrankheit belegte: Johann Lukas Schönlein (1793–1864) identifizierte bei der Scherpilzflechte erstmals den später nach ihm benannten Pilz.

Das Skalpell beendet die Säftespekulationen

Mit der Abschottung gegen neue Erkenntnisse konzentrierten sich die Ärzte auf die Standespolitik. Das 18. Jahrhundert war durch Auseinandersetzungen zwischen ihnen und den Chirurgen geprägt. Überall traten die Feindseligkeiten offen zutage. Besonders in Paris wehrten sich die Professoren der Fakultät gegen eine Emanzipation der chirurgischen Handwerker und sprachen diesen jegliches Verständnis für Krankheiten ab. Dafür müsse man jahrelang Schriften studiert und die reine galenische Lehre gehört haben. Die heute noch bestehende Verpflichtung zu Lateinkenntnissen für das Medizinstudium ist das letzte Überbleibsel. Im Denkmodell der Säftelehre hatten Operationen noch immer keinen Platz.

Trotz aller Vorbehalte der Akademiker, die von der katholischen Kirche befeuert wurden, etablierten sich Chirurgen allmählich an den Hochschulen. Als eigene Lehrkanzeln meist erst ab der zweiten Hälfte des 18. Jahrhunderts. Im Habsburgerreich prägte man den salomonischen Begriff der »Handarzneywissenschaft«, um der Chirurgie ein akademisches Gewand zu verleihen. 1783 veranlassten heftigste Grabenkämpfe eine kaiserliche Verordnung, in der eine Gleichstellung von medizinischem und chirurgischem Studium verfügt wurde.[117] Als Abwehrreaktion richteten die Fakultäten kurzerhand kombinierte Lehrstühle für Anatomie und Chirurgie ein. Anatomieprofessoren lasen Chirurgie, ohne je operiert zu haben. Die akademische Medizin beanspruchte die Kontrolle über die gesamte Heilkunde.

Ausnahmen bildeten lediglich Italien, Südfrankreich und die Schweiz. In Oberitalien behandelten die Professoren bereits seit dem 13. Jahrhundert auch mit ihren Händen. Ab dem 16. Jahrhundert konnte man in Bologna und Padua zum »Dr. chir.« promovieren. Ein organbezogenes Denken war den akademischen Ärzten dort nicht fremd und veranlasste sie, Zusammenhängen zwischen Krankheitssymptomen und Organveränderungen nachzuspüren.

Marcello Malpighi (1628–94), dessen Schüler Antonio Maria Valsalva (1666–1723), Giovanni Maria Lancisi (1645–1720) in Rom, Raymond Vieussens (1641–1717) in Montpellier, Theophile Bonet (1620–89) in Genf und der Schaffhauser Jacob Wepfer (1620–95) konnten ihre Beobachtungen und äußeren Befunde durch zahlreiche Sektionen und Operationen korrelieren. Wepfer wies Hirnblutungen als Ursache für Schlaganfälle nach, Vieussens beschrieb die beiden wichtigsten Herzklappenerkrankungen, und Lancisi hatte die Zusammenhänge der Malaria erfasst. Für Valsalva war das Ansteckungsrisiko bestimmter Krankheiten gesichert: Er veranlasste in Bologna, dass bei Verdacht auf Tuberkulose Sektionen wegen des Infektionsrisikos unterbleiben sollten.[118]

Noch vor der Schockwelle der Französischen Revolution hatte der Valsalva-Schüler Giovanni Battista Morgagni (1682–1771) zum Ende seines langen Lebens Bilanz nach mehr als 700 Obduktionen gezogen. Spätestens 1761 formulierte er, dass jeder Störung der Gesundheit eine sichtbare anatomische Veränderung zuzuordnen sei. Er gab konkrete »Orte und Ursachen« für innere Krankheiten an, die er aus seinen anatomischen und pathologischen Untersuchungen ableitete.[119] Nicht die gestörte Zusammensetzung der Körpersäfte erzeuge Krankheiten, sondern die gestörte Funktion von Organen. 1761 kann als das akademische Ende der Säftelehre gelten.

Aber so schnell denkt eine ängstlich in der Tradition verhaftete Berufsgruppe nicht um. Schon gar nicht außerhalb Italiens, wo die ganze Aufmerksamkeit gebraucht wurde, um die Geschäftsfelder der Chirurgen und Hebammen zu übernehmen. Die meisten Ärzte waren zu verstrickt in ihre Behandlungsroutine und antike Mutmaßungen. So wehrte sich die medizinische Fakultät in Madrid gegen die Straßenreinigung, weil ohne den Geruch der Exkremente rauhe Gebirgswinde Lungenentzündungen hervorrufen würden.[120] Es bedurfte noch der Französischen Revolution, um befangenes Denken und Therapiegewohnheiten über den Haufen zu werfen. Erst die Ärzte der neuen Pariser Schule, John Hunter (1728–1793) in England oder die Wiener Skeptiker und Nihilisten knüpften an Morgagnis Erkenntnisse an und beförderten die Säftelehre auf die Müllhalde der Geschichte.[121]

Hilflosigkeit allerorten

Die Erfolglosigkeit der Medizin war bei den vorherrschenden infektiösen Krankheiten buchstäblich mit den Händen zu greifen. Perücken, Spitzenkragen und Puderungen der unbedeckten Hautabschnitte avancierten nur zu den ultimativen Must-haves der Eliten, um die Folgen sexueller Eskapaden und deren ärztlicher Rosskuren zu verbergen. Der Makel wurde zur Triebfeder für eine Mode.

Der junge Johann Wolfgang von Goethe (1749–1832) bot eine erbarmungswürdige Erscheinung, als er nach dem Erfolg seines »Werther« Verehrerinnen nicht nur stundenlange Audienzen gewährte: »Alles schlotterte an ihm, er trug ein großes Pflaster um den Hals, sah ekelhaft gelb im Gesicht aus, und hatte beinahe keine Haare mehr am Kopf. So sehr hatten ihn seine Kämpfe auf dem Schlachtfelde der Venus volgivaga (»freie Liebe«; Anm. d. Autors) zum Invaliden gemacht.«[122] Geschlechtskrankheiten waren ohne adäquate Hygiene vom 16. bis 20. Jahrhundert unwillkommene Begleiter sexueller Promiskuität.

Mangels wirksamer Behandlungen setzten Ärzte, die sich um Gesundheit bemühten, auf Empfehlungen zur Lebensweise wie schon im antiken Griechenland. Sexuelle Enthaltsamkeit stand ganz oben auf der Agenda. Nachzulesen ist dies in La Mettries »Briefen über die Kunst, die Gesundheit zu erhalten und das Leben zu verlängern« oder dem Bestseller *Die Kunst, das menschliche Leben zu verlängern* von Christoph Wilhelm Hufeland (1762–1836). Man musste nicht prüde sein, um einen präventiven Lebensstil als Voraussetzung für Gesundheit zu erkennen.

Leibärzte bedienten eher ein emotionales Sicherheitsbedürfnis der Herrschenden, als dass sie einen tatsächlichen Mehrwert für das Überleben gehabt hätten. Noch nach 1800 wurde der Anatom Justus Christian Loder (1753–1832) zunächst zum Leibarzt des preußischen Königs und anschließend des russischen Zaren ernannt, obwohl er keinerlei Erfahrung in der Krankenbehandlung hatte. Konversationstalent und Manieren waren wichtiger als ärztliches Können. Selbst Ludwig XIV. hätte seinen Prunk länger genießen können, wäre sein Arterienverschluss am Unterschenkel von den Leibärzten erkannt worden. Die Liste der Prominenten, die für ihre Vorbehalte gegen Ärzte bekannt waren, ist lang: Elisabeth I. von England, Prinz Eugen von Savoyen, Friedrich II. von Preußen …

Der gute Mann und die gute Frau helfen sich selbst

Was grassierende Krankheiten nicht an Gesundheitsschäden anrichteten, holten die fast immer schädlichen Behandlungen nach. Besonders wenn Unpässlichkeiten mit aller Härte der etablierten Medizin traktiert wurden. Die Entleerungsbehandlungen waren im 17. und 18. Jahrhundert fester Bestandteil der Alltagskultur in den wohlhabenden bürgerlichen Gesellschaften geworden. Aderlass, Schröpfen, Einläufe, Schwitzen sowie tägliche Arzneien (vor allem Magentropfen und -elixiere) gehörten zum akzeptierten Arzneimissbrauch – auch ohne ärztliche Verordnungen.

Der Schweizer Arzt Samuel Auguste Tissot (1728–97) und in seiner Nachahmung der deutsche Stadtphysikus Ignaz Reder (1746–96) sahen sich deswegen veranlasst, ihren Zeitgenossen ins Gewissen zu reden.[123] In seinem *Tod in Töpfen* geißelte Reder, dass in den besseren Kreisen »der tägliche Gebrauch von Arzneyen oben anstehet« und »die Apotheke das ersetzen soll, was die Lebensordnung verdorben hat«.[124] Kein Wunder, dass es etwa doppelt so viele Apotheken wie Ärzte gab. Für rezeptpflichtige Mittel wurden Handwerkschirurgen zu beiderseitigem Vorteil als Selbstbedienungsladen verstanden.[125] Die Behandlung der Syphilis mit

Quecksilber gehörte zu den schädlichsten Gefälligkeitsverschreibungen. Vermutlich war dessen exzessive Einnahme auch die Ursache des Nierenversagens bei Wolfgang Gottlieb Mozart (1757–91).

Ärzte waren dabei nicht nur »Gäste im Raum der Selbstbehandlung«,[126] sondern befanden sich dort in Konkurrenz zu Scharlatanen, Heilern ohne Ausbildung und den Gesundheitshandwerkern. Dementsprechend sind in der Aufklärungszeit viele Attacken gegen die »Pfuscherei« Laienheilkundiger und den »Aberglauben« der Bevölkerung dokumentiert. Durch staatliche Dekrete versuchte die akademische Medizin das Monopol für das außerkirchliche Heilungsgeschäft zu übernehmen. Staatliche Heilberufsordnungen, die überall unter maßgeblicher Mitwirkung führender Ärztevertreter entstanden, sollten die Aktivitäten von Apothekern, Handwerkern und Hebammen beschränken.

Das brachte die unakademischen Heilerfamilien in Zugzwang. Es waren nicht ausschließlich Frauen, die diverse Heilkräuter kannten und wussten, wie sie zu kultivieren waren. In der Heilerfamilie Storch im thüringischen Eisenach ist 1708 ein Sohn das erste Familienmitglied, das einen ärztlichen Studienabschluss erwirbt.[127] Eine offizielle Lizenz stärkte das Ansehen und schützte vor allem vor Verfolgungen wegen »Pfuscherei«. Die Fähigkeiten erhöhten sich durch das Arztstudium damals nicht. Johann Storch (1681–1751) tat dann, was alle machten: er diagnostizierte und verordnete nach Ansicht der mitgebrachten Exkremente und aufgrund der Symptomschilderungen auch ohne Anwesenheit des Kranken. Patienten und deren Angehörige hatten meist klare Vorstellungen, was sie erhalten wollten. Ohne in Konflikt mit dem Berührungstabu von Frauen zu kommen, behandelte Storch Frauen.[128]

In deutschen Landen steht die Zeit

Während man in den oberitalienischen Universitäten, in Paris und London Leichen am laufenden Meter öffnete, um dem Sitz von Krankheiten auf die Spur zu kommen, wurde in deutschen Landen gedacht und geschrieben. Was denn Krankheit sei und wie man sie klassifizieren könne. Man vergaß zu suchen, wo diese denn überhaupt lokalisiert war. Die deutsche Medizin driftete in die Untiefen der Philosophie ab und verhedderte sich hoffnungslos zwischen den Lehren von Kant, Fichte und Schelling. Aber was sollte deren Metaphysik bringen, wenn Ursachen und Mechanismen aller Krankheiten ungeklärt waren?

Die maßgebliche philosophische Quatschbude befand sich in Jena. Dort machte sich der weitgereiste und belesene Anatom Johann Christian Loder zwar an Leichen zu schaffen, aber nur zum Selbstzweck für seine ausgefeilten Anatomietafeln, auf denen detailliert die Lymphbahnen verzeichnet waren. Nicht wie andernorts, um für die Behandlung der Lebenden zu lernen. Krankheiten lagen nicht in seinem Ressort. Unter seiner Anleitung »entdeckte« der Möchtegern-Forscher Johann Wolfgang von Goethe 1784 vermeintlich die banale Eigenständigkeit eines Zwischenkieferknochens, die wenigstens seit 1573 bekannt war.[129] Die deutsche Medizin hinkte um Jahrzehnte hinterher.

Eindrücklich erkennbar ist dies an einem Vorfall, den Napoleon Bonaparte (1769–1821) 1809 in Wien erlebte.[130] Bei einer juckenden Flechte am Hals ließ er den Leibarzt seiner zweiten Gattin, den damals berühmten Johann Peter Frank (1745–1821) kommen, der dringend von einer Behandlung abriet. Gefangen im Denken der Säftelehre fürchtete er, dass Kranke wahnsinnig werden könnten, wenn man die Flechte vertriebe. Als kurz darauf Napoleons eigener Leibarzt Jean-Nicolas Corvisart (1755–1821) aus Paris eintraf, war dieser konsterniert, wegen so einer Lappalie geholt worden zu sein. Mit einer Schwefelsalbe hatte er Napoleon wenige Tage später wiederhergestellt.

Die Zeit war überreif für ein Umdenken. Schon seit Jahrhunderten traktierten gelehrte Ärzte und Quacksalber ihre Patienten mit Giften und dem Entzug von Körperflüssigkeiten, als wäre Gesundheit herzustellen, wenn man Symptome unterdrückt und neue Krankheitserscheinungen erzeugt. Seit mit dem Sturm der Französischen Revolution 1789 nicht nur Perücken, sondern oft die zugehörigen Köpfe davongeschleudert wurden, sickerte das Aufbegehren über Frankreich hinaus in die Fugen gesellschaftlicher Strukturen und Konventionen. Obwohl feudale Verhältnisse vorerst bestehen blieben, erreichte der soziale Sprengstoff auch die Medizin. Einigen Ärzten platzte im letzten Jahrzehnt des 18. Jahrhunderts der Kragen.

Ein scharfer Schuss zur rechten Zeit ...

Das wackelige Gebäude der Säftelehre und ihre Behandlungsnormen wurden endlich offen infrage gestellt. Dies belegt eine »Bilanz über den Zustand der Medizin« des Jenaer Professors Christian Gottfried Gruner (1744–1815) von 1792: »(...) so sind wir (...) so weit vorgerückt, daß der Anfänger nicht mehr weiß, was er ohne Gefahr des Irthums anzunehmen und glauben soll. Der Praktiker schwankt (...) am Krankenbette hin und her, und der Kranke, hinblickend auf die skeptischen Gesichter und Mienen der berathschlagenden Aerzte, ruft mit beklommenem Herzen aus: Ach, wie ungewiß ist die Kunst. (...) Das ganze System der Medizin ist am Ende des Jahrhunderts ungewisser und zweifelhafter, als jemals.«[131] Gruner, selbst Leibarzt des Coburger Herzogs, wünschte sich als Perückenträger die vorrevolutionäre Friedhofsruhe zurück. Aber dazu sollte es nicht mehr kommen. Die Dämme der Denkverbote waren längst aufgeweicht. 1793 taucht erstmals der Begriff »Evidenz« in einem medizinischen Aufsatz des schottischen Arztes und Chemikers George Fordyce (1736–1802) auf.[132]

Kurz darauf erschienen drei Schriften, die eine Medizin ohne weitere Beschädigung Kranker entwarfen. Das Buch *Die Kunst, das menschliche Leben zu verlängern* von Christoph Wilhelm Hufeland (1762–1836) hatte sogar Publikumserfolg. Die anderen beiden brachten ihren Urhebern erwartungsgemäß keine Anerkennung. Samuel Hahnemanns (1755–1843) *Versuch über ein neues Prinzip zur Auffindung der Heilkräfte der Arzneisubstanzen* skizzierte 1796 sein homöopathisches Krankheitsverständnis.[133] Johann Benjamin Erhard (1766–1827) konnte seine Radikalkritik nur anonym platzieren.

Erhards Frontalangriff auf seinen Berufsstand erreichte im tonangebenden Gesellschaftsblatt *Neuer teutscher Merkur* die bürgerlichen Wohnzimmer und adeligen Salons der oberen Zweitausend in der deutschen Kleinstaaterei. Die Gesprächspartner seines fiktiven Dialogs führten aus, dass der Medizin jegliche Kenntnisse über die Vorgänge im Körper und ein Verständnis von Krankheiten fehlten. Diagnosen seien nur Namen. Symptome entsprächen keinen Krankheiten. Die gesamte Liste der Heilmittel sei eine »Rümpelkammer«. Die Medizin hätte der Philosophie nur voraus, »dass sie öfter reich macht. (...) Diesen Vortheil haben aber Wucher und Betrug mit ihr gemein.«[134]

Schweres Geschütz. Dabei hatte der anonyme Autor seine Figuren noch nicht einmal über die Schäden und Toten durch die Entleerungsbehandlungen herziehen lassen. Die Ärzteschaft war in Aufruhr und forderte vom Verleger des Gesellschaftsblattes, den Autor preiszugeben. Der aber hielt dicht. Erhard wurde aus der Medizingeschichte gestrichen, seine Kritik verhallte. Aber die aufgeklärten Kreise waren alarmiert und unterwarfen sich nicht mehr blind den Rosskuren der Schulmediziner.

Ein skurriles Intermezzo

Der Zweifel am Nutzen der Schulmedizin war gesät und sollte schnell Blüten treiben. Die Homöopathie und der sogenannte Brownianismus standen bereit, um den Vampirismus der Säftelehre zu beenden. Zwar war die Krankheitstheorie von John Brown (1735–88) in seiner Heimat Großbritannien unbeachtet geblieben und er längst unter der Erde, aber sein Denkgebäude wirbelte zwischen 1795 und 1810 die deutsche Schulmedizin mächtig durcheinander. Das Aderlassköfferchen blieb schon jetzt häufiger geschlossen.

Browns umfassende Erklärung für Entstehung und Behandlung aller Krankheiten war so einfach wie unzutreffend. Bei Gesundheit seien äußere Reize und Erregbarkeit ausbalanciert, bei Krankheiten bestünde ein Missverhältnis zwischen der Erregbarkeit des Individuums und den äußeren Reizen. Auf Basis der von Francis Glisson (1597–1677) aufgestellten Theorie der »Irritabilität« tierischer Gewebe und der um 1750 von Albrecht von Haller nachgewiesenen Erregbarkeit von Nerven- und Muskelgewebe hatte bereits Browns Lehrer William Cullen (1712–90) eine »nervöse Kraft« zur Grunderscheinung des Lebens erklärt. Brown nannte diese Kraft »Inzitabilität« und machte sie zum Kern seiner Lehre. Krankheiten wären entweder auf einen Überfluss von Reizen beziehungsweise eine Übererregbarkeit (»sthenische« Krankheiten) oder auf einen Mangel an Reizen beziehungsweise eine Untererregbarkeit (»asthenische« Krankheiten) zurückzuführen.

Da die große Mehrzahl der Krankheiten auf einer mangelnden Erregbarkeit beruhe, seien vorrangig stimulierende Maßnahmen angesagt. Sein Portfolio beinhaltete als Allzweckwaffen vor allem Alkohol und Opium. Beides hatte ihn selbst vorzeitig unter die Erde gebracht. Der Schlüssel zum Erfolg der Brown'schen Irrlehre in deutschen Landen war der Wunsch, die Entleerungstherapien zu überwinden – und vielleicht auch eine Affinität zu Suchtmitteln ... Die Wortführer, allen voran Andreas Röschlaub (1768–1835), übernahmen unkritisch das spekulative Gedankengebäude. Offensichtliche Widersprüche wurden weggeredet. Röschlaub generierte notgedrungen eine eigene Form des Brownianismus.

Der Zulauf Kranker zur neuen Heilslehre war enorm. Hatte doch die Säftelehre nichts zu bieten als den Entzug von Blut, Schleim, Magen- und Darmflüssigkeiten. Neben dem Allgemeinen Krankenhaus in Wien, der größten Klinik Europas, wurde eine neu errichtete Anstalt im beschaulichen Bamberg zum Mekka der Brownianer: »(...) in dem von allen Gegenden Deutschlands, wie auch vom Auslande, insbesondere von Rußland, Frankreich und Dänemark Zöglinge herbeiströmten, um sich mit dem Systeme des Brownianismus zu befreunden, welches in dem Bamberger Krankenhause den höchsten Culminationspunkt seiner Ausbildung erreicht hatte.«[135] Röschlaub und der umtriebige ärztliche Leiter Adalbert Marcus machten die neue Klinik in kürzester Zeit zum Sehnsuchtsort für Kranke. Der Jenaer Professor Hufeland beklagte, dass seine Studenten »haufenweise nach Wien und Bamberg eilen« würden, um sich dem »verderblichen Brownianismus« hinzugeben.[136]

Der »Dichterfürst« Goethe und die Philosophen Schlegel und Schelling bestanden auf den neumodischen Behandlungen. Selbst Hufeland sah sich immer wieder gezwungen, Patienten nach Bamberg zu verweisen oder seine Prinzipien aufzugeben. Als er die Jenaer Literatin Caroline Schlegel mit traditioneller Medizin »anfangs Antibrownsch behandelt« hatte und sich ihr Zustand zusehends verschlechterte, »hat Schelling (Lebensgefährte und späterer Ehemann; Anm. d. Autors) Hufeland so eingeheizt, daß er endlich nachgab und flüchtige Reizmittel und unausgesetzte Stärkungen als China, ungarischen Wein, nährende Cremen, und starke Bouillon nehmen liess, und siehe da es geschehen Wunder vor unseren Augen«.[137]

Der Glaube an den therapeutisch wirksamen Entzug von Körperflüssigkeiten war grundlegend erschüttert und der Aderlass jetzt auch in Deutschland angezählt. Christoph Wilhelm Hufeland, der später nicht nur Leibarzt des preußischen Königs war, sondern daneben als erster Arzt der Charité fungierte, musste sich immer wieder anhören, dass man dort in seiner Abwesenheit »während eines ganzen Jahres kein einziges Mal Ader gelassen habe«.[138]

Die Realität in der Bamberger Klinik war allerdings ernüchternd und schockierend, wie der Nachfolger von Adalbert Marcus enthüllt: »Bei der Entstehung des Krankenhauses war die Heilmethode größtentheils auf die Grundsätze der Humoralpathologie gestützt, daher damals in einem Monate mehr Brech- und Abführungsmittel verbraucht wurden, wie in dem späteren Zeitraume in einem Jahre. Vom Jahre 1799 bis gegen das Jahr 1804 wurden die Heilmethoden den Grundsätzen der Brown'schen Schule angepasst, und jetzt sah man Opium, Naphtha (Erdöl; Anm. d. Autors), Serpentaria (Drachenwurz; Anm. d. Autors), Balsamus vitae (Weingeist mit Duftölen; Anm. d. Autors) und dgl. in einer solchen Quantität verordnen, die an das Unglaubliche grenzen möchte.«[139]

Das Scheitern brownianischer Behandlungen zeichnete sich schon einige Jahre früher ab. Offiziell eingestanden hat dies Andreas Röschlaub aber erst ab 1809. Der inzwischen ordentliche Professor an der medizinischen Fakultät zu Landshut schrieb an seinen Widersacher Hufeland insgesamt acht Briefe, in denen er seine Fehleinschätzungen zugab.[140] Dennoch verschwand der Brownianismus nicht wie ein böser Spuk – plötzlich und folgenlos. Das so inflationär und unkritisch eingesetzte Opium blieb Allzweckwaffe der Ärzte und sorgte weiterhin für mehr Schäden als Nutzen. Schon um 1830 wurde ein Drittel aller Vergiftungsfälle auf Opiate zurückgeführt.[141]

Noch in einem Handbuch Mitte des 19. Jahrhunderts finden sich Brown'sche Krankheitsbegriffe und folgender Eintrag: »Giebt man das Opium beim sthenischen Delirium tremens, so wird man nach mittelmäßigen Dosen die Kranken immer aufgeregter werden sehen, und es bedarf einer sehr großen Menge Opium, um die Kranken zum Schlaf zu bringen. Dass aber ein solcher erzwungener Schlaf kein wohlthätiger sein kann, versteht sich von selbst, und man darf sich nicht darüber wundern, den Kranken nach einer solchen Behandlung in Sopor und ewigem Schlaf versinken zu sehen.«[142] Bis heute sind »sthenisch« und »asthenisch« Adjektive im psychiatrischen Jargon …

John Brown war beileibe nicht der einzige Scharlatan im 18. Jahrhundert. Seine Lehre zeigte, dass man kein unakademischer Quacksalber sein musste, um Irrlehren und unsinnige Therapien zu verbreiten. Der bekannteste Quacksalber in England war Joshua Ward (1685–1761), dessen bunte Pillen mit reichlich giftigem Antimon bis heute auf der Insel sprichwörtlich sind. Aus Österreich nach Paris kam Franz Anton Mesmer (1734–1815) und magnetisierte seine Klienten gesund. Überall in Europa faszinierte Giuseppe Balsamo alias Graf Cagliostro (1743–95) ein meist zahlungskräftiges Publikum, dem er neben alchemistischen Dienstleistungen fläschchenweise zehn zusätzliche Lebensjahre verkaufte.[143] Vor diesem Hintergrund fanden sachdienliche Hinweise zu wirksamen Therapeutika schwer Gehör. So schaffte es das seit der Antike bekannte Zellgift Colchicin aus der Herbstzeitlose nach seiner Wiederentdeckung um 1750 jahrzehntelang nicht in die Ärztetaschen, obwohl es das einzig wirksame Medikament bei der Gicht war.[144]

Und noch ein Intermezzo, das zum Dauerbrenner wurde

Der streitbare sächsische Arzt Samuel Hahnemann verursachte mit seiner neuen homöopathischen Krankheits- und Behandlungslehre zunächst keinen Aufruhr. Seine Theorie legte aber Feuer an die Grundfesten der Schulmedizin. Heilen könne ein Medikament erstens nur, wenn es ähnliche Symptome wie die Krankheit hervorrufe, und zweitens sei die Wirkung umso stärker, je verdünnter es gegeben werde. Es käme nur darauf an, die Selbstheilung zu aktivieren. Um wirksam zu sein, sollte die Stimulation mit möglichst reinen Substanzen erfolgen.

Kaum weniger luftig als Browns Theorie, sollte Hahnemanns Glut allerdings bis heute nicht mehr gelöscht werden können. Sein Gedankengebäude entstand während der Übersetzung der Arzneimittellehre des schottischen Arztes und Chemikers William Cullen (1712–90). Aus Frustration über die Behandlungsschäden der Säftelehre hatte Hahnemann zu dieser Zeit seine ärztliche Tätigkeit für einige Jahre eingestellt.

Das Prinzip, Krankheiten mit Mitteln zu heilen, die ähnliche Symptome erzeugen, war keineswegs neu. Bereits ca. 1000 v. u. Z. gibt es in Indien Verweise darauf, dass man mit Substanzen heilen wollte, die den Symptomen in bestimmten Eigenschaften ähnelten. Im Alten Ägypten kamen bei Knochenbrüchen Straußeneierschalen oder gegen graue Haare gekochte graue Mäuse zum Einsatz. Selbst den Hippokratikern war das Ähnlichkeitsprinzip nicht fremd, und in christlichen Schriften stand zu lesen: »Die Heiligen heilen üblicherweise nicht Gegensätzliches mit Gegensätzlichem, sondern Ähnliches mit Ähnlichem.«[145] Auch Paracelsus war überzeugt, dass »nie eine heisse Krankheit mit Kaltem, nie eine kalte mit Heissem geheilt worden« sei.

Der belesene und polyglotte Hahnemann, der zwei Jahre lang die umfangreiche Bibliothek eines Barons in Siebenbürgen betreut hatte, muss diese Zeugnisse ebenso wie ein alchemistisches Traktat von 1771 gekannt haben, in dem eine Kräftevermehrung durch Verdünnungen in Zehnerstufen beschrieben ist.[146] Dennoch verkündete er wenige Jahre später, dass er »der erste zu seyn scheint, welcher diese grosse, unerhörte Entdeckung machte, dass die Kraft der Arznei-Stoffe (...) durch vielmaliges Schütteln (...) so sehr an intensiver Arzneikraft zunehmen«.[147] Dazu gehörten in hoher Verdünnung Hochgiftiges wie Belladonna, Arsen und Quecksilber sowie Körpersekrete Erkrankter, sogenannte Nosoden.

Trotz der bis heute fehlenden Evidenzbasierung seiner Lehre haben Hahnemanns Name und seine Homöopathie überdauert. Laien- und Ärztevereine sowie spezialisierte Apotheken sorgten für Verbreitung. Auf den Britischen Inseln gilt er allerdings bis heute als einer der vielen Quacksalber seiner Zeit. Erfolg hat nicht unbedingt, wer tatsächlich recht hat. Sein Ruf als Heiler steigerte sich allein dadurch, dass er mit seinem Vorgehen keine Behandlungsschäden verursachte.

Bei den Typhus- und Choleraepidemien in Großstädten verstarb unter homöopathischen Therapien nur ein Bruchteil der Patienten verglichen mit den schulmedizinisch Behandelten, von denen nur etwa jeder zweite überlebte.[148] Ursächlich war wohl, dass homöopathisch behandelte Patienten trinken durften und nicht durch Abführmittel und Aderlässe noch weiter dehydriert wurden. Ein Wasserdampfdestillat des Kampferbaumholzes, das Hahnemann auf praktisch null verdünnt hatte, kann die Therapieerfolge nicht erkären.[149]

Als Hahnemann bei der Cholera noch den Gedanken aufbrachte, dass die Ursache ein »unseren Sinnen entfliehendes lebendes Wesen menschenmörderischer Art« sein könnte, setzten Apotheker und Ärzteschaft eine Pressezensur für ihn und ein Verbot seines Büchleins über die Behandlung der Cholera durch.[150] Der Begriff »Schulmedizin« wurde erst von Hahnemann als Abwertung der akademischen Medizin ins Spiel gebracht und war seither aus den Köpfen nicht mehr zu vertreiben.

Seine Kritik blieb nicht folgenlos. Einige Universitätsprofessoren rückten von den traditionellen Prinzipien ab. Christoph Wilhelm Hufeland integrierte homöopathische Überzeugungen: Symptome einer Krankheit seien Heilungsreaktionen, die man nicht unterdrücken und wenn nötig verstärken sollte. Allerdings stand Hufeland einer Medikamentenverdünnung immer kritisch gegenüber und verwarf die Entleerungstherapien nie völlig. Die immer stärkere Manie Hahnemanns, Medikamente so weit zu verdünnen, bis sich kein Molekül der Wirksubstanz in der Lösung befand, führte schließlich zum Bruch zwischen beiden.

Anderswo durchsuchte man die Toten

Während in Deutschland die Heilkunde von wolkigen Theorien umhergetrieben wurde, machte man anderswo Nägel mit Köpfen. Krankheitssymptome wurden in den neuen Kliniken systematisch mit Obduktionsbefunden korreliert. Eine der Leitfiguren der nach der Französischen Revolution dominierenden Pariser Schule konnte sich rühmen, in fünf Jahren 25 000 Fälle gesehen zu haben.[151] Die Guillotinen der Volkstribunale lieferten reichlich »Rohstoff«! Objektivierbare Befunde und unmissverständliche Krankheitszeichen bekamen den Vorrang vor subjektiven Schilderungen von Symptomen.

Durch die Erkenntnisse an den Toten entstand eine neue Transparenz Kranker. Hinter den Befunden traten die inneren Prozesse zutage. Gleichartige Gewebeveränderungen in verschiedenen Organen wurden zu Krankheitsgruppen zusammengefasst und erhielten einheitliche Namensendungen: -ose, -itis, -rhoe.[152] Paris wurde nach dem Ende des revolutionären Terrors zum Pilgerort für Medizinstudenten aus aller Welt. In England griff Matthew Baillie (1761–1823) dieses Denken auf und entwickelte heute noch gültige Charakterisierungen von Krankheiten.

Der früh verstorbene französische Arzt Marie François Xavier Bichat (1771–1802) ging noch einen Schritt weiter. Nach mehr als 600 Autopsien in zwei Jahren – er soll selbst in den Obduktionsräumen gelebt und geschlafen haben – hatte er 21 verschiedene Gewebe ausgemacht, in denen sich Krankheiten unabhängig von einer Organzuordnung abspielten: ganz passend zu heutigen Erkenntnissen, dass viele Krankheiten auf Gewebeveränderungen der Faszien, des Nerven- oder Bindegewebes beruhen. Allerdings verzichtete auch er immer noch auf ein Mikroskop, das er für eine »Maschine des Irrtums« hielt.[153]

Lange vor Rudolf Virchows *Cellularpathologie* gab es also das Konzept der Gewebepathologie. Bichat war der Erste, der klar formulierte, dass man »zwanzig Jahre lang von Morgen bis zum Abend am Bett der Kranken Notizen über die Störungen des Herzens, der Lungen, des Magens machen« kann, aber nur »unzusammenhängende Phänomene« dargeboten bekommt. Erst wenn man Leichen öffnet, »weicht die Nacht des Lebendigen vor der Helligkeit des Todes«.[154]

In deutschen Landen dauerte es bis in die 1820er Jahre, bevor verstorbene Patienten seziert wurden, um die Richtigkeit der am Krankenbett gestellten Diagnosen zu überprüfen. Es war vor allem der Röschlaub-Schüler Johann Lukas Schönlein (1793–1864), der die neuen diagnostischen Methoden übernahm und naturphilosophische Spekulationen über Krankheiten beendete. Statt der Farb- und Geschmacksprüfung des Urins führte er Blut- und Urinanalysen ein, wie sie der englische Chemiker William Cruikshank (1745–1800) mit Reagenzien einige Jahrzehnte früher schon vorgenommen hatte. Als einer der Ersten benutzte er wieder das Mikroskop. Er unterrichtete in deutscher Sprache und etablierte die bereits von seinem Lehrer konzipierte Ausbildung mit gegenseitiger Kontrolle von jeweils zwei Studenten. Auf ihn gehen die Bezeichnungen »Tuberkulose« und »Hämophilie« (Bluterkrankheit) zurück.

Jetzt wurden auch statistische Methoden angewendet, da in Kliniken meist mehrere Patienten mit dem gleichen Krankheitsbild zur Verfügung standen. Vieles entpuppte sich zwar als mathematisch fehlerhaft, aber man versuchte wenigstens, nicht länger mit subjektiven Wahrnehmungen von Einzelfall zu Einzelfall zu irrlichtern. Die großen Kliniken wurden zu den Kathedralen der neuen Medizin. Die Laboratorien zu deren Heiligtümern. Zahlenwerte begannen unmittelbare Sinneseindrücke zu verdrängen. Die Zentren in Wien, Berlin und London vollzogen die Pariser Entwicklung nach. In diesen Kathedralen stürzte man sich jetzt noch offiziell auf die menschliche Seele. 1808 prägte Johann Christian Reil (1759–1813) den Begriff »Psychiatrie«, die sich im ersten Jahrhundert ihrer Existenz ausschließlich auf stationäre Patienten mit psychischen Auffälligkeiten beschränkte und nicht nach deren Ursachen forschte.

Bei Aufnahme Tod

Allerdings nützten die Obduktionserkenntnisse vorerst keinem Kranken. Die korrekte Diagnose Lebender führte weder zu heilsameren Operationen noch spezifisch wirksamen Medikamenten. Ganz im Gegenteil, die täglichen Sektionen Verstorbener verwandelten die immer größeren Kliniken ohne die gebotene Hygiene in »lebende Gräber«.[155] Die in den Leichen angetroffenen Krankheitserreger wurden im geschlossenen Milieu der Kliniken zu Quellen neuer Infektionen. 10 bis 20 Prozent der Klinikinsassen starben. Die Diagnosen der Obduktionen sprechen Bände: »Krankenhausfieber«, »Kindbettfieber«, »Hospitalbrand«.[156] Provisorisch in im Bau befindlichen Schlachthäusern eingerichtete französische Lazarette hatten 1813/14 nur eine halb so hohe Sterblichkeit wie die regulären Pariser Spitäler.[157] Die räumliche Nähe der neuen Kliniken zu den Stadtfriedhöfen kam nicht von ungefähr.

Hygienische Verhältnisse und Unkenntnis über das Infektionsrisiko waren erschreckend. Kurz nach 1800 berichtete der österreichische Arzt Joseph Frank (1771–1842) von einer Klinikvisite durch Europa, dass sich in Pariser Spitälern zwar nicht mehr vier bis sechs Kranke *ein*(!) Bett teilen müssten, aber doch immer noch in einigen Betten zwei Patienten lagen.[158] Pflegepersonal beklagte, dass Katzen, die durch die Krankensäle streiften, bald Fieber bekämen und verendeten. Trotz generell besserer Verhältnisse in englischen und deutschen Kliniken prangerte sein Wiener Kollege Joseph Dietl (1804–78) ein halbes Jahrhundert später vielerorts wiederum hygienische Mängel an.[159] Matratzen statt Strohsäcken, ein klein wenig Privatsphäre oder verstellbare Bettoberteile fand er nur im reichen England vor. Selbst in der preußischen Vorzeigeklinik Charité kam es noch 1893 zu einem Eklat wegen überfüllter Krankensäle mit bis zu 18 Betten und prekären sanitären Verhältnissen. Einige Krankenkassen verweigerten deswegen eine Kostenübernahme.[160]

Augenfällige Behandlungsschäden wurden verdrängt und die Operationstätigkeit ohne A- und Antisepsis ausgeweitet. Große Operationen wie Entfernungen von Schilddrüse, Dickdarm oder Gebärmutter hielten überall Einzug. Joseph Dietl beklagte bei einer Inspektion von Spitälern des Habsburgerreiches: »Unter den chirurgischen Kranken beobachtet man mehrere, an denen kühne Operationen vollzogen wurden. Fast bedünkt es uns, dass hier die Operationen mehr den Operierenden als den Operierten zu Liebe geschehen, und dass eine allzu große Operationslust die Zahl der Operationen vervielfältige.«[161]

Zu allem Überfluss gerieten jetzt Bluttransfusionen wieder stärker in den Fokus der Ärzte, ohne dass detaillierte Kenntnisse über Zusammensetzung und Eigenschaften des Blutes bestanden. Ein Zitat aus einer zeitgenössischen Publikation zeigt, wie hartgesotten der Berufsstand war: »Die Transfusion ist einer der sichersten chirurgischen Eingriffe. Die Sterberate liegt bei einem von drei Patienten. Damit ist sie noch niedriger als nach der Behandlung von Eingeweidebrüchen und entspricht etwa der Sterberate von Amputationen.«[162] Diese Aussage belegt die hohen Sterblichkeiten, nachdem Ärzte die Handwerkschirurgen verdrängt hatten. Die angeblich erste Transfusion von menschlichem Blut gleich mehrerer zufällig anwesender Spender beförderte 1818 in London den mutmaßlichen Krebspatienten noch schneller ins Jenseits.[163] 1825 transfundierte derselbe englische Geburtshelfer einer ausgebluteten Frau im Wochenbett Blut von ihrem Ehemann als Volumenersatz – mit viel Glück angeblich erfolgreich.[164]

Trotz der zahlreichen »Zwischenfälle« verzichtete die Ärzteschaft erst zum Ende des 19. Jahrhunderts auf Bluttransfusionen. Schafsblut erfreute sich bis dahin in den Lazaretten während der zahlreichen europäischen Kriege großer Beliebtheit. Laut preußischer Dienstvorschrift von 1870/71 sollten Sanitätssoldaten Lämmer mit freigelegter Halsschlagader als lebende Blutkonserven auf ihren Tornistern mitführen, damit in der Schlacht umgehend mit einer Blutübertragung begonnen werden konnte.[165] In Vergessenheit geraten ist dagegen, dass der deutsche Chirurg Friedrich von Esmarch (1823–1908) noch vor der Entdeckung der Blutgruppen die erste vertretbare Bluttransfusion, nämlich die von Eigenblut durchführte: Bei einer großen Beckenoperation leitete er dem Patienten einen Teil des Blutverlustes zurück.[166]

Dabei war den Statistiken des Arztes und Journalisten Franz Gesellius (1840–1900) und des Greifswalder Physiologen Leonard Landois (1837–1902) zu entnehmen, dass fast die Hälfte der Transfusionen tierischen oder menschlichen Blutes tödlich verlief.[167, 168] Landois zeigte die Verklumpung und Auflösung roter Blutkörperchen beim Kontakt mit unpassendem Fremdblut. Bevor man bei Blutverlusten Kochsalzlösung infundierte, die bereits bei der Choleraepidemie von 1831 erfolgreich erprobt wurde,[169] experimentierte man noch mit Ziegen- und Kuhmilch als Blutersatz ... 1883 hielt schließlich der preußische Militärchirurg Richard von Volkmann (1830–89) die Leichenrede für dieses Himmelfahrtskommando: »Zur Übertragung von Schafsblut gehören drei Schafe: eines, dem man das Blut entnimmt, ein zweites, das es sich übertragen lässt und ein drittes, das die Übertragung durchführt.«[170]

Die verheerende Bilanz der Schulmedizin verschlechterte sich weiter, da Ärzte seit dem 18. Jahrhundert die Geburtshilfe für sich beanspruchten und immer mehr Geburten in Kliniken erfolgten. Trotz der Kausalität geburtlicher Wundinfektionen mit ärztlichen Manipulationen vertuschte man in der Diagnose »Kindbettfieber« bis ins 20. Jahrhundert deren Verursacher. Ein Brief des Weimarer Herzogs Carl August (1757–1828) an seine Mutter lässt erkennen, dass die Oberschicht nicht verschont blieb. Maßgeblich durch die Geburtshilfe von Hofrat Stark »entstanden ungeheure Schmerzen und ein sehr starker Blutverlust. Meine Frau hat abscheulich gelitten und war in sehr grosser Gefahr.«[171] Das Kind verstarb an den Folgen einer Hirnblutung.

Im Wiener Allgemeinen Krankenhaus, in dem ab 1829 Entbindungen im Wechsel auf Hebammenstationen oder Ärzteabteilungen erfolgten, hätte man lange vor den Anklagen eines Ignaz Semmelweis (1818–65) auch ohne Bakteriennachweis den Zusammenhang mit dem ärztlichen Handeln erkennen müssen.[172] Der Wiener Skandal ging in die Medizingeschichte ein. Das »Kindbettfieber« grassierte aber nicht nur in Wien, sondern überall, da die Sektionen Verstorbener von behandelnden Ärzten vorgenommen wurden.

Hautkrankheiten wurden gemäß der Säftelehre weiterhin ausschließlich als reinigendes Symptom einer inneren Erkrankung angesehen. Ihre Behandlung galt daher bis zur Mitte des 19. Jahrhunderts als Kunstfehler, der den Zustand des Kranken verschlechtern könne. Umgekehrt war man der Meinung, dass eine innere Krankheit kuriert werden könne, wenn man eine Hautkrankheit erzeugt. Dieses Denken führte sogar dazu, dass die Inokulation (»Animpfen«, vgl. S. 291) von Krätzemilben jahrzehntelang anerkannte schulmedizinische Behandlung war! Selbst Napoleon Bonaparte wäre trotz seiner jahrelangen Krätzeerkrankung fast noch Opfer dieser Therapie geworden ...[173]

Wie es Mitte des 19. Jahrhunderts um das Ansehen der Ärzte in der Gesellschaft aussah, spiegeln Literatur und Karikaturen wider. 1836 schrieb der Arzt Georg Büchner (1813–1837) seinen *Woyzeck*. Der darin auftretende Mediziner ist eine skrupellose Person, für den andere Menschen lediglich Versuchsobjekte sind und den es befriedigt, von ihm Abhängigen mit Diagnosen in lateinischem Kauderwelsch Angst einzujagen: eine unverhohlene Anspielung auf die seit dem Beginn des Jahrhunderts um sich greifende experimentelle Physiologie, die ohne Betäubung grausamste Experimente an Lebenden vornahm.

Die Karikaturisten dieser Zeit – allen voran der Franzose Honoré Daumier (1808–1879), die Engländer Thomas Rowlandson (1756–1827) oder James Gillray (1757–1815) – zeichnen einen von Arroganz und Menschenverachtung geprägten Berufsstand, dessen Ignoranz in groteskem Gegensatz zu seinen Fähigkeiten und den gesellschaftlichen Herausforderungen stand. Wie genau diese Kulturschaffenden den Kern trafen, belegt die Bilanz von Christoph Wilhelm Hufeland. Von 273 Behandlungen, die ihm bekannt waren, hielt er nur drei für wirksam: Aderlass, Opium und Brechmittel.[174]

Der Offenbarungseid

Mit der in die Medizin einsickernden Statistik kamen ernüchternde Zahlen auf den Tisch. Bei Lungenentzündungen verlängerte sich die Krankheitsdauer um sieben Tage und die Sterblichkeit verdreifachte sich, wenn man Aderlässe durchführte oder Brechmittel verabreichte.[175] Da auch die Medikationen der Brownianer und die Homöopathie keine objektivierbaren Erfolge verbuchen konnten, verbreitete sich unter kritisch-innovativen Ärzten eine therapeutische Enthaltsamkeit.[176] Eine Gruppe Wiener Schulmediziner machte Mitte des Jahrhunderts aus dem Versagen kein Hehl mehr. Für Joseph Dietl (1804–78), der später einen Lehrstuhl in Krakau innehatte, setzte jeder Therapieversuch voraus, dass es vorher eine Diagnose gab und eine Behandlung mehr versprach als die Selbstheilung.[177] Ansonsten bestünde die Gefahr, den Spontanverlauf einer Krankheit zu verschlechtern.

In der Medizingeschichte wird diese Zeit zwischen der Gründung der ersten großen Kliniken und der allmählichen Wiedereinführung der Antisepsis ein Jahrhundert später meist verdrängt. Allenfalls fallen in Verbindung mit Wien und Paris verschämt die Begriffe »medizinischer Nihilismus« oder »Skeptizismus«. Das Versagen der hippokratischen Lehren bei steigenden Krankheitszahlen durch Industrialisierung und Verstädterung konnte aber nur den verblendetsten Lehrstuhlinhabern verborgen bleiben. Es war nicht nur die Ignoranz gegenüber bakteriellen Krankheitserregern. Eiter galt immer noch als heilsam und wurde bei schlecht heilenden Wunden und Knochenbrüchen vorsätzlich durch unsterile Fäden und Bänder (sogenannte Eiterbänder) provoziert! Ärzte diskutierten ernsthaft, ob bei Fieberkrankheiten Aderlässe besser herznah oder herzfern auszuführen wären, wie viel Blut Kranke verlieren müssten und wann der beste Zeitpunkt im Verlauf einer Erkrankung sei.

Das mit der steten Ausweitung der Behandlungen zunehmende medizinische Desaster wird gerne vernebelt, indem auf Entdeckungen physikalischer, chemischer und physiologischer Gesetzmäßigkeiten sowie mikroskopischer Strukturen verwiesen wird. Ohne die Leistungen zahlreicher

Personen kleinzureden: Nahezu nichts davon nützte einem Kranken! Was halfen Elektrophysiologie, der Energieerhaltungssatz oder die Zergliederung der Nahrung in Kohlenhydrate, Proteine und Fette? Im Gegenteil: Naturwissenschaftlicher Fortschrittsglaube befeuerte grausame Tier- und unsinnige Therapieversuche, die man besser unterlassen hätte. Als Symbolfigur kann der französische Experimentalphysiologe Claude Bernard (1813–78) gelten, nach dem noch immer eine Klinik im 18. Pariser Arrondissement benannt ist. Wie wohl keinem anderen war ihm jeder Respekt vor lebenden Kreaturen verloren gegangen.

Die Ärzte wechseln ihre Insignien

Technisch längst überfällige Gerätschaften, die die Untersuchung Kranker verbesserten, konnten den Offenbarungseid der Ärzteschaft nicht mehr abwenden: das Stethoskop 1816, der Perkussionshammer 1826, das Fieberthermometer 1851, die Injektionsspritze 1853 oder indirekte Blutdruckmessungen ab 1854. Messwerte statt subjektiver Eindrücke waren angesagt. Was aber fehlte, war der Setzkasten für eine buchstabierbare Diagnose.

Wie unser heutiges Wissen zeigt, sind die mit diesen Gerätschaften erhobenen Daten für Ursache, Behandlung und Prognose eines Krankheitszustandes wenig aussagekräftig. Die vermeintliche Kunst des Abhörens und Abklopfens mit all ihren Stilisierungen war nicht besser als Galens Pulsdiagnostik. Wenn das Stethoskop in Form der um den Hals geschlungenen Schlauchvariante und der Perkussionshammer bis heute zu den Insignien der Ärzte gehören, dann sind sie genauso aus der Zeit gefallen wie das Aderlassköfferchen damals.

Ungeachtet aller bahnbrechenden Erkenntnisse seiner Pariser Kollegen beförderte der französische Militärarzt François-Joseph-Victor Broussais (1772–1838) allerdings den vermeintlich hilfreichen Blutzoll noch einmal in neue Höhen. Von 1820 bis 1833 stieg der jährliche Import von Blutegeln auf unglaubliche 41,6 Millionen![178] Es wurden sogar

Vorrichtungen erfunden, die die Aktivität der Blutegel nachahmten, weil der Bedarf nicht gedeckt werden konnte.[179] Und dies, obwohl man Blutegel bis zu fünfzigmal wiederverwertete.[180] Dabei war Ende des 18. Jahrhunderts endlich erkannt worden, dass nach Verletzungen der Ausgleich des verlorenen Blutvolumens überlebenswichtig ist.

Selbst eine völlig unsinnige Behandlungsmethode wie die Kauterisierung holte man wieder aus der ärztlichen Mottenkiste. René Théophile Laennec (1781–1826), der Erfinder des Stethoskops, setzte mangels wirksamer Therapien bei Tuberkulosekranken mit einem glühenden Kupferstab 12 bis 15 Verbrennungen auf der Brust.[181] Es war das letzte Aufzucken eines fehlgeleiteten Denkens. Allerdings sollte die Koagulation von Gewebe durch Hitze in Form der Elektrokauterisierung Anfang des 20. Jahrhunderts wieder in die Operationssäle der Welt einziehen und bis heute ihren festen Stellenwert für blutarmes Operieren behalten.

Die Injektions- und Aspirationsspritze mit Punktionskanüle, die noch mehr als das Stethoskop zum Berufswerkzeug von Ärzten avancierte, taucht erst jetzt in der Medizingeschichte auf. Zwar hatte schon Galen Spritzen erwähnt, und diese sind auch aus dem Mittelalter überliefert, aber sie dienten lediglich zum Absaugen von Flüssigkeiten oder für Spülungen. Spritzen zur Injektion von Flüssigkeiten in Gewebe und Gefäße waren neu.

Kurios dabei ist, dass anfänglich gar nicht beabsichtigt war, mit der Kombination aus Spritze und Kanüle Blut zu entnehmen, obwohl dies zum ärztlichen Alltagsgeschäft gehörte. Ärzte schlitzten bis um 1900 weiterhin Venen für den Aderlass mit einer Lanzette. Man wollte Morphium und Alkoholika um schmerzleitende Nervenendigungen infiltrieren oder Verödungsmittel in Gefäßerweiterungen (Aneurysmen, Krampfadern), Muttermale oder Bruchsäcke einspritzen.[182]

Die erste Injektionsspritze heutigen Typs mit Schiebemechanismus für den Kolben und scharfer Hohlnadel hat nicht der immer wieder genannte schottische Arzt Alexander Wood (1817–84) entworfen. Sie stammt vom Londoner Instrumentenmacher Daniel Ferguson und war für das Verätzen und Veröden krankhafter Veränderungen konzipiert.[183] Sein Gerät bestand aus einer Spritze mit gläsernem Kolben wie ein bereits 1841 vom amerikanischen Arzt Zophar Jayne (1802–61) in Illinois patentiertes Modell und einer scharf geschliffenen metallenen Hohlnadel, die am Kolben angeschraubt war.[184]

Die Innovation bestand in der noch relativ großkalibrigen Hohlnadel, die die Punktion kleiner Gefäße zuließ. Wood benützte diese Spritze ab 1853, um bei neuralgischen Schmerzen Morphinlösungen und sogar Sherry(!) unter die Haut (subkutan) zu injizieren.[185] Eine spätere Beschreibung dieser Morphininjektionen aus Deutschland lässt ahnen, wie es dabei zuging: »Keine Körperstelle, weder das Gesicht, noch die Umgebung der Augen blieb von Einstichen verschont.«[186] Woods »Erfindung« bestand lediglich darin, dass spätere Modelle einen graduierten Glaszylinder und eine dünnere Nadel bekamen.

Das vom Lyoner Arzt Charles Gabriel Pravaz (1791–1853) bereits ab 1841 benutzte, aber erst 1853 publizierte Einzelstück nutzte noch die Trokar-Technik (vgl. S. 218).[187] In der Glasspritze wurde ein Lederkolben durch ein Schraubengewinde bewegt. Der Pariser Chirurg Jules Béhier (1813–76) erkannte das Potenzial und injizierte sechs Jahre nach Pravaz' Tod damit ebenfalls Opiate subkutan. 1839 hatte bereits der New Yorker Arzt James Augustus Washington (1803–47) eine sogenannte Anel-Spritze (Spritze aus der Augenheilkunde) aus dem gleichen Grund zweckentfremdet. Er war mit dem bisherigen Einreiben von Morphium als Pulver in vorher verletzte Haut unzufrieden.[188]

Mit der Injektionsspritze im Arztkoffer nahm dann die schnelle systemische Wirkung von Medikamenten Fahrt auf. In Frankreich und Deutschland war jahrzehntelang »Pravaz« als Synonym für eine Spritze verbreitet. Eine Sterilisation der Injektionsspritzen nach jeder Verwendung stand noch lange nicht auf dem Programm, obwohl Spritzen ab 1869 auch aus Glas gefertigt wurden. Dieselbe Spritze wurde bedenkenlos für verschiedene Patienten verwendet, ohne überhaupt den Inhalt zu sehen, wenn der Spritzenzylinder aus Metall bestand.

Injektionen von Morphium ersetzten das Ritual des Aderlasses, um Patienten ruhigzustellen. Der Brownianismus war als Morphinismus wieder zurück. Der zu seiner Zeit berühmteste Internist Sir William Osler (1849–1919) adelte gar Opium als »Gottes Medizin«. Dem Opiatmissbrauch waren nun keine Grenzen mehr gesetzt.[189] Ab 1898 sollte versucht werden, mit dem Beelzebub Heroin® (griechisch: heros = Held!) den ärztlich befeuerten Teufel Morphium auszutreiben (vgl. S. 140).

Die Ferguson-Konstruktion wurde in Frankreich vom Instrumentenmacher Guillaume Amatus Lüer (1802–83) aufgegriffen. Dieser verzichtete auf den Schraubmechnismus zur Befestigung der Nadel und steckte die Kanüle einfach auf einen konischen Kolbenauslass. Ganz aus Glas wurden Lüers Spritzen 1897 sterilisierbar. Erst 1909 gab es mit dem Modell »Record« aus Glas und Metall der Berliner Instrumentenmacher Dewitt & Hertz Konkurrenz, mit dem man die Injektionslösung vollständig entleeren konnte. Beide Spritzentypen wurden bis in die 1980er Jahre parallel verwendet. Für die jeweils passenden Kanülen mussten so lange weltweit Adapter vorgehalten werden. Danach setzte sich das Lüer-Format durch.

Einwegspritzen aus Plastik wurden erst ab den 1960er Jahren zum Standard. Noch bei der Fußballweltmeisterschaft 1954 bekamen fast alle Spieler und der Trainer des deutschen Teams – die »Helden von Bern« – vom Mannschaftsarzt aus ein und derselben Spritze einen Vitamincocktail.[190] Nahezu alle litten danach an einer Hepatitis. Mindestens ein Spieler (möglicherweise sogar drei) verstarb später an einer Leberzirrhose.

Die Säfte trocknen aus

In Deutschland wird das Ende der Säftelehre mit Rudolf Virchows (1821–1902) *Cellularpathologie* von 1858 als Beginn der modernen Medizin gefeiert. Virchow wiederholte darin allerdings nur die Erkenntnisse von Morgagni und anderen, dass nicht ein Ungleichgewicht von Körpersäften, sondern die gestörte Funktion von Zellen in den verschiedenen Organen für Krankheit verantwortlich sei. Die deutschen Vordenker, deren Ergebnisse er benutzte, verschwieg er. Erkenntnisse, dass

Mikroorganismen für die Entstehung von Krankheiten eine Rolle spielen, ignorierte er.

Der Aufbau aller Tiere und Pflanzen aus Zellen war schon 1839 von Theodor Schwann (1810–82) und Matthias Schleiden (1804–81) zu Papier gebracht worden. Die Vermehrung von Tumor- und Embryonalzellen durch die Teilung des Zellkerns hatten der Charité-Mitarbeiter Robert Remak (1815–65) und der Pathologe Friedrich Günzburg in Aufsätzen 1842 beziehungsweise 1852 beschrieben. Virchows Theorie »Jede Zelle entsteht aus einer Zelle« war alles andere als neu. Die fundamentalen Vorgänge der Entzündung als universeller Heilungsreaktion erkannte erst sein Schüler Julius Friedrich Cohnheim (1839–84) im Jahr 1873.

Aber Virchow hatte die Aufmerksamkeit des Publikums auf seiner Seite. Dank guter Beziehungen erhielt er anstelle des älteren Remak den Lehrstuhl für pathologische Anatomie und Therapie an der Berliner Universität im Jahr 1856. Remak und Günzburg wurden aus der Geschichte gestrichen. Mehr als ein Jahrhundert verging, bis die Medizin in Deutschland Theodor Schwann mit der Benennung anatomischer Strukturen die Ehre erwies.

Wie zum Hohn der Geschichte erschienen gerade jetzt, als grundlegende Arbeiten zeigten, dass Krankheiten nicht auf einem Ungleichgewicht von Körpersäften basierten, erstmals die vollständigen Ausgaben der erhaltenen hippokratischen und Galen'schen Schriften in Englisch, Deutsch und Französisch.[191] Und nahezu zeitgleich zum Paukenschlag der Evolutionstheorie von Charles Darwin (1809–1882) von 1859 warf die katholische Kirche nach ihrem Fast-K.-o. in der Säkularisation ihr Heilungsprivileg wieder in den Ring: 1858 ging die Grotte von Lourdes mit einem neuen Placeboangebot an den Start.

Die Kirche hatte mit dem Heraufziehen naturwissenschaftlicher Erkenntnisse keineswegs auf ihren Heilungsanspruch verzichtet. Die Aussicht auf »Wunder« durch die menschlichen Selbstheilungskräfte unter geistlichem Zuspruch war ein bewährtes Geschäftsmodell. Schließlich hatte die Kirche durch die vermeintliche Heilung des an Lepra erkrankten Kaisers Konstantin I. (um 280–337) nichts weniger als den Rechtsanspruch auf die Westhälfte des Römischen Reiches vorgetäuscht. Der heutige Kirchenbesitz basiert größtenteils auf Schenkungen, die es nie gab. Nur einige der dreistesten Ansprüche sind bisher als Fälschungen enttarnt. Die Kirche sollte aber nicht mehr verhindern können, dass die medizinische Heilslehre die Genesung in der Obhut heiliger Schutzpatrone sukzessive verdrängte. 1883 wurde das »Ärztebüro« gegründet, das unerklärliche spirituelle Heilungen ärztlich überprüfen ließ und damit der Medizin die letzte Autorität zugestand.[192]

Mit der pseudowissenschaftlichen Verheißung eines längeren Lebens vor dem Tod hatte die Medizin die ins Hintertreffen geratene Kirche abgelöst. »Heute, da der Arzt an die Stelle des Priesters getreten ist, (...) hat der Zwang, die Arzneien des Arztes einzunehmen, so giftig sie auch sein mögen, ein unfassbares Ausmaß erreicht.«[193] Bereits 1878 erklärte ein ärztlicher Tagungsteilnehmer: »So wird uns Ärzten das Evangelium der naturwissenschaftlichen Methode schon lange verkündet. Und wer unter den Ärzten dieses Evangelium nicht anerkennt, der verdient, (...) den Namen eines Arztes nicht mehr.«[194]

Neue Therapien: Fehlanzeige

Das letzte Drittel des 19. Jahrhunderts brachte in der Behandlung von Krankheiten nicht den kommunizierten Durchbruch. Trotz der Entdeckung von Krankheitserregern und Organpathologien gab es weiterhin kaum wirksame Therapien. Die Schulmedizin bekam zwar mit den mikroskopischen und biochemischen Erkenntnissen nach 2400 Jahren erstmals Boden unter die Füße, aber für heilsame Impfungen und wirksame Arzneimittelchemie hatte es noch immer nicht gereicht.

Erschreckend im Hinblick auf den Erregernachweis ist, dass der italienische Universalgelehrte Lazzaro Spallanzani (1729–99) bereits 1776 gezeigt hatte, dass abgekochte Flüssigkeiten nicht verdarben, wenn man den Kontakt mit Außenluft verhinderte. Mit dieser Erkenntnis produzierte der französische Konditor Nicolas Appert (1749–1841) seit 1804 im großen Maßstab Konserven. Die mit Louis Pasteur (1822–95) verbundene Hitzesterilisation war also längst bekannt. Eigentlich hätten Ärzte wissen können, dass Mikroorganismen biologische Strukturen zerstören und Operationsinstrumente vor Gebrauch erhitzt werden sollten.

Aber es dauerte. Erst 1835 wies der italienische Rechtsanwalt(!) Agostino Bassi (1773–1856) ansteckende Pilzkrankheiten bei Seidenraupen nach, und 1837 erkannten schließlich Theodor Schwann und der Physiker Charles Cagniard de la Tour (1777–1859) unabhängig voneinander, dass es Mikroben sind, die Fäulnis bewirken und bei hohen Temperaturen zerstört werden.[195] Zur gleichen Zeit belegte Jakob Henle (1809–85) die 300 Jahre alte Keimtheorie von Fracastoro mikroskopisch. Krankheitserreger und Therapieoptionen lagen auf dem Silbertablett. Dennoch wurden Bakterien nicht vor 1850 in die Liste krankheitserzeugender Mikroorganismen eingetragen. Beschämender ist allerdings, dass schon damals klar war, dass bei der Präsenz eines Erregers nicht in jedem Fall eine Krankheit auftritt, weil es auf die Widerstandskraft eines Organismus ankommt.

Und selbst dann, als fast jeder, der in ein Mikroskop schaute, ein neues Bakterium entdeckte, war damit noch kein therapeutischer Fortschritt verbunden. Die Labors konzentrierten sich darauf, Bakterien zu identifizieren, um diese für Impfungen aufzubereiten. Die Erfolge blieben widersprüchlich, erkennbar daran, dass alle Erstimpfungen stetig verändert wurden. Pasteurs vermeintlicher Impferfolg bei der Tollwut muss bis heute als höchst zweifelhaft gelten.[196] Trotz der Identifizierung des Tuberkuloseerregers erwiesen sich alle Impfversuche als Flop. Impfungen gegen Cholera und Typhus schadeten mehr.[197]

Obwohl es frühzeitig bekannt war, dass Bakterien gegenseitig ihr Wachstum hemmen konnten, standen antibiotische Wirkstoffe gar nicht auf der Entwicklungsagenda. Es dauerte noch 60 Jahre, bis ein Präparat verfügbar war (vgl. S. 176). Lediglich Listers Phenolvernebelung während Operationen (vgl. S. 206) und die spätere Sterilisation chirurgischer Gerätschaften durch Dampf, Abkochen und trockene Hitze reduzierten die Wundinfektionen.

Krankheitserreger über alles

Louis Pasteur in Paris und Robert Koch (1843–1910) in Berlin wurden schon zu Lebzeiten zu Ikonen der Erreger-Medizin stilisiert, weil beide Prototypen menschenverachtender Wissenschaftler im Dienste der militärischen Logik die Keimtheorie verkörperten. Krieg den Mikroorganismen war angesagt. Mikroben wurden zu Monstern stilisiert, die mit allen Mitteln bekämpft werden müssten. Koch verstieg sich zu der Behauptung, dass schon eine einzige Bazille töten könne. Pasteur verglich den menschlichen Körper gar mit einem Fass voll Bier oder Wein, in das Keime von außen eindrängen und Schaden anrichteten. Infektionskrankheiten waren für Pasteur und Koch zufällige Ereignisse, die nichts mit Umwelt und dem Zustand der Betroffenen zu tun hätten.

Finanzielle Interessen können vieles erklären. Pasteur war seit Jahren Auftragsdienstleister der Chemie- und Agrarindustrie. Impfstoffe wurden entwickelt und weltweit verkauft. Das 1888 gegründete Institut Pasteur spielte eine bis heute zwielichtige Rolle. Dank aufgebauschter Mikrobenangst nahm die pharmazeutische Industrie ihren Aufschwung. Der unerbittliche Mikrobenkrieg fiel auf fruchtbaren politischen Boden, generierte öffentliche Gelder und kostete Millionen von Versuchstieren, aber auch Menschen das Leben. Ausrottung von Mikroorganismen statt friedlicher Koexistenz mit dem Makroorganismus war angesagt: eine Verkennung, die zur Grundlage der Virushysterie unserer Zeit wurde.

Weder Louis Pasteur noch Robert Koch waren Pioniere. Beide sprangen nur auf einen fahrenden Zug auf. Robert Kochs Verdienste blieben bescheiden. Verbesserungen in der Kultivierungstechnik von Bakterien wie das Medium Agar-Agar oder die Petrischale hatte er Mitarbeitern zu verdanken. Seine *Untersuchungen über die Aetiologie der Wundinfectionskrankheiten* von 1878 beruhten auf der Fehlannahme, dass jeder Erreger ein spezifisches Krankheitsbild verursachen würde. Zwölf Jahre später endete sein Höhenflug schon wieder, als seine Hochstapelei mit Tuberkulin als vorgeblichem Heilmittel für die Tuberkulose aufflog und sein Ansehen ruinierte.

Der Choleraerreger, dessen Entdeckung ihm noch heute zugeschrieben wird, war seit 1854 durch den Italiener Filippo Pacini (1812–83) bekannt. Die Verbreitung der Cholera über das Trinkwasser und die notwendigen Hygienemaßnahmen hatte 1865 bereits der englische Epidemiologe John Snow (1813–58) akribisch erforscht, bevor Koch bei der Choleraepidemie in Hamburg 1892 Furore machte. Auch die von ihm aufgeklärten Schritte im Zyklus des Milzbrandbazillus waren nur ein Detail einer Tierseuche. Den Erreger kannte man seit 1849.[198]

Der Tuberkulosebazillus wurde zwar in seinem Labor gefunden, aber nicht nur dort. Der Pathologe Paul Clemens von Baumgarten (1848–1928) berichtete bereits kurz vor Koch, dass er das Mycobacterium sogar ohne Färbung gesehen hatte.[199] Ebenso wie Pasteur zeichnete sich Koch durch Experimente an Menschen und Tieren aus. In den deutschen Kolonien kostete sein Wirken zahlreiche Menschen die Gesundheit und das Leben.[200] Es stellt der heutigen Medizin ein verheerendes Zeugnis aus, wenn über 100 Jahre nach Kochs Tod noch immer ein Institut seinen Namen trägt.

Nicht einmal die sogenannten Koch'schen Postulate für die Existenz einer Infektionskrankheit hat er formuliert.[201] Sie stammen von Friedrich Loeffler (1852–1915), einem Mitarbeiter von Koch, der 1884 drei Forderungen für das Vorliegen einer Infektionskrankheit fixierte: der Erreger muss in *jedem* Fall einer Krankheit nachgewiesen werden, er darf bei keiner anderen Krankheit auftreten, muss vermehrbar sein und im Tierexperiment die bekannte Erkrankung auslösen. Robert Koch übernahm lediglich diese Thesen und fügte als weiteres Kriterium eine messbare Immunreaktion hinzu.

Die Fixierung auf Krankheitserreger war kontraproduktiv, denn eine Infektionskrankheit hat immer zwei Seiten: einen Erreger und die Abwehrlage des Infizierten. Das Abwehrsystem ist für das Entstehen und den Verlauf einer Krankheit entscheidender als der Keim. In dieser Hinsicht war eine Wiederherstellung ausgeglichener »Körpersäfte« durch hippokratische Ärzte als Schutz vor »miasmatischen« Krankheiten dem Gesundheitsnutzen näher, obwohl ihnen Krankheitserreger unbekannt waren. Durch die einseitige Ausrichtung der Mikrobiologie auf Mikrobenjagd und Impfungen wurden Forschungen ausgesetzt, durch ein Gleichgewicht von Mikroben einen besseren Schutz vor Infektionskrankheiten zu erzielen. Das Immunsystem blieb noch jahrzehntelang ein Buch mit sieben Siegeln. Erst nach 1890 wurden Antikörper und Bakterien fressende Phagozyten im Blut nachgewiesen.[202]

Die Keimtheorie war nicht alternativlos

Eigentlich hätte man es besser wissen können. Spätestens mit der Aufklärung des Gärungsprozesses durch Hefen war klar, dass Mikroorganismen keineswegs nur schaden. Frankreich hatte mindestens einen anderen »Helden« der Keimentdeckung als Louis Pasteur. Der Chemiker Antoine Béchamp (1816–1908) sah um 1850 – 15 Jahre vor Pasteur – »kleine Körperchen« außerhalb von Zellen. Er war im Gegensatz zu Pasteur davon ausgegangen, dass Krankheiten in uns entstehen und Keime für uns nicht völlig fremd und feindlich wären. Obwohl seine Theorie von den »Mikrozymen« sich als falsch erwies, enthielt sie doch im Kern bereits die Erkenntnisse unserer Zeit, dass die Mitochondrien der Zellen inkorporierte Bakterien und Teile unserer DNA integrierte Gensequenzen von Viren sind.

Béchamp hatte erkannt, dass Menschen nicht keimfrei existieren, wie Pasteur behauptete. Der Mensch befände sich nicht in einem steten Abwehrkampf gegen feindliche Mikroben. Zellen fungierten nicht wie Festungen. Vom Entstehen bis zum Vergehen gehörten Keime zum menschlichen Organismus. Sie bildeten die Zellen, sorgten für die Stoffwechselvorgänge und lösten Zellen beim Tod wieder auf. Pasteurs Theorie, wonach gewisse Keime immer bereit seien, Organismen aus der Luft anzugreifen, bezeichnete er als »monstruös«. Sein Landsmann Charles-Joseph Bouchard (1837–1915) erkannte 1887 als einer der Ersten, dass wir so gesund sind wie die Zusammensetzung der Mikroorganismen, die in und auf uns leben.[203]

Pasteur hielt Béchamps Entdeckung von Mikroben zunächst für Unsinn, kopierte aber dann die Idee von Kleinlebewesen und gab sie als seine eigene aus. Der Plagiatstreit verlief zu Pasteurs Gunsten, da er die besseren Beziehungen zu den Mächtigen seiner Zeit hatte. Auf dem Sterbebett soll Pasteur jedoch zugestanden haben, dass die Mikrobe nichts, das Milieu alles sei. Was so viel bedeutet, dass über eine Regulierung des Milieus Krankheiten durch Bakterien und Viren verhindert werden könnten, ohne einen Krieg führen zu müssen.

Bei Kirche, Staat und Wissenschaft stieß Béchamps Denkgebäude allerdings auf Ablehnung. Dabei hatten auch Henle und Virchow gewarnt, den Nachweis von Erregern mit Krankheit gleichzusetzen. Der mechanische Kontakt zwischen Erreger und Wirt würde nur unter bestimmten konstitutionellen, geografischen und sozialen Faktoren zu einer Erkrankung führen. Andere Gesundheitskonzepte wären nötig:

- Senkung der Sterblichkeit und Verbesserung der Rekonvaleszenz durch eine bessere Krankenpflege
- Verbesserung der Gesundheit in der Bevölkerung durch »Bildung, Wohlstand und Freiheit«, wie dies von Rudolf Virchow schon 1852 eingefordert wurde
- Verhütung von Krankheiten durch Umweltschutz, sodass Nahrung, Atemluft und Wasser möglichst wenig durch Gifte und Krankheitserreger beeinträchtigt sind
- Verhütung von Krankheiten durch ausreichende Ernährung
- Verminderung behandlungsbedingter Krankheiten und Sterblichkeit

Die weitere Entwicklung belegte den Nutzen der sozialhygienischen Maßnahmen. Mit der Erstellung von Kanalisationen, der Trinkwasserversorgung aus wenig oder unbelasteten Reservoirs, der Stilllegung belasteter Brunnen, besseren Wohnquartieren und einem höheren Einkommen der Menschen, das eine ausreichende Ernährung ermöglichte, verschwanden Cholera und Typhus in Europa ohne Medizin. Soziale Fortschritte waren Impfungen zuvorgekommen. Es war ein Erfolg dessen, was man schon über ein Jahrhundert früher erkannt und »medicinische Polizey«[204] genannt hatte.

Eine späte Bestätigung erfuhr Béchamps Auffassung, als die Australier Barry Marshall (geb. 1951) und John Robin Warren (geb. 1937) 1984 das Bakterium Helicobacter pylori, einen uralten Mitbewohner unseres Magens, als Ursache für die Entstehung von Zwölffingerdarmgeschwüren ausmachten, wenn die Zusammensetzung des Magenschleims (zum Beispiel durch Medikamente) verändert war.[205] Solange hatte das noch aus Pasteurs Denken stammende Dogma gegolten, dass im sauren Mageninhalt keine Bakterien überleben könnten, nur weil die Standardfärbungen diese unter dem Mikroskop nicht erkennen ließen![206] Es sind nicht einzelne Mikroorganismen, die uns krank machen, sondern ein Ungleichgewicht der Arten.

Körpereigene Heilung statt Chemie

Während Impfungen mit erregerhaltigen Gebräuen entzündlichen Materials aus Tierversuchen, die man mit Hitze und Chemie inaktiviert hatte, nicht die gewünschten Erfolge gegen die dominierenden Infektionskrankheiten brachten, kam Abhilfe aus dem Blut Erkrankter. 1889 hatte der russische Impfforscher Nikolai Fjodorowitsch Gamaleja (1859–1949) festgestellt, dass tierisches Blut Bakterien zerstören kann, wenn die Tiere vorher mit dem jeweiligen Bakterium infiziert waren.[207] 1894 konnten Emil von Behring (1854–1917), Kitasato Shibasaburo (1853–1931), Erich Wernicke (1859–1928) und der Medikamentenforscher Paul Ehrlich (1854–1915) durch Übertragung des Blutserums von Kindern, die Tetanus oder Diphtherie überstanden hatten, die hohe Sterblichkeit anderer erkrankter Kinder fast auf null reduzieren. Ehrlich prägte 1891 das Modell und den Begriff »Antikörper« für die wirksamen Eiweißkomponenten.[208]

Damit standen erstmals für zwei durch Bakterientoxine vermittelte Krankheiten wirksame Akuttherapien zur Verfügung. Nicht irgendeine

Verbindung aus dem Giftstoffarsenal der desinfizierenden Chemie hatte den Durchbruch gebracht, sondern die Beobachtung und Nutzung natürlicher Abwehr- und Heilungsmechanismen. Die Wirkungsverstärkung von Immunseren und Phagozyten in der Abwehr von Krankheitserregern zeigte erst der britische Mikrobiologe Almroth Wright (1861–1947) 1904.[209] Dies war der Beginn der heute noch erfolgreichen, aber bei »Corona« fast vergessenen Akutbehandlung Infektionskranker durch Serum anderer Menschen, die diese Erkrankung schon überstanden hatten (sogenannte Plasmatherapie).

Ein amerikanischer Knochenchirurg erkannte zu dieser Zeit ebenfalls, dass Bakterien nicht nur Krankheiten auslösen, sondern Teil einer Heilung sein konnten. Der Zufallsbefund eines Krebspatienten, bei dem es nach einer akuten bakteriellen Hautinfektion (Erysipel) zu einer vollständigen Rückbildung des Tumors gekommen war, veranlasste 1891 William Bradley Coley (1862–1936), andere Krebspatienten mit abgetöteten Bakterien zu behandeln. Nach anfänglichen Misserfolgen konnte er dadurch erstmals Rückbildungen und Heilungen bei verschiedensten Krebserkrankungen erzielen.

Verschiedene Firmen führten Coleys Toxin® in den USA noch bis in die 1950er Jahre im Sortiment. Angesichts der neuen immunsuppressiven Strategien der Pharmaindustrie (vgl. S. 117) war aber kein Platz für ein immunstimulierendes Konzept. Die »Krebsimmuntherapie« überlebte nur noch unter Alternativmedizinern in Deutschland. Aktuelle Studien und der Strategiewechsel der Pharmaindustrie zur »Immuntherapie« sollten im 21. Jahrhundert belegen, dass Coley richtig lag ...[210]

Die militärische Logik infiltriert das medizinische Denken

Die Bedeutung schlechter Lebensbedingungen für Krankheiten oder gar der mögliche Nutzen von Mikroorganismen interessierte die Entscheidungsträger des aufstrebenden Industrieadels allerdings nicht. Die simple Logik der Keimtheorie passte zu gut zur kriegerisch empfundenen Lebenswirklichkeit. Es schien einleuchtend, dass Menschen so lange gesund blieben, bis sie von äußeren Feinden angegriffen würden. Die Tuberkulose und andere Krankheiten seien die Ursache und nicht etwa die Folge des Elends, in dem die Menschen der industriellen Revolution lebten. Die Choleraepidemie von 1892 in Hamburg verhalf der Keimtheorie in Deutschland zum endgültigen Durchbruch.

Befeuert wurde die mikrobiologische Forschung durch den Kolonialismus, da Tropenkrankheiten die Expansion der Industrieländer stark beeinträchtigte. Wie in den imperialistischen Kriegen der Zeit mussten Feinde erkannt, isoliert und vernichtet werden. Mediziner suchten den Schulterschluss mit den militärisch dominierten Eliten. Sie kämpften nur an einer anderen Front: gegen Seuchen. Napoleons Feldschlachten, der Deutsch-Französische Krieg 1870/71 und der Erste Weltkrieg wurden von epidemischen Krankheiten entschieden.[211]

Für die dominierenden Bakteriologen des 19. Jahrhunderts drehte sich alles nur um Krankheitserreger. Und die meisten von ihnen hatten jahrelang vor ihren Forschungsaktivitäten als Garnisons- und Truppenärzte gedient. Seither prägt militärisches Vokabular die Medizin. Krankheiten werden grundsätzlich »bekämpft«. Noch im Jahr 2020 äußerte sich ein deutscher Mediziner und Gesundheitspolitiker zum Labortest bei »Covid-19« wie folgt: »Und der PCR-Test, den wir zurzeit einsetzen und der so teuer ist wie der Panzerschuss, fährt dem Kaninchen hinterher. Wir brauchen so etwas wie ein Luftgewehr, womit wir Geschwindigkeit erzeugen.«[212] Die friedliche und symbiotische Koexistenz der Menschen mit Mikroorganismen kam erst im 21. Jahrhundert in der öffentlichen Wahrnehmung an.

Die Keimtheorie führte zu einer fatalen Einengung des Gesichtsfeldes in Ursachenforschung und Therapie aller Krankheiten. Statt ein Ungleichgewicht der Säfte durch Entleerungsbehandlungen wieder auszutarieren, wurden jetzt monokausale natürliche Krankheitsursachen propagiert und radikale Therapien angestrebt. Wie mit dem »Hammer« der Säftelehre alle Krankheiten zu »Nägeln« wurden, die man mit Flüssigkeitsentzug behandeln könnte, machte der »Hammer« der Keimtheorie möglichst viele Krankheiten zu infektiösen Bedrohungen, für die Impfungen das Patentrezept wären. Komplexere Modelle, die die Abwehrlage Kranker oder Umweltfaktoren berücksichtigten, fanden kein Gehör. Dabei waren die Choleraepidemien das beste Beispiel, dass Erreger allein gar keine Krankheit verursachen. Nur in städtischen Ansiedlungen mit fäkalienbelastetem Trinkwasser und bei schlechter Abwehrlage der Menschen kam es zu tödlichen Erkrankungen.

Die gleiche Radikalität im Therapieansatz hielt auch in der chirurgischen Behandlung Einzug. Mit Anti- und Asepsis sowie kontrollierter Narkose verschwand jede Zurückhaltung. Bei Brustkrebs wurde nicht mehr nur der Tumor entfernt, sondern seit 1889 mit der radikalen Mastektomie des amerikanischen Chirurgen William Halsted (1852–1922) der ganze Brustmuskel bis zu den Rippen einschließlich aller Lymphknoten in der Achselhöhle. Fast 100 Jahre galt diese Art der Verstümmelung als Goldstandard der Behandlung. Heilungserfolge bei Brustkrebs blieben aber wie bei anderen Krebserkrankungen oder in der operativen Behandlung der Tuberkulose aus.

Eine durch Jodmangel vergrößerte Schilddrüse wurde ebenfalls radikal entfernt, obwohl ohne die damals noch nicht verfügbaren Schilddrüsenhormone eine fatale Unterfunktion unvermeidlich war. Sinnvoll wären eine ausreichende Versorgung mit Jod und eine Verkleinerung des Organs gewesen. Zwar sank die Frühsterblichkeit durch Wundinfektionen, aber mittel- und langfristig entstanden neue Leiden. Röntgenbilder verbesserten die Diagnosen für Knochen- und Lungenkrankheiten. Dafür gab es nach wenigen Jahren jedoch Strahlenkrankheiten, weil ein Schutz vor unnötigen Strahlen noch nicht auf der Agenda stand (vgl. S. 245).

Die Schäden durch Medizin vergrößerten sich durch die Ausweitung chirurgischer Eingriffe auf bisher ausgespartes Terrain – das Gehirn. Operationen im Schädel sind bis in unsere Zeit mit einer höheren Sterblichkeit und schwerwiegenderen Komplikationen verknüpft als in anderen Regionen (vgl. S. 215). Ab 1935 führte der berüchtigte portugiesische Neurologe António Egas Moniz (1874-1955) trotz fehlender chirurgischer Ausbildung gar noch Operationen bei psychischen Leiden und Verhaltensstörungen durch. Mit einem eispickelartigen Instrument durchstieß er das Dach der Augenhöhle und zerstörte bei für ihn psychisch auffällig erscheinenden Menschen Hirngewebe des Stirnlappens (sogenannte frontale Lobotomie).

Die Störungen konnte man damit zwar zum Verschwinden bringen, allerdings ebenso die Persönlichkeit dieser Menschen, die oft nur noch dahinvegetierten. 1939 wurde Moniz von einem seiner Patienten wohl deswegen angeschossen. In den Vereinigten Staaten wurde der Eingriff vom Psychiater Walter Freeman (1895-1972) seither wie am Fließband durchgeführt. Prominentestes Opfer war eine Schwester des späteren amerikanischen Präsidenten John F. Kennedy (1917–63). Bis 1967 wurden nach dieser »schulmedizinisch anerkannten« Methode mindestens 40 000 Menschen verstümmelt, allein von Freeman 3500. Eigentlich hätte dieses Desaster die Psychochirurgie beenden müssen, stattdessen ebnete Freeman den Weg für gezieltere, aber immer tiefer eindringende Eingriffe, die bis heute betrieben werden. Ab 1937 war noch die Elektroschockbehandlung von Psychosen als Therapieoption in Rom eingeführt worden.

Es lebe »die Wissenschaft«

Ungeachtet der nicht nur aus heutiger Sicht sehr lückenhaften Einsichten in die meisten Krankheitsprozesse übernahm »die Wissenschaft« das Zepter. Von Beginn an war die Erforschung neuer Zusammenhänge allerdings mit industriellen und staatlichen Interessen verquickt. Erste Institutsgründungen um die Jahrhundertwende und die 1911 ins Leben gerufene »Kaiser-Wilhelm-Gesellschaft zur Förderung der Wissenschaften« geben Zeugnis von dieser Instrumentalisierung. Im Handbuch der Gesellschaft wird »der gesteigerte Konkurrenzkampf der Nationen, der den Gedanken einer Rationalisierung der menschlichen Arbeitskraft geweckt (...) hatte« als Beweggrund angeführt.[213]

Obwohl das Auftreten der Ärzte weiterhin hausbacken blieb, konnten Neuerungen kaum mehr ohne Laborergebnisse oder Studien vermittelt werden. Jede Quacksalberei berief sich auf »Wissenschaft«, ohne dass die Erkenntnisse auf einer soliden Zahlenbasis standen. Die pseudowissenschaftlichen Anmaßungen der Ärzteschaft müssen in den Großstädten so penetrant gewesen sein, dass die beißende Satire *The Doctor's Dilemma* des irischen Dramatikers George Bernard Shaw (1856–1950) im Jahr 1906 ein Kassenschlager war.[214] Shaw hatte erkannt, dass ärztliche Erfolge weiterhin auf Placeboeffekten basierten, falls Kranke die Therapien überlebten.

Vorerst blieb es beim Säbelrasseln

In der Praxis waren die Resultate der Keimtheorie so ernüchternd wie die der Säftelehre. Die Tuberkulose blieb unbehandelbar, obwohl der Erreger identifiziert war. Für die in den Oberschichten endemischen Geschlechtskrankheiten gab es keine Abhilfe. Der Krankheitsentstehung durch Mikroorganismen wurde daher mit Skepsis und Ablehnung begegnet. Der Doyen der Kinderheilkunde in Deutschland, Eduard Henoch (1820–1910), verhöhnte den »Bakterienschwindel« und erklärte, dass es ihm »in hohem Maße bedenklich erscheine«, mit welcher »Sicherheit (...) sich besonders jüngere Ärzte über die Bakterien der Diphtherie aussprechen«.[215] Der Hygieniker Max von Pettenkofer vertrat unbeirrt die Theorie, dass »Miasmen« in der Luft für Krankheiten verantwortlich seien. Die Luft als Überträger machte eine Suche nach »Brunnenvergiftern«, die für Schäden hätten aufkommen müssen, überflüssig ... Seinen demonstrativen Schluck von Wasser, das mit Cholerabakterien verseucht war, überstand er unbeschadet. Allerdings wäre sein Assistent fast daran gestorben.

In den Köpfen der Mehrheit praktizierender Ärzte kamen die mikrobiologischen Konzepte zunächst ebenfalls nicht an. Es regierten immer noch ungewaschene Straßenanzüge im Operationssaal und bei Entbindungen. Die hygienischen Bedingungen der gynäkologischen Poliklinik der Berliner Charité schilderte 1904 ein späterer Lehrstuhlinhaber als »größten Schweinestall, dem ich jemals unter dem Titel eines ärztlichen

Instituts begegnet bin«.[216] Mit Lanzette für den Aderlass und Opiumspritze bewaffnet, waren Ärzte nicht nur weitgehend hilflos, sondern offenbar auch teilnahmslos.

Lediglich Tetanus- und Diphtheriekranken konnte das Leben gerettet werden. Die von Paul Ehrlich gehegte Hoffnung, in heilsamen Seren wirksame Antikörper mit jeweils spezifischen Seitenketten zu Allzweckwaffen für alle Krankheiten umbauen zu können, erwies sich jedoch erst einmal als trügerisch. Seine biologischen »Zauberkugeln« bewirkten bei anderen Leiden ebenso wenig wie seine Arsenchemie.

Die Säftelehre überdauerte daher selbst die Jahrhundertwende. An der Berliner Universitätsklinik waren 1915 noch folgende internistische Maßnahmen bei Gallenwegserkrankungen üblich: heiße Umschläge über der Leber, Klistiere, Trinken von warmem Olivenöl und Karlsbader Salz als Abführmittel.[217] Wie bereits Goethe seinen Mephisto feststellen ließ, kam es für einen Arzt nicht auf wissenschaftliche Kenntnisse oder ein aufwendiges Studium an, um sich das Ansehen der Kundschaft zu sichern; wichtig waren einzig: Titel, Selbstvertrauen und gefällige Umgangsformen.[218]

Die ländliche Bevölkerung machte dementsprechend keinen qualitativen Unterschied zwischen Ärzten und unakademischen Heilern: »Dem Landmanne stehen hier Arzt, Bader, Hirt, Abdecker oder alte Weiber alle auf einer Stufe; er geht von Einem zum Andern und erprobt, wer von ihnen das gegen die betreffende Krankheit geschaffene Kraut kenne.«[219] Theodor Fontanes Roman *Der Stechlin* von 1898 lässt erkennen, dass auch für die Oberschicht die universitäre Medizin nicht das Ende der Fahnenstange darstellte. Als sich der Gesundheitszustand des alten Gutsherrn am Lebensende verschlechtert und ärztliche Verordnungen keine Besserung bringen, lässt er trotz des Widerstandes seiner Schwester, die Äbtissin des benachbarten Klosters ist, nach einer Kräuterfrau schicken. Der von ihr bereitgestellte Fingerhut und die Anwesenheit ihrer Tochter führen noch einmal zu einer unerwarteten Besserung und geben dem alten Herrn die innere Gelassenheit für seinen nahen Tod. Schulmedizin und Kirche hatten weder Digitalis noch Heiterkeit im Angebot. Das pharmakologisch wirksame Glykosid aus dem Fingerhut war erst 1874 isoliert worden und noch kein verbreitetes Arzneimittel.[220]

Die Suche nach Impfungen und heilsamer Chemie von der Stange

Die Ära der Antibiotika begann nicht mit der Entdeckung von Krankheitserregern, obwohl dies nahelag. Antibiotische Substanzen dienten den Laborforschern nur zur Reduktion von Keimen in Bakterienkulturen für die Impfstoffentwicklung und wurden nicht als Therapeutika in Betracht gezogen. Verträgliche Substanzen, die Krankheitserreger vernichten konnten, gehörten bis zum Ende des Ersten Weltkriegs nicht zum Repertoire. Noch lag der Einsatz biologischer »Kampfstoffe« Ärzten fern.

Impfungen standen auf der Agenda der Schulmedizin ganz oben. Sie sollten nicht nur Infektionskrankheiten verhüten, sondern Erreger ausrotten – ein Denken, das bis heute ungebrochen regiert. Darüber hinaus wollte man mit Impfungen sogar Infektionen, die bereits bestanden, und auch Krankheiten ohne Beteiligung von Mikroben bekriegen. Impfungen gegen Rheuma und Schilddrüsenüberfunktionen, Hautkrankheiten und Krebs galten als Hoffnung gegen die immer häufigeren chronischen Krankheiten: ein Dogma, das nicht besser war als die Balance der Säfte.

Mit der Einführung des »Reichsimpfgesetzes« avancierten Impfungen bereits im Jahr 1874 in Deutschland zum unhinterfragten Standard. Zwar wurde darin festgeschrieben, dass Impfzwischenfälle und der Verdacht auf impfassoziierte Todesfälle dem Reichsgesundheitsamt zu melden wären, aber alle Auswertungen blieben unter Verschluss.[221] Impfschäden wurden dann über 75 Jahre von der Schulmedizin in Abrede gestellt, obwohl 1924 der Zusammenhang einer Hirnschädigung mit einer Pockenimpfung belegt wurde.[222] Erst ein Entscheid des Bundesgerichtshofs von 1953, der den Staat zu Entschädigungen verurteilte, machte Impfschäden amtlich.[223] Eine transparente und möglichst vollständige Aufarbeitung von Impfschäden findet dennoch bis heute nicht statt. In England waren Impfpflichten bereits 1907 gekippt worden.

Darüber hinaus beinhaltete der Kampf gegen Krankheiten vor allem giftige Chemie aus der Teerfarbenindustrie.[224] Steinkohlenteer war ein

Abfallprodukt bei der Verkokung von Steinkohle zur Gewinnung von Stadtgas als Licht- und Heizquelle. Die darin enthaltenen ring- oder kettenförmigen Kohlenstoffverbindungen wurden zum Rohstoff auch für Arzneimittel wie in der Kombination von Arsen mit Benzol im Salvarsan® (Arsphenamin) als erstem Therapeutikum gegen die Syphilis (vgl. S. 176). Der Tod der Erreger sollte um jeden Preis erzwungen werden.

Der Einsatz von Farbstoffen war kein Zufall. Einerseits waren es Anilinfarben, die in die Krankheitserreger eindrangen und diese unter dem Mikroskop besser sichtbar machten, andererseits war der industrielle Farbstoffmarkt seit den 1870er Jahren in einer Krise, und die Hersteller suchten neue Absatzmärkte.[225] Noch bei der zweiten antimikrobiellen Substanzklasse, den Sulfonamiden, handelte es sich in den 1930er Jahren um toxische Azofarbstoffe.

Kaum bekannt ist, dass vor Sulfonamiden und Penicillinen bakterielle Infektionen erfolgreich behandelt wurden. 1899 hatte der russische Physiologe Nikolai Fjodorowitsch Gamaleja entdeckt, dass Bakterien in ihrer Vermehrung durch einen unsichtbaren Einfluss aufgelöst werden. Eine Publikation des britischen Bakteriologen Frederick Twort (1877–1950) wurde 1915 von der wissenschaftlichen Gemeinschaft ebenfalls ignoriert, obwohl er sie in einer führenden Fachzeitschrift veröffentlicht hatte. Erst als der Autodidakt Félix Hubert d'Hérelle (1873–1943) erneut diesen Effekt nachwies und dafür auf Bakterien spezialisierte Viren, sogenannte Bakteriophagen, verantwortlich machte, kam Bewegung in die Sache. Seine Phagenlösungen waren in der Lage, krankheitserregende Bakterien in Menschen und im Trinkwasser ohne Nebenwirkungen zu zerstören. Weltweit konnte er damit Seuchen eindämmen, sodass schließlich mehrere Chemiekonzerne seine Phagenlösungen listeten.

Die Medizingeschichte hat dies aus dem kollektiven Gedächtnis gestrichen und im Interesse der Pharmaindustrie Antibiotika als Sensationsentdeckung aufgebauscht, die sie nie waren. Billige Chemie und hohe Gewinne waren der Massenproduktion zuträglicher als Lösungen obskurer Viren. Und natürlich galt d'Hérelle ohne akademische Qualifikation nicht als Wissenschaftler. Nach dem Zweiten Weltkrieg verschwanden seine Phagenlösungen aus der westlichen Medizin, obwohl 1939 elektronenmikroskopisch der Nachweis von Bakteriophagen gelang.[226] Mit den Penicillinen schien die Ära der Phagenlösungen beendet.

Das traf allerdings nicht auf das georgische Tiflis zu. Dort hatte ein Schüler von d'Hérelle ein Phageninstitut aufgebaut, das nach der Ermordung des Institutsgründers durch Stalin fortbestand. D'Hérelle hatte sich hierhin zeitweise zurückgezogen und seine Forschungen weitergeführt. Hinter dem Eisernen Vorhang konnte die Phagenmedizin bis heute überwintern. Der von den westlichen Pharmafirmen entfachte Boom der Antibiotika fand in den Ländern des Ostblocks nicht statt. D'Hèrelle, der seine letzten Lebensjahre wieder in Paris verbrachte, wurde zehnmal erfolglos für den Nobelpreis nominiert.

Zurück zur Natur?

Es gab also durchaus wirksame Heilmittel aus der Naturapotheke, die von der martialisch auftretenden Schulmedizin unter dem Diktat der Medizinindustrie ignoriert wurden. Naturheilkunde und medizinische Wissenschaft entwickelten sich zu Gegensätzen. Schon Mitte des 19. Jahrhunderts schossen alternative Behandlungskonzepte wie Pilze aus dem Boden. Das theoretische Fundament stammte in Deutschland vom bayerischen Militärarzt Lorenz Gleich (1798–1865), der sein »Naturheilverfahren ohne Medicin« in schneidenden Gegensatz zum »Heilverfahren mit Medicin« stellte.[227] Er prägte die Begriffe »Naturheilkunde« und »Naturheilverfahren«. Die Genesung sollte in einer zunehmend industriell belasteten Umwelt durch Wasser, Licht, Luft, Sonne und Ernährung erfolgen.

Verschiedenste Wasserkuren feierten unter hochtrabenden pseudowissenschaftlichen Namen wie »Hydropathie« und »Hydrotherapie« fröhliche Urständ, obwohl Wasser zu den ältesten Heilbemühungen überhaupt zählte. Nichts war zu versponnen und spekulativ, um nicht mindestens über Jahrzehnte zu einer Massenbewegung in Europa zu werden: Osteopathie, Chiropraktik, die »Biochemie« der Schüßler-Salze, die »Elektro-

Homöopathie«, »spagyrische Heilkunst« mit Berufung auf die Alchemie und ab 1920 die Anthroposophie.

Die Akzeptanz alternativer Heilverfahren war in erster Linie dem Totalversagen der Schulmedizin geschuldet, die weiterhin fast ausschließlich schadete, ohne zu nützen. Vor diesem Hintergrund wurde 1873 in allen Bundesstaaten des Deutschen Reiches die neue Gewerbeordnung in Kraft gesetzt, die eine »Kurierfreiheit« vorsah.[228] Jetzt konnte jeder die Heilkunde in allen Sparten ausüben, ohne eine Ausbildung vorweisen zu müssen. Nur durfte er sich weder »Arzt« nennen noch sich vergleichbare Bezeichnungen oder Titel anmaßen. Lediglich die ärztliche Tätigkeit war an eine Approbation oder eine entsprechende staatliche Erlaubnis gebunden. In den 1890er Jahren gestand man nichtärztlichen Heilern mancherorts sogar die Abrechnung über die neu eingeführte staatliche Krankenversicherung zu.

Erfolge konnten die abwegigsten Heilmethoden vorweisen, da vornehmlich selbstlimitierende und selten tödliche Krankheiten behandelt wurden. Therapieepisoden, in denen schädliche Zivilisationsfaktoren verringert oder ausgeschaltet waren, mussten der Gesundheit zuträglich sein, vor allem, wenn die Behandelten noch eine positive Erwartungshaltung mitbrachten und Placeboeffekte auftraten. Beinhaltete die Verpflegung dann noch mehr als die zur damaligen Zeit in Kliniken übliche Kombination aus Haferschleim und Kamillentee, war die Kundenzufriedenheit fast schon garantiert. Besser als mit giftiger Chemie und Flüssigkeitsentzug in der Schulmedizin ging es allemal.

Seit dem Ende des 19. Jahrhunderts bestand ein bunter Gesundheitsmarkt, der neben der naturwissenschaftlich-orientierten Medizin die Homöopathie, die Balneologie, die Elektro- und Kaltwassertherapie, den Vegetarismus, die Volksmedizin und religiöse Heilwunder umfasste. Ab den 1880er Jahren kann man sogar von einer schulmedizinkritischen Massenbewegung sprechen. Erst 1939 wurde die von der Ärztelobby bekämpfte Freigabe der Heiltätigkeit mit dem Heilpraktikergesetz wieder eingeschränkt,[229] allerdings ohne Ärzten ein Behandlungsmonopol einzuräumen. Zu gering war das Ansehen der Schulmedizin in Politik und Bevölkerung. 1936 beklagte der Reichsärzteführer, dass »Kranke vielfach solchen Heilkundigen größeres Vertrauen entgegenbrachten, die, ohne schulgerechte Vorbildung zu besitzen, Verständnis für die Nöte und vor allem für die seelische Verfassung zeigten«.[230]

Die akademische Medizin konnte außer sterilen Operationen und Röntgenbildern kaum mehr anbieten als in früheren Jahrhunderten. Rezepte und viele Operationen hatten durchaus den Charakter ritueller Handlungen, da ihre Wirksamkeit nicht belegt war. Bei den Verordnungen wird dies noch dadurch bestätigt, dass mindestens ein Drittel der verschriebenen Medikamente gar nicht eingenommen wurde. Nach Schätzungen ließen sich mehr als die Hälfte der Deutschen von nichtärztlichen Heilern behandeln.[231] Placeboeffekte mit einer empathischen Pflege blieben bis zur Mitte des 20. Jahrhunderts fast immer die beste Behandlungsoption.

Unter dem nach dem Zweiten Weltkrieg in Deutschland neu geschaffenen Begriff der »ganzheitlichen Medizin« existierten die meisten der alternativen Heilverfahren ohne Belege einer Wirkung bei ernsthaften Krankheiten nicht nur weiter, sondern erfreuten sich breiten Zuspruchs in der Bevölkerung. Viele Ärzte führten Zusatzbezeichnungen für diese Behandlungsformen. Krankenversicherungen erstatteten die Kosten.

Die Herrschaft des medizinisch-industriellen Komplexes beginnt

»Medizinisch-industrieller Komplex« klingt nach Klassenkampf, trifft aber ab der zweiten Hälfte des 20. Jahrhunderts den sprichwörtlichen Nagel auf den Kopf. Ärztliche und pharmazeutische Dienstleistungen wurden zunehmend zentralisiert und standardisiert. Die Krankenversorgung erfolgte vornehmlich an festgelegten Orten abseits des Lebensraumes der Menschen. Großkliniken, Großlabors, Polikliniken und medizinische Versorgungszentren ersetzten persönliche Besuche am Krankenbett mit der Arzttasche. Industriell gefertigte Massenware statt individueller Zubereitungen von Apothekern dominierten die Arzneimittel.

Gefällige Umgangsformen als Visitenkarte des ärztlichen Berufsstandes hatten ebenso ausgedient wie Zuwendung und Fürsorge. »Managed Care« verdrängte die Pflege Kranker. Besserung und Beseitigung von Krankheiten reduzierte sich immer mehr auf Pharmazeutika, operative Interventionen und die Verschreibung physikalischer Maßnahmen. Eine Unterstützung der Selbstheilung durch Placeboeffekte oder Änderungen der Lebensführung passten nicht ins Konzept und in die Kalkulation.

Der Grundstein des medizinisch-industriellen Zeitalters wurde allerdings schon deutlich früher gelegt. Am 15.6.1883 verabschiedete der Deutsche Reichstag die allgemeine Krankenversicherung für Arbeiter – ein Tag, der als Meilenstein der Sozialgesetzgebung gilt. Es war aber auch der Tag, an dem der medizinisch-industrielle Komplex den Schlüssel zu einer Geldtruhe erhielt, die bis heute sprudelnde Einnahmen garantiert. Das Angebot bestimmte den Umfang der Einnahmen unabhängig von der Nachfrage. Unter der Flagge einer sozialen Errungenschaft bot die staatliche Finanzierungsgarantie Profit und Wachstum fernab von Marktgesetzen. Die Ärzteschaft war ihrer »Achillesferse«, Geld von leidenden Kranken einfordern zu müssen, entledigt.[232] Die Kommerzialisierung der Gesundheitsdienstleistungen war ein integraler Bestandteil dieser Phase der Medizingeschichte.

So wie die christliche Ideologie im Mittelalter die hippokratische Säftelehre als ideales Vehikel ihrer Macht installierte, so kongenial fungierte die auf natürliche Krankheitsursachen fixierte wissenschaftliche Medizin als Trägerrakete für eine profitgetriebene Gesundheitsindustrie. Waren Schuld und Sühne der gemeinsame Nenner von Kirche und Säftetherapeuten, wurde das Geschäft mit der Angst zum verbindenden Glied zwischen Ärzten und Raubtierkapitalisten – Angst vor unsichtbaren Krankheitserregern und in unserem Innern ohne unser Wissen wachsenden Tumoren. Angst schaltet rationales Denken aus. Nichts war geeigneter, unsinnige und selbst gesundheitsgefährdende Medizin zu befeuern.

Der französische Schriftsteller Jules Romains (1885–1972) lieferte 1923 die Blaupause für diese Entwicklung in seinem Dreiakter *Knock oder Der Triumph der Medizin.*[233] Nach dem Grundsatz »Gesunde Menschen sind nur Kranke, die von ihrem wahren Zustand noch nichts wissen«[234] bringt ein frischgebackener Landarzt alle Bewohner eines Bergdorfs dazu, sich krank zu fühlen und zu zahlenden Patienten zu werden. Romains' Szenario, alle gesunden Bewohner in Patienten zu verwandeln, sollte knapp 100 Jahre später mit einer fingierten Viruspandemie zur gesellschaftszersetzenden Wirklichkeit werden. Ein sozialdemokratisches Recht auf Gesundheit verkehrte sich in eine Gesundheitspflicht mit Zwangsverordnung medizinischer Dienstleistungen.

Alles neu macht der schöne Schein?

Nach dem Zweiten Weltkrieg verdrängte eine neue Farbenlehre die bisherige Straßenkleidung der Ärzte. Strahlendes Weiß wurde zum Markenzeichen der unblutigen Dienstleister des medizinisch-industriellen Komplexes. Operationssäle verwandelten sich mit grünem Tuch, sterilen Einmalkitteln und Gesichtsmasken von bluttriefenden Schlachtbänken in Hochämter der Sterilität. Der Ärzte neue Kleider sollten augenfällig demonstrieren, dass der Berufsstand mit mangelnder Hygiene und altmodischem Dünkel gebrochen hätte.

Wissenschaftliche Studien, Diagnosealgorithmen und Behandlungsleitlinien sollten evidenzfreie Quacksalbereien früherer Jahrzehnte vergessen machen. Pharmazeutische Chemie und technisierte Eingriffe bekamen den zeitgemäßen Rahmen mit Zahlen und Grafiken, die deren Nutzen für Kranke zu belegen schienen. Wachsendes Verständnis biochemischer Vorgänge suggerierte heilsamere Behandlungen.

Hinter der Fassade unbefleckter Arbeitskleidung und schnörkelloser Architektur wurde sorgsam verborgen, dass die klinische Medizin weiterhin die häufigste Quelle für Krankheit und Tod durch Infektionen blieb. Mehr als 2,5 Millionen Klinikinfektionen mit mindestens 100 000 Todesfällen schienen in Europa zum unvermeidbaren Ballast zu gehören.[235] Fünf bis zehn Prozent aller stationären Kranken erlitten während ihrer Behandlung eine Infektion: 10 bis 20 Prozent davon durch multiresistente Erreger, die durch inflationäre Verwendung von Antibiotika und Desinfektionsmitteln regelrecht gezüchtet wurden. Die Zustände waren trotz Hygienestandards nicht so weit von den Zeiten des »Kindbettfiebers« entfernt. Klinikmonster mit aufbereiteter Luft und ohne Isolierung infektiöser Kranker verwandelten sich wieder in Drehkreuze für Krankheitserreger, die Einzelerkrankungen zu Epidemien werden ließen.

Geändert hatte sich auch, dass die industriellen Vorgaben für die Medizin und die zugehörige Wissenschaft seit dem Ende des Zweiten Weltkriegs aus Amerika kamen. Die noch Anfang der 1930er Jahre führende deutsche Schulmedizin hatte sich im Nationalsozialismus ihrer besten Köpfe beraubt. Intelligente und unabhängig denkende Menschen waren während des Nationalsozialismus vertrieben, inhaftiert oder umgebracht worden. So waren es deutsche Ärzte, allen voran der Dresdener Internist Fritz Lickint (1898–1960), die 1929 den Zusammenhang zwischen Rauchinhalation und Lungenkrebs hergestellt hatten.[236] Der heute gefeierte Entdecker dieser Kausalität, der Brite Richard Doll (1912–2005) führte seine Studien erst in den 1950er Jahren durch.

Mit der Inszenierung eines Kalten Krieges unmittelbar nach Kriegsende installierten sich die Führungscliquen der Nazizeit erneut. Nicht nur in Politik und Wirtschaft, sondern auch in den Universitäten mauerten sie sich mit willfährigem, jedoch wenig leistungsfähigem Personal ein.[237] Mit zunehmendem Einfluss der Medizinindustrie auf die Ordinariate wurde die Qualität nicht besser. Kaum eine maßgebliche Veröffentlichung, die noch aus Deutschland kommt und dann nur in einer englischsprachigen Zeitschrift erscheint. Innovative Forschung musste in Deutschland zu einer Randerscheinung werden. Errungenschaften resultierten meist aus Unbotmäßigkeiten einzelner Ärzte (vgl. endoskopische Chirurgie; S. 216).

Die Medikalisierung der Welt

Die medizinische Versorgung entwickelte sich in vielen Industrieländern zum dominierenden Wirtschaftszweig. Nötig waren dafür eine medizinische Versklavung aller Menschen mit Ausweitung des Therapiespektrums auf Gesundheitsstörungen, die keiner Therapie bedürfen, und die Erfindung neuer Krankheiten. Behandlungsbedingte Krankheiten, die von den Patienten und der Gesellschaft nur selten ursächlich zugeordnet werden, hatten die Wachstumsdynamik bereits beschleunigt. Früherkennungsuntersuchungen, Impfungen und medial hochgespielte Krankheitsbedrohungen ließen ärztliche Dienstleistungen zu einem Geschäft mit der Angst verkommen. Dank Lohnfortzahlung und großzügiger Berentung bei ärztlich attestierter Krankheit gab es keine Widerstände vonseiten der Bevölkerung. Mund-Nase-Bedeckungen wurden schließlich überall ab 2020 zum sichtbaren Zeichen der Unterwerfung.

Die Zahl medizinischer Maßnahmen wuchs in allen Industrieländern Jahr für Jahr weit stärker als das Bruttoinlandsprodukt. Von 1950 bis 1980 nahm der Ärztestand um mehr als das Doppelte zu.[238] Die Gesamtausgaben für Behandlungen verachtfachten sich. Es wurde der Eindruck erweckt, dass das Ende der Krankheiten in greifbarer Nähe läge. Nicht das erste Mal in der Geschichte. In der Neuzeit war es schon einmal beschworen worden – nach der Französischen Revolution, als die Jakobiner postulierten, dass mit dem Ende der Feudalherrschaft die gesundheitsförderlichen Lebensbedingungen einer Republik Krankenanstalten überflüssig machen würden. Seit dem Zweiten Weltkrieg sollten nun staatliche Gesundheitssysteme wie das National Health System in Großbritannien oder umfassende Versicherungspflichten in anderen Ländern dieses Ziel erreichen.

Der ernüchternde Kassensturz

Jedes Mal mussten die Illusionen begraben werden. Weder konnte in staatlichen Gesundheitssystemen noch durch neue Therapien ein Rückgang der Krankheitstage verzeichnet werden. Medizin erwies sich als kapitalistische Dienstleistungsbranche mit unkontrollierter Überproduktion unabhängig vom Nutzen.[239] Gesunde Lebensbedingungen hätten noch die größte Chance, Krankheiten zu Randerscheinungen zu degradieren.

Nach der Euphorie über Penicilline, Kortikosteroide und Sexualhormone sowie die ersten Neuroleptika in den 1950er und 1960er Jahren stellte sich Ernüchterung ein.[240] Trotz unbestrittener Erfolge war spätestens um 1970 klar, dass weder synthetische Pharmaka noch die Ausweitung operativer Möglichkeiten die Zahl Kranker reduzierten. Antibiotika und Impfungen brachten Infektionskrankheiten genauso wenig zum Verschwinden, wie Entfernungen bösartiger Tumore und Chemotherapien Krebs heilten. Ungeachtet einer vermeintlichen Prävention von Gefäßverschlüssen belegten Statistiken, dass Herz-Kreislauf-Erkrankungen die Todesfälle dominierten. Eigentlich hätte sich das Spektrum verschieben müssen. Die Zweifel an der Armada immer neuer pharmakologisch-technischer Waffen wuchsen sogar unter Ärzten.

So wie 1795 der Arzt und Philosoph Johann Benjamin Erhard (1766–1827) eine Radikalkritik an der hippokratischen Medizin übte, betrat jetzt ein katholischer Theologe und Philosoph die Bühne, um mit der wissenschafts-orientierten Medizin abzurechnen. *Medical Nemesis*« oder *Die Enteignung der Gesundheit* nannte Ivan Illich (1926–2002) seinen Generalangriff, der ihn 1975 in die Bestsellerlisten katapultierte.[241] Illich brachte die Ärzteschaft weltweit aus der Fassung, was Erhard nur unter den Bildungsbürgern in den deutschen Fürstentümern gelungen war. Er geißelte das ärztliche Tagwerk als »Pestepidemie« und deren Auswirkungen als »eine der am schnellsten um sich greifenden Epidemien unserer Zeit«.[242] Ärzte standen für ihn auf einer Stufe mit resistenten Bakterienstämmen und giftigen Pestiziden. Medizin sei nicht nur teuer und nutzlos, sondern äußerst schädlich und »die erste Gefahr für die Gesundheit«.

Illichs Polemik wurde von den epidemiologischen Daten der immer häufigeren chronischen Krankheiten bestätigt, die zeigten, wie wirkungslos die pharmakologischen Konzepte waren. Selbst die bereits als Erfolg verbuchte Eindämmung der Seuchen im 19. Jahrhundert hatte der britische Epidemiologe Thomas McKeown (1912–1988) als Schmuck mit fremden Federn entlarvt.[243] Seine Analyse der Sterberegister in England und Wales belegte, dass die Infektionskrankheiten von der Cholera bis zur Tuberkulose bereits rückläufig waren, bevor wirksame Behandlungen zur Verfügung standen. Verbesserte Lebensbedingungen mit ausreichend Nahrung, sauberem Wasser und Hygiene hatten dafür gesorgt. Gesundheit war keine ärztliche Errungenschaft, sondern ein Wohlstandseffekt. Impfungen gegen Cholera, Pest oder Typhus gab es erst im Masseneinsatz, als die Epidemien Geschichte waren.[244]

Mit dem Geist von Erfindern und Tüftlern erreichte man zwar manches: Aneurysmen und Gefäßverschlüsse mit dünnen Kathetern beseitigen, künstliche Gelenke einbauen und Steine in Gallen- und Harnwegen ohne Operation beseitigen. Das bedeutete aber nicht, dass mehr Menschen länger gesund waren. Tüfteln setzt erst ein, wenn ein Problem schon existiert ... Der medizinisch-industrielle Komplex war keine Heilungs-, sondern bestenfalls eine Überlebensmaschine, die manchmal das Ableben hinausschieben konnte, allerdings meist nur, indem sie das Leiden verlängerte. Chronische Krankheiten wurden zum fixen Bestandteil des Lebens. Die Erfindung neuer Krankheiten, die Diagnose asymptomatischer »Krankheiten« und präventive Angebote wie Impfungen, die auch krank machen können, sind Belege dafür, dass behandelbare Krankheiten erwünschter als Gesundheit sind.

Die voreilige Proklamation einer »personalisierten Präzisionsmedizin« zu Beginn des 21. Jahrhunderts war diesbezüglich nicht als Paradigmenwechsel aufzufassen, sondern bestenfalls als Kurskorrektur, um zunehmend gentechnisch hergestellte medikamentöse Massenware als Behandlungskonzept zu retten. Weltweit vertriebene Medikamente zu astronomischen Preisen mit einer hohen Quote schwerster unerwünschter Wirkungen waren selbst in reichen Staaten kaum vermittelbar, wenn allenfalls einzelne Kranke profitierten. Wirklich individuell behandelt wurde vielleicht 2500 Jahre früher in Griechenland, als noch der ganze Mensch und nicht nur *ein* Prozess oder *eine* Konstellation im Fokus der Ärzte war.

Medizinische Konzepte, die auf intransparenter Großtechnik beruhen, wurden gegenüber der lohnkostenintensiven und schwer standardisierbaren menschlichen Zuwendung präferiert. Selbstheilungsmechanismen des Organismus waren mehr Störfaktoren als Schlüssel zur Genesung. Das Immunsystem Kranker blieb vorrangiger Angriffspunkt aller Behandlungen. Die global ausgerichtete Struktur des medizinisch-industriellen Komplexes führte zwangsläufig zu einer schnellen und nicht mehr regional beschränkten Verbreitung neuer Entwicklungen mit allen positiven wie negativen Konsequenzen.

Eine schnelle Eindämmung von Epidemien wurde ebenso möglich, wie Gesundheitsbeschädigungen durch neue Produkte und Behandlungen zu obligaten Begleiterscheinungen führten. Die Kollaboration von Behörden mit den Herstellern bei Zulassung und Überwachung sorgte für verfrühte und unnötige Anwendungen ohne Evidenz. Geheimhaltung von Studienergebnissen, Fälschung von Daten und befangene Studiendesigns waren an der Tagesordnung. In regelmäßigen Abständen musste es zu Skandalen kommen: Contergan®, Duogynon®, Clofibrat®, Antiarrhythmika, Hormonpräparate, Vioxx®, Hexavac®, HPV-Impfung.[245] Diese Skandale waren nur die Spitze des Eisbergs der verschwiegenen und verschleierten Gesundheitsbeschädigungen und Todesfälle durch neue Medikamente, Impfungen, Medizintechnik und operative Verfahren.

Dennoch wird am Anfang des 21. Jahrhunderts erneut die Auslöschung von Krankheiten beschworen. Mit der Vision gentechnischer Manipulationen sollen Menschen zu Großbaustellen werden.[246] Neue Organe aus Stammzellen, Impfungen gegen alles dank Boten-RNA – eine biomedizinische Revolution, die bisherige Arzneimittel überflüssig machen soll ... Virologen, Gentechniker, Humangenetiker und Labormediziner hatten die sprechenden Vertreter der Zunft ersetzt und wie zu Anfang des 19. Jahrhunderts wieder die Labors zu den heiligen Grals der Schulmedizin gemacht. Allerdings jetzt oft mit Resultaten, die so unsinnig waren wie die Prüfung des Urins durch die Sinnesorgane mittelalterlicher Ärzte.

Von der wissenschafts-orientierten zur wissenschafts-inszenierten Medizin

Die wissenschafts-orientierte Schulmedizin war nicht der radikale Bruch mit der Tradition, wie dies kontrollierte Studien und Hightech-Prozeduren suggerieren. Messwerte und statistische Signifikanzen verhinderten nicht, dass unzutreffende, profitgetriebene Konzepte in die Welt gesetzt und am Leben erhalten wurden. Entwässernde Mittel, um den Blutdruck zu senken, Cholesterinsenker oder Pharmaka, die Millionen von Menschen in Bluter verwandelten, niedrig dosierte Fremdstoffe als »Impfungen« gegen Krankheitserreger: die Theorien waren ebenso wenig plausibel wie der Aderlass als Rezept gegen den Tod.

Das »Ungleichgewicht der Säfte« war von einem vermeintlich gestörten Verhältnis von Blutparametern, Neurotransmittern und Hormonen abgelöst worden. Aderlass, Brechmittel und Klistiere hatten nur ihr Gewand gewechselt. Im Unterschied zur hippokratischen Medizin wurden jetzt aber nicht nur Flüssigkeiten entfernt, sondern auch vermeintliche Mangelzustände von Hormonen, Mineralien und Vitaminen durch erhöhte Zufuhren ins Gleichgewicht gebracht. Die generell den Allgemeinzustand verschlechternden Behandlungen der Säftelehre waren scheinbar zielgerichteten Pharmaka gewichen. Für die Betroffenen blieben die Effekte kurzfristig meist unmerklich, konnten aber schwerwiegende Spätfolgen beinhalten.

Gesundheitsrisiken von Behandlungen waren in der Lesart des medizinisch-industriellen Komplexes schon frühzeitig zu »Nebenwirkungen« abgestuft worden, obwohl positive und negative Effekte für Kranke gleichermaßen spürbar sind. Hatte man lange von »abnormen« oder

»sekundären« Arzneiwirkungen gesprochen, setzte sich die begriffliche Verharmlosung ab dem 18. Jahrhundert zunehmend durch.[247] Eine Hierarchie von Effekten besteht aber nur im Auge des Behandlers und der Medizinindustrie. Wirksamkeit und Schädlichkeit sind untrennbar miteinander verbunden.

Unerwünschte Wirkungen von Behandlungen waren zwischenzeitlich sogar zum Geschäftszweig geworden: die Einnahme vieler Pharmaka und nicht wenige Operationen resultierten aus Behandlungsfolgen. Mindestens fünf Prozent der stationären Aufnahmen waren am Beginn des 21. Jahrhunderts behandlungsbedingt.[248] Jeder dritte Todesfall stand in Zusammenhang mit vorangegangenen Therapien.[249]

Wäre die Naturwissenschaftlichkeit der Schulmedizin so überzeugend gewesen, wie ihr eigener Absolutheitsanspruch vorgibt, hätten alternative Medizinkonzepte vom Gesundheitsmarkt verschwinden müssen. Aber dies war mit Einführung von Antibiotika, Kortikosteroiden, synthetischen Geschlechtshormonen, Stents und Bypassoperationen nicht passiert. Homöopathie, Ayurveda und Naturheilverfahren erfreuten sich auch unter Ärzten eines regen Zuspruchs. In Großbritannien gab es am Anfang des 21. Jahrhunderts geschätzt bis zu 18 000 Geistheiler.[250] Scharlatanerie und selbst die hippokratischen Klassiker hatten in der sogenannten ganzheitlichen Medizin überlebt. Aderlässe, die 400 Jahre alte Chemie des Glaubersalzes und Klistiere in Form der »Kolonhydrotherapie« waren en vogue, als hätten 2500 Jahre nicht bewiesen, dass sie bestenfalls nicht schädigen.

Die »Präzisionsmedizin« war eine Fata Morgana, die schon den Alchemisten der frühen Neuzeit vor Augen stand. Paracelsus (1493–1541) und Kollegen waren fest davon überzeugt, dass es für jede Krankheit ein spezifisches Heilmittel gebe, das man nur finden müsse. 350 Jahre später erschien dem Arzt Paul Ehrlich diese Vision im Labor erneut: Durch die richtige Seitenkette könne man Antikörper und Farbstoffmoleküle spezifisch heilsam machen. Zwar gelang 1975 den Biochemikern Georges Köhler (1946–95) und César Milstein (1927–2002) eine quasi unsterbliche Fusionierung von Antikörper produzierenden Lymphozyten und Myelomzellen, sodass sich seither kontinuierlich verschiedenste monoklonale Antikörper produzieren lassen; aber ein Antikörper gegen irgendeine Eiweißstruktur beseitigt noch keine Krankheitsursache.

Ebenso wenig gibt es *einen* Genabschnitt, der nur für *einen* Prozess verantwortlich ist, wie eine chemische Reaktion, die in *einem* biochemischen Pfad isoliert manipuliert werden kann. In vernetzten Systemen kommt es immer zu Kollateraleffekten! Superselektive Eingriffe durch biotechnisch hergestellte Antikörper gegen Eiweißstrukturen und Manipulationen am Genom durch Genscheren konnten zwar ihr Potenzial gegen Krankheitssymptome unter Beweis stellen, einen gestörten Organismus wiederherstellen, wie ein Uhrmacher ein mechanisches Uhrwerk, können sie aber nicht.

Seit 1985 werden immer neue Antikörper gegen Eiweiße bei Rheuma oder Krebs, aber inzwischen auch gegen körpereigene Regulationsproteine entwickelt. 2010 wurden erstmals sogenannte Checkpoint-Inhibitoren bei Tumorkranken eingesetzt, um eingebaute Reaktionsbegrenzer im Immunsystem zu deaktivieren. Allerdings waren dies wiederum Experimente an Lebenden mit ungewissem Ausgang. Immerhin gab es jetzt erstmals in der Schulmedizin Therapieansätze, die Selbstheilung Kranker zu stimulieren und nicht nur zu beeinträchtigen.

Die Medizin des Industriezeitalters war nie eine Naturwissenschaft. Überprüfbare Ergebnisse setzen Studien voraus, die unbefangen aufgesetzt, ausgewertet und verbreitet werden. Sobald wirtschaftliche Interessen eine maßgebliche Rolle spielen, ist dies nicht mehr der Fall. Es waren Therapien gefragt, die vielleicht wirksam, aber vor allem lukrativ waren. Konnte man Krankheit mit Medikamenten bekämpfen, die günstig herzustellen und teuer zu verkaufen waren, trat Prävention in den Hintergrund. Selbst Mikroben, die Krankheitserreger in Schach halten können, wie die Bakteriophagen, waren uninteressant, da Lebewesen vorerst nicht patentierbar und ungeeignet für eine Massenproduktion sind. Nur weil es vorher noch unheilsamer zuging, haben wir jetzt nicht die bestmögliche Medizin.

Die Wissenschaft, die als neue Heilsautorität quasireligiöse Funktionen erfüllt, ist im 20. Jahrhundert immer stärker durch die Interessen von Geldgebern korrumpiert worden. Zunehmende Kontrolle durch die

Pharmaindustrie führte zu einer Themenselektion nach kommerziellen Interessen. Dabei wurden immer wieder Studienergebnisse manipuliert, um unwirksame und schädliche Substanzen als Medikamente zulassen zu können. Eine Positivliste – das heißt ein Verzeichnis nachweislich nützlicher Präparate – hat die Pharmaindustrie bis heute fast überall verhindert. Dies führte nicht nur dazu, Behandlungsschäden in den Industrieländern häufiger als andere zivilisatorische und natürliche Erkrankungen wurden.[251] Es unterblieben dadurch zielführende Forschungsarbeiten zu Heilungsvorgängen. Naturstoffe wurden verdrängt.

Der Gesundheitsmarkt war am Anfang des 21. Jahrhunderts so bunt und geschäftsträchtig wie in früheren Jahrhunderten. In Schul- und Alternativmedizin ging es vorrangig ums Geschäft. Behandlungen waren das Ziel, Heilung nur selten. Das in Aussicht gestellte »Aussterben von Krankheit«, das mit den gentechnischen Behandlungen wieder einmal verkündet wurde, blieb eine Fata Morgana. Spätestens mit dem Jahr 2020 war die 150-jährige Phase, in der naturwissenschaftliches Denken in die Medizin Einzug gehalten hatte, vorerst zu Ende. Evidenzbasiertes Wissen wurde durch wissenschaftlich inszenierte Unwahrheiten ersetzt. Kranke wurden zu Kunden, Gesundheit zur Ware. Und eine Ware ist nur ein temporärer Besitz, der enteignet werden kann.

Die Enteignung der Gesundheit beginnt

Das Virus der Pandemie-Inszenierung von 2020 sprang nicht auf einem Wildtiermarkt auf den Menschen über und stammte vermutlich nicht einmal aus einem chinesischen Hochsicherheitslabor.[252] Der Test zum vermeintlichen Nachweis von »SARS-CoV-2« beruhte nicht auf einer Isolierung des Erregers, sondern auf einer Computersimulation.[253] Der Countdown lief seit vielen Jahren.[254] Die Definition einer Pandemie war schon zehn Jahre früher so angepasst worden, dass jede noch so harmlose Infektionskrankheit in einer globalisierten Welt dafür taugte. Die Weltgesundheitsorganisation (WHO), nationale Zulassungs- und Aufsichtsbehörden standen längst unter Kontrolle des medizinisch-industriellen Komplexes. Kein Zufall, dass in vielen Ländern Impfpflichten installiert worden waren. Mit Ausnahme weniger Staaten waren die Regierungen mit willfährigen Politikern besetzt, die Leitmedien synchronisiert. Die Plünderung des Bruttosozialproduktes konnte überall hinter der Nebelwand einer Pandemie ihren Lauf nehmen.

Die Urangst der Menschen vor Infektionskrankheiten genügte als Treiber. Politiker und Medien mussten nur die Bedrohungskulisse aufrechterhalten. Währenddessen legten Krisenkabinette überall das gesellschaftliche Leben lahm, steuerten die Wirtschaft um und leiteten gigantische Geldsummen mit fadenscheinigen Ermächtigungen in die verzweigten Kanäle des medizinisch-industriellen Komplexes. Politiker und Medien waren zu Handlangern von Big Pharma verkommen. Unter dem Vorwand »Gesundheitsschutz« gab es kaum nennenswerte Widerstände. Obwohl ärztliche Behandlungen überall zur häufigsten Todes- und Krankheitsursache aufgestiegen waren, erfreuten sich Ärzte und ihre Art der Krankheitsbekämpfung hoher Wertschätzung. Geld für medizinische Produkte und Dienstleistungen schien jeden Rechtsbruch und jede Kreditaufnahme wert zu sein.

»Covid-19« war zwar von den bisherigen Erkältungskrankheiten in keiner Hinsicht zu unterscheiden, aber die Choreografie einer weltweiten Panik mit manipulierten Zahlen Erkrankter und Verstorbener hatte den gewünschten Effekt. Unser Planet schien sich in ein Krankenlager zu verwandeln. Fakten, die zeigten, dass es sich nicht um eine tödliche Seuche eines »Killervirus« handelte, wurden vertuscht und verdreht, die Minderheit unbefangener Ärzte und Wissenschaftler totgeschwiegen oder diffamiert. Anstatt, wie von Romains angedacht, ins Bett schickte man Menschen im Jahr 2020 fast überall als »asymptomatische Kranke« in Hausarrest. Über Monate war mehr als die Hälfte der Weltbevölkerung in sozialer Isolation. Die Militärs konnten in den Kasernen bleiben. Zahlen, die dereinst die Medizin aus dem Kerker der Dogmen befreit hatten, wurden zum neuen Mantra – egal, wie manipuliert sie waren. Zahlen zählten mehr als Menschen.

Das Phantom eines Virus hatte diktatorische Befugnisse für Gesundheitsminister und Regierungschefs selbst in demokratischen Gemeinwesen ermöglicht. Ganze Bevölkerungen wurden für Milliardenbeträge mit ungeeigneten Tests untersucht, unwirksame Ladenhüter der Pharmaindustrie als vermeintliche Heilsbringer millionenfach infundiert, Zigtausende Klinikbetten für herbeigeredete Virenopfer kostenpflichtig frei gehalten und riesige Summen staatlicher Gelder in den Ausbau von Intensivstationen, Medikamenten- und Impfforschungen gepumpt. Schon in den ersten Monaten der Gesundheitsdiktatur flossen Billionen aller Leitwährungen in den medizinisch-industriellen Komplex.

Der Anfang war gemacht und die Weichen gestellt für den größten Raubzug der Geschichte. Das Paradigma war etabliert, wie Virenängste einen Steuergeldregen über der Medizinindustrie und ihren Investoren auslösen konnten. »Corona« war das Codewort für den Generalangriff auf Gesellschaften freier und mündiger Bürger. Wie Ivan Illich in den 1970er Jahren vorausgesagt hatte, wollte eine »neue Elite wissenschaftlicher Kontrolleure die ganze Welt wie eine Krankenstation regieren«.[255] Dieser neue »medizinische Klerus« wollte entscheiden, »was Krankheit ist, wer krank ist oder sein darf und was für ihn getan werden soll«.[256] Das Christentum hatte als letzte Instanz erkennbar ausgedient, als der Papst im Jahr 2020 seinen 4000 Angestellten zu Weihnachten jeweils fünf Packungen des Schmerzmittels Paracetamol überreichte und kurze Zeit später als Krankheitsprophylaxe zu Impfungen anstelle von Fürbitten und Wallfahrten aufrief.[257] [258]

Skrupellos wurden von Ärzten positiv getestete Menschen mit »Infizierten« gleichgesetzt. Das ärztliche Stigma zählte mehr als tatsächliche Krankheit. Andere Diagnosen wurden zu »Corona« umetikettiert.[259] Intensivstationen schienen mit »Corona-Kranken« bevölkert, obwohl doch nur dieselben Krankheiten wie in früheren Jahren vertreten waren.[260] Ein Test machte es möglich. Übersterblichkeiten gab es nur dort, wo Ärzte mit unnötig aggressiven Therapien und Überdosierungen zu Werke gingen.[261] Dennoch wurde »Corona« unter der Chiffre »mit und an« zur scheinbar häufigsten Krankheits- und Todesursache dank ärztlicher Diagnosemanipulationen. Drei Viertel der »Corona-Kranken« in deutschen Kliniken hatten nicht einmal einen positiven PCR-Test![262] Auf einen Erregernachweis im Körper der Kranken hatte man aus guten Gründen von Anfang an verzichtet.

Die Medizindiktatur begann, verpflichtende diagnostische Untersuchungen, Zwangsimpfungen und -behandlungen bei Bedarf mit Zwangsinternierung vorzubereiten. Ermächtigungsgesetze machten es möglich. Wo sich Widerstand regte, konnte man den Konsum medizinischer Produkte und Dienstleistungen an die Bewegungsfreiheit und die Möglichkeit zur Berufsausübung koppeln. Die Vision des Dr. Knock im *Triumph der Medizin* war eingetreten. Es gab zwar noch Gesunde. Aber nur nach ständiger Überprüfung von Körperdaten und Screening. Impfungen und präventive Medikationen waren obligat, sodass selbst temporär als »gesund« eingestufte Menschen stete Gesundheitskunden waren. Jeder konnte jederzeit ins Bett geschickt werden. Wem nicht offiziell per Test »Gesundheit« attestiert wurde, galt als Gefährder für seine Mitmenschen und konnte unter diesem Vorwand in Isolation gehalten werden.

Ivan Illichs Schreckgespenst einer enteigneten Gesundheit scheint zur Wirklichkeit zu werden. Nicht die Heilung ist das Ziel, sondern die Durchführung medizinischer Dienstleistungen an allen Menschen. Mit Gentechnik und monoklonalen Antikörpern blies der medizinisch-industrielle Komplex im 21. Jahrhundert zum Angriff auf die natürliche Gesundheit und Selbstheilung. Die Fronten der neuen Glaubenskriege verliefen jetzt zwischen überzeugten Patienten und Medizinkritikern.

Zeittafel wichtiger Ereignisse in der europäischen Medizin

5. Jh. v. u. Z.	die Lehre von den vier Säften und deren Ungleichgewicht als Ursache für Krankheiten bildet sich in Heilersippen Kleinasiens, auf der Insel Kos und im heutigen Süditalien
4. Jh. v. u. Z.	vermutlich erste anatomische Untersuchungen an Leichen
um 300 v. u. Z.	erste gesicherte Sektionen von Toten und Lebenden in Alexandria; vermutlich die erste Frau erschleicht sich in Männerkleidung ein Arztdiplom
1. Jh.	Griechische Ärzte etablieren die Medizin der Säftelehre für die Eliten in Rom
ab 8. Jh.	Zentralisierung medizinischer Dienstleistungen in Klöstern
10. Jh.	Medizinschule in Salerno einziges akademisches Zentrum der Medizin
11./12. Jh.	Übersetzung griechisch-römischer Medizinliteratur vom Arabischen ins Lateinische; christliche Version des »Eid des Hippokrates«
1139	im 2. Laterankonzil verbietet die katholische Kirche Geistlichen ein Medizinstudium
1163	im Konzil von Tours verbietet die katholische Kirche nur noch invasive ärztliche Maßnahmen für geistliche (akademisch ausgebildete) Ärzte
1215	im 4. Laterankonzil wird ein Verbot invasiver ärztlicher Handlungen an Lebenden und Toten für Ärzte festgeschrieben
13. Jh.	erste medizinische Fakultäten an kirchlichen Universitäten in Italien, Frankreich und England
ab 1300	Wiederaufnahme menschlicher Sektionen für Lehrzwecke in Bologna
1368	Gründung einer ersten eigenen Chirurgenzunft in London
1482	päpstliche Erlaubnis, Hingerichtete zu sezieren

1518	der »hippokratische Eid« taucht erstmals als Promotionseid in Wittenberg auf; erste Eingliederung von Chirurgen in den Ärztestand in London
ab 16. Jh.	Dezimierung der Hebammen durch die »Hexen«-Verfolgungen und Beginn der allmählichen Übernahme von Entbindungen durch Ärzte
1527	die Vier-Säfte-Lehre wird erstmals von einer Lehrkanzel verworfen
16. Jh.	erste anatomische Lehrbücher (1521 und 1543) in Italien und erste anatomische Theater in Italien und den Niederlanden; Einführung der Unterweisung am Krankenbett für Studenten; erstes Lehrbuch über »Physiologie« des Körpers ohne Magie und Astrologie; Erwerb eines »Dr. chir.« an italienischen Universitäten
1546	erste akademische Publikation über ansteckende Krankheiten durch Mikroorganismen
1603–1665	Gründung medizinischer Akademien außerhalb von Universitäten in zahlreichen europäischen Städten; erste Fachzeitschriften
ab 1622	Entdeckung der Lymphgefäße
1628	Postulat der Blutzirkulation
1655	erstes systematisches Lehrbuch der Chirurgie mit schrittweiser bildlicher Anleitung
1661	mikroskopischer Nachweis des Kapillarsystems als Beweis für einen Blutkreislauf
1662–68	erste Transfusionen von tierischem Blut und Infusionen von Flüssigkeiten bei Menschen
1665	erster mikroskopischer Nachweis von Zellen
1676	erster Bericht über nur mikroskopisch sichtbare Organismen
1721	erste statistische Auswertung einer ärztlichen Maßnahme
1754	erste Promotion einer Ärztin ohne Studium
18. Jh.	Etablierung von chirurgischen Lehrstühlen an Universitäten
1761	akademisches Ende der Säftelehre
1782	die größte Krankenanstalt Europas eröffnet mit 2000 Betten in Wien
ab 1800	mit dem Brownianismus nimmt der Missbrauch von Opium stark zu
1804	erste Vorrichtung für Endoskopien
1810	erstes Lehrbuch mit einer Behandlungstheorie zur Stärkung der Selbstheilungskräfte
ab 1830	Wiedereinführung des Mikroskops in die Medizin
1835	erste kontrollierte Studie mit einer Kontrollgruppe zur Wirkung der Homöopathie
1837	Mikroorganismen als Ursache für Fäulnis erkannt

1839	Zellen werden als Grundstrukturen von Pflanzen und Tieren erkannt
1842/52	Vermehrung der Zellen durch Teilung des Zellkerns erkannt
1846	Wiedereinführung der Betäubung bei Operationen
1847	erster Lehrstuhl für Arzneimittellehre in Europa
ab 1850	Bakterien werden als Krankheitserreger anerkannt
ab 1851	Gipsverband zur Schienung von Brüchen
ab 1853	Injektionsspritzen werden Teil des ärztlichen Instrumentariums; der Missbrauch von Morphium nimmt Fahrt auf
1860	erste Erwähnung »primum non nocere« (= »zuallererst nicht schaden«)
1863	Frauen werden in Frankreich als erstem europäischem Land zum Medizinstudium zugelassen
1865	Wiedereinführung der Antisepsis bei Operationen
1873	Entzündung als universelle Heilungsreaktion erkannt
1874	mit dem Reichsimpfgesetz werden Impfungen zu unhinterfragten Standardbehandlungen in Deutschland
ab 1880	Wiedereinführung der Asepsis bei Operationen
ab 1883	mit der Gründung des »Ärztebüros« zur Überprüfung von Genesungen nach dem Besuch der Grotte von Lourdes erkennt die katholische Kirche die Hoheit der Medizin für die Beurteilung von Heilungen an; allgemeine Krankenversicherungen entkoppeln ärztliche Maßnahmen von ihrer direkten Bezahlung
1884	erste Operationen in Lokalanästhesie
1885	erste Operation eines Hirntumors nach Lokalisation durch eine neurologische Untersuchung
1886	erste Plattenosteosynthese bei einem Knochenbruch
ab 1887	Theorie gestörter Mikrobiota als Ursache für Krankheiten
1890	erste Gelenkendoprothese
ab 1890	Antikörper und bakterienfressende Phagozyten erkannt
ab 1891	erste immunstimulierende Therapie gegen Krebs
ab 1892	die »Keimtheorie« wird zum Dogma der Medizin
1894	Plasma-Therapie gegen die Toxine von Tetanus und Diphtherie
1895	Entdeckung der Röntgenstrahlen
1907	erste blutgruppenbasierte Bluttransfusion
ab 1908	Hautdesinfektion im Operationsgebiet durch Jodtinkturen
1910	erste Bauchspiegelung eines Menschen
ab 1917	Bakteriophagen als Therapie gegen bakterielle Infektionen
1921	erster Einsatz eines Operationsmikroskops

1924	gesicherter Zusammenhang zwischen Hirnhautentzündung und Pockenimpfung; erstmals medizinischer Begriff für »behandlungsbedingt«
1929	Zusammenhang zwischen Rauchinhalation und Lungenkrebs erkannt
1931	erste wissenschaftliche Studie mit einer Placebo-Kontrollgruppe
1939	erste diagnostische Herzkatheter-Untersuchung; elektronenmikroskopischer Nachweis von Viren
ab 1940	Marknagelung von Knochenbrüchen
ab ca. 1950	erste Ultraschallgeräte
1952	erste sichere Technik zur Katheterisierung von Blutgefäßen, Gallenwegen und anderen flüssigkeitsgefüllten Hohlräumen
1953	Impfschäden werden in Deutschland erstmals höchstrichterlich anerkannt
1955	erste erfolgreiche Nierentransplantation zwischen eineiigen Zwillingen
1958	Arbeitsgemeinschaft für Osteosynthese (AO) gegründet; erste Implantation eines Herzschrittmachers
1962	Contergan®-Skandal, als dessen Folge Jahre später Zulassungsstudien für Medikamente eingeführt werden
ab 1963	Überlebenszeiten von mehr als einem Jahr bei Organtransplantationen durch verbesserte Immunsuppression
1973	erster Computertomograf für den Kopf
1974	erste Aufdehnung einer Arterie durch einen Ballonkatheter
ab 1975	gentechnisch hergestellte Antikörper zu Therapiezwecken
1976	Zulassungsstudien für Medikamente werden in Deutschland Pflicht
ab 1980	minimalinvasive endoskopische Technik hält Einzug in die Allgemeinchirurgie
1982	erster Magnetresonanztomograf
1993	Gründung der Cochrane Collaboration (heute: Cochrane) als Instanz der Evidenzbasierung in der Medizin
1995	einheitliche Verfahren für Medikamentenzulassungen in der Europäischen Union
ab 2007	Aufweichung der Zulassungsbedingungen für Arzneimittel
2020	Ende der Verpflichtung zur wahrheitsgemäßen Ermittlung von Krankheits- und Todesursachen durch die Weltgesundheitsorganisation; vorläufiges Ende einer evidenzbasierten Medizin; mit der vorbehaltlosen Aufforderung zu Corona-Impfungen gibt die katholische Kirche ihren Anspruch preis, durch Fürbitten vor Krankheiten schützen zu können

Wer oder was wird behandelt – der Kranke oder die Krankheit?

Behandelt ein »Arzt für innere Krankheiten« eine kranke Person oder ein abstraktes Krankheitsbild? Die Frage ist nicht immer eindeutig zu klären und die Antwort auch vom Behandler abhängig. Ein empathischer Arzt oder Heiler wird immer den Menschen sehen – unabhängig davon, ob er eine Störung der Körpersäfte oder eine lokalisierbare Erkrankung annimmt. Wer chirurgisch oder investigativ Krankheitsursachen auf der Spur ist, fokussiert sich dagegen auf »die Krankheit« beziehungsweise einen Körperteil.

In der griechischen und römischen Antike standen für Ärzte immer Personen im Vordergrund. Symptome wurden als Folge einer fehlerhaften Lebensführung gesehen. Diagnose und Therapie mussten aus den Gewohnheiten und der Umgebung Kranker abgeleitet werden. Eine sorgfältige körperliche Untersuchung sowie eine ausführliche Befragung galten als Schlüssel für ein erfolgreiches Behandlungsangebot. Bei Heilern und Schamanen darf zu allen Zeiten ebenfalls eine Zentrierung auf Personen angenommen werden, da für rituelle und magische Behandlungen Placeboeffekte entscheidend waren. Und die setzten nun einmal eine persönliche Beziehung zwischen Behandler und Krankem voraus.

Der ganzheitliche Ansatz der hippokratischen Medizin war spätestens mit der christlichen Reaktivierung der Säftelehre für akademische Ärzte Geschichte. Patienten mussten nicht einmal mehr selbst gesehen werden. Das von Verwandten mitgebrachte Uringefäß genügte. Aus qualitativen Eindrücken vom Urin und astrologischen Konstellationen leiteten Ärzte ihre undifferenzierten Verordnungen ab. Kranke wurden wegen vermuteter »Überfülle« durch Entleerungsbehandlungen geschwächt und in

Kombination mit Opium von ihren Symptomen distanziert. Ärzte therapierten eine abstrakte Störung der Körperflüssigkeiten, die sich nur gerade in einem Menschen gebildet hatte. Empathie kann hierbei schon ausgeschlossen werden, da alle Behandlungen erst einmal den Zustand Kranker verschlechterten. Hätten Kranke als Menschen im Mittelpunkt gestanden, wären die Rosskuren nicht so lange fortgeführt und irgendwie individualisiert worden.

Im 17. Jahrhundert wird ersichtlich, dass Ärzte Krankheiten überhaupt von Kranken ablösten. Der englische Arzt Thomas Sydenham (1624–89) war vielleicht der Erste, der Krankengeschichten aufschrieb, ohne die betroffenen Personen zu erwähnen. Immerhin formulierte er bereits, dass bei etwa der Hälfte der Kranken, die nicht an Fieber litten, seelische Beeinträchtigungen für körperliche Symptome ursächlich seien. Symptome waren weniger Hinweise auf die Krankheit, sondern eher Indikatoren für den Zustand des Patienten. Organisch kranke Menschen wurden zu gestörten Maschinen. Gab es ein spezifisch wirksames Medikament wie Chinarinde bei Malaria, waren Entleerungsbehandlungen überflüssig. Es ging immer weniger darum, individuelle Kranke zu therapieren, als die Krankheit, die sie befallen hatte, zu bekämpfen.

Mehr Ganzheitlichkeit kehrte erst wieder ein, als im Gefolge der Französischen Revolution die Entleerungstherapien auf breiter Front kritisiert wurden. Einzelne Ärzte beschäftigten sich jetzt wieder mit kranken Individuen. In Deutschland waren dies etwa Christoph Wilhelm Hufeland (1762–1836) oder Johann Benjamin Erhard (1766–1827), die im Bewusstsein, dass Behandlungen die Selbstheilung nicht stören sollten, auf viele schädliche Maßnahmen verzichteten. Samuel Hahnemann (1755–1843) verwarf gar die ganze Schulmedizin und schuf eine neue Lehre ohne Evidenzbasierung, die aber wenigstens nicht mehr schadete. Von einer gezielten körperlichen Untersuchung und Zuordnung von Krankheitssymptomen zu bestimmten gestörten Funktionsabläufen im Körper blieben alle jedoch weit entfernt.

Der Paradigmenwechsel vom Kranken zur Krankheit zementierte sich mit dem Übergang von der häuslichen zur klinischen Behandlung im 18. Jahrhundert (vgl. Kapitel »Wo wurde behandelt?«). Da in einer wie auch immer gearteten »Gesundheitseinrichtung« oft mehrere Patienten mit den gleichen Symptomen präsent waren, reduzierte man verschiedene Personen auf ihre Diagnose und setzte sie gleich, wenn ihre Symptomatik übereinstimmte. »Die Tuberkulose« von Saal 1 rechts vorne und »der Wundbrand« links in der Mitte waren die Folge. Dies verstärkte sich noch dadurch, dass Patienten von verschiedenen Ärzten gesehen und behandelt wurden.

Gleichzeitig etablierte sich eine Medizin lokalisierter Krankheitsprozesse über die Autopsiebefunde. Ärzte begannen, Krankheiten mit ihren Sektionskenntnissen im Patienten zu verorten. Die Gelbsucht hörte auf, ein Ungleichgewicht der Säfte widerzuspiegeln, sondern wurde als gestörte Galleaussscheidung erkannt. Die Dämpfung über der Lunge resultierte aus einem Erguss. Die Abstraktion der Krankheit von ihrem Träger war vollzogen.

Krankheiten existierten nach dem Tod in der leblosen Hülle des Patienten weiter und warteten darauf, vom Behandler mit dem Skalpell freigelegt zu werden. Das Ableben stellte für Klinikärzte keine Zäsur mehr dar: Sie verordneten Behandlungen am Lebenden und sezierten die Toten oft im gleichen Gebäude. Der »Fall« blieb ihr Fall – tot oder lebendig. Nur prominentere Patienten durften mit einer individuellen Würdigung ihrer Person rechnen.

Der kranke Mensch war auf ein Körperteil oder eine personenunabhängige Organstörung geschrumpft. Die detaillierte Auseinandersetzung mit einem kranken Individuum hatte ausgedient. Eine Herzschwäche ist in der naturwissenschaftlich-orientierten Medizin zunächst zu einer »Herzerweiterung« und dann zu einer »Herzinsuffizienz« geworden. Morphologisch und funktionell korrekt, ging dabei der Bezug zum Eigentümer des Herzens verloren. Dies dokumentieren die Berufsbezeichnungen: Arzt für Haut-, Herz- oder Rheumakrankheiten. Oder die interdisziplinären Konferenzen in Kliniken ohne Anwesenheit der Kranken: »Tumorkonferenz« – »Herzkonferenz«.

Dennoch wurde der Tod für behandelnde Ärzte im 20. Jahrhundert wieder zu einem einschneidenden Ereignis. Nicht mehr die Behandler, sondern spezialisierte Ärzte, die erst nach dem Tod auf den Plan traten, führten die Obduktionen durch. Der »Fall« war mit dem Tod für den Behandler erneut verloren wie zu Zeiten der vorklinischen Medizin. Mit dem Scheitern der therapeutischen Bemühungen endete schließlich die Vergütung. Dementsprechend werden heute in Kliniken inzwischen keine fünf Prozent der Verstorbenen mehr obduziert.[1]

Die Teilnahmslosigkeit hinsichtlich des Überlebens Kranker wie zu den Zeiten des ersten Jahrhunderts der Klinik stellte sich daher nicht mehr ein. Dazu trugen der bessere soziale Status der Behandelten, kleinere Behandlungseinheiten mit maximal Dreibettzimmern, ein steigender Erfolgsanspruch und die Angst vor Regressen bei. Der »Fall« sollte die Klinik wieder lebend verlassen. Zweitrangig war allerdings, in welchem Zustand. Überleben um jeden Preis wurde ab der zweiten Hälfte des 20. Jahrhunderts zum Credo der Intensivmedizin.

Herzfrequenz, Blutgase und Laborwerte wurden in Normalbereiche gebracht und gehalten, selbst wenn ein Überleben mit Demenz, Dialyse oder Pflegebedürftigkeit verbunden war. Das biologische Weiterleben der Maschine Mensch war wichtiger als das der Person. Überlebensraten waren statistisch auch leichter auswertbar als die Lebensqualität. Kam ein Kranker nicht schnell genug auf die Beine, wurde er in eine Rehabilitationseinrichtung, eine »Beatmungs-WG« oder in die häusliche Pflege verlegt. Wiederherstellung bei Entlassung konnte unterbleiben, wenn bei Fallpauschalen nicht mehr jeder Behandlungstag vergütet wurde.

Kann man Mensch und Krankheit trennen?

Kann eine punktgenaue chirurgische Intervention oder ein spezifisch wirkendes Präparat einen ganzen Menschen wieder gesund machen? Manchmal schon. Aber eben nur manchmal. Die operative Dekompression einer Nervenwurzel wird bei einem Bandscheibenvorfall die Rückenschmerzen nicht beseitigen, wenn deren Empfindung vor allem von der Psyche bestimmt wird. Selbst ein wirksames Antibiotikum stellt unsere Gesundheit nicht wieder her, wenn dadurch das Gleichgewicht unserer Darmbewohner zerstört wird. Wir sind gesund, wenn Botenstoffe, Nervenimpulse, Flüssigkeitshaushalt und unsere Mikroorganismen in Balance sind. Hatten wir das nicht schon – ein Ungleichgewicht als Krankheitsursache?

Keine Frage – die hippokratische Theorie vom Ungleichgewicht der Säfte war eine Irrlehre. Dennoch hat dieses Denkmodell dem Konzept lokalisierbarer Krankheitsursachen und gestörter Funktionen von Organen oder Systemen eines voraus: Krankheit trifft immer den ganzen Menschen! Es braucht keine lebensbedrohliche Erkrankung, um zu erkennen, dass wir immer als gesamtes System reagieren, selbst wenn anfänglich vielleicht nur eine eng umgrenzte Störung vorliegt. Schon bei einer Erkältung kommt uns Lebensenergie und Perspektive abhanden. Hippokratische Ärzte behandelten daher immer Personen in ihrer Einbettung in die Umwelt. Abstrakte Krankheiten unabhängig vom kranken Menschen existierten nicht: »Es ist wichtiger zu wissen, welche Person eine Krankheit hat, als zu wissen, welche Krankheit eine Person hat.«[2]

Nach der Säftelehre würde ein Infektionskranker zwar meist eine Entleerungstherapie verordnet bekommen, aber der Arzt hätte den Menschen im Blick, also auch dessen Immunabwehr. Diese ist für das Überstehen einer Krankheit wichtiger und abhängig von Alter, Ernährungszustand, Mikrobiom und Psyche. Wirksame Antibiotika beseitigen eine Infektion längst nicht bei allen Erkrankten. Insbesondere alte Menschen profitieren oft gar nicht, weil die Immunabwehr nicht mehr die Hauptarbeit leisten kann. Und so mancher Mensch stirbt, obwohl seine Laborwerte medikamentös optimiert wurden. Der plötzliche Herztod dank Cholesterin-, Lipid- und Zuckersenkern ist keine Seltenheit.

Die wenigsten Krankheitszustände lassen sich durch *eine* isolierte Ursache wie einen eingeklemmten Gallenstein erklären. Man kann eine bösartige Geschwulst vollständig entfernen. Geheilt sind dennoch viele Kranke nicht. Die meisten Krebstherapien lassen dies genauso außer Acht wie die Keimtheorie den erkrankten Menschen und seine seelische Verfassung. Wer nur einen mehr oder weniger kleinen Teil eines Kranken behandelt, wird nur selten heilen. Die Suche nach *einem* kranken Gewebe oder *einem* gestörten Prozess ist eine verhängnisvolle Einschränkung des ärztlichen Blickfelds, die die wissenschafts-orientierte industrielle Medizin bis ins 21. Jahrhundert nicht mehr überwinden sollte.

Ohne Berücksichtigung unserer angeborenen Heilungsmechanismen ist jede Behandlung unzulänglich. Eine Heilung setzt immer Systemprozesse des Kranken voraus, die aktiviert und unterstützt werden können und müssen. Es kommt nicht nur darauf an, eine Störung zu identifizieren und zu beseitigen, sondern auch darauf, in welchem Zustand sich andere Systeme im Körper des Kranken befinden. Die Zeit, die Selbstheilungsprozesse benötigen, lassen wir aber nur zu, wenn wir nicht mehr weiterwissen oder Belegtage den Gewinn erhöhen.

Mit dem Umdenken von gestörten Körpersäften zu beeinträchtigten Organen spielten Placeboeffekte keine Rolle mehr. Wenn Moleküle oder eine punktgenaue Operation die Störung beheben, wozu braucht es dann noch Selbstheilungkräfte? Fürsorge, Zuspruch, rituelle Handlungen – alles wurde überflüssig. Jeder Versuch, auf Krankheiten ohne messbaren Effekt einzuwirken, verkam zur wirkungslosen Scheinbehandlung und taugte der wissenschaftlichen Medizin nur noch als Kontrollgruppe (vgl. Kap. »Mythos Placebo«). Einiges spricht dafür, dass hippokratische Ärzte oder Naturheilkundige mit unwirksamen Therapien mehr genützt haben als eine wissenschaftlich-orientierte Medizin, die die Selbstheilung beeinträchtigt.

Die Einsicht hippokratischer Ärzte, dass wirksame Behandlungen eigene Krankheiten erzeugen können, trifft unverändert zu. Nur ist das Bewusstsein dafür aus den Köpfen verschwunden. Wer aber durch eine Behandlung eine weitere Störung erleidet, kann nicht nur punktuell behandelt werden. Es ist eben immer der ganze Mensch, der krank ist. Erst naturheilkundliche Heilkonzepte stellten im 19. Jahrhundert die Gesamtbefindlichkeit eines Kranken wieder in den Mittelpunkt. So unwirksam zahlreiche Anwendungen der Alternativmedizin sind, offenbaren sie doch dieses Defizit der Schulmedizin, für die eine »individualisierte Präzisionsmedizin« mehr Konzept als Realität ist.

Begegnung von Arzt und Patient – Geschichte eines Missverständnisses

Wie nahe muss und darf ein Behandler einem Kranken kommen, um bei der Gesundung helfen zu können? Das Spektrum reicht von intimster Nähe, bei der sich Ärzte zu Kranken hinzulegten, bis zum Wegsperren in geschlossenen Einrichtungen und zu Fernbehandlungen. Ein Blick auf eine Beziehung, die von Anfang an belastet war.

Die Begegnung zwischen einem gesunden Behandler und einem Kranken ist auch immer wieder eine Konfrontation eines Gesunden mit seinem eigenen Verfall und Tod. Dies muss die Zuwendung beschränken, die der Kranke aber in vollem Umfang beansprucht. Umgekehrt erwartet der Kranke etwas, was der Behandler selten und allenfalls zum Teil leisten kann: die Heilung. Trägt doch der Kranke das Potenzial der Selbstheilung in sich, die fast immer stärker ist als jede Therapie und ohne die keine Therapie erfolgreich sein kann.

Die hippokratischen Ärzte im antiken Griechenland hatten sich auf ein untaugliches Denkmodell für Krankheit und Gesundheit festgelegt. Heilen konnten sie mit ihren Behandlungen nicht. Sie dürften nur manchmal die Selbstheilung unterstützt haben. Aber sie betrachteten jeden Kranken als Individuum und nahmen sich Zeit für die persönliche Begegnung. Es ging nicht darum, dass Behandlungen einen möglichst schnellen Effekt haben sollten. Hippokratische Ärzte wussten, dass die Zeit ihr Verbündeter war, wenn sie die Selbstheilung unterstützten. Die wichtigste Stellschraube war die Lebensweise.

Ihr Kontakt begann nicht dann, wenn Krankheit schon eingetreten war, sondern möglichst noch bei Gesundheit. Ein Ungleichgewicht der

Körpersäfte sollte gar nicht erst auftreten. Das Medizinverständnis war durch und durch präventiv. Die weitere Geschichte hat die Richtigkeit dieses Ansatzes immer wieder bestätigt. Mit präventiven Verhaltensänderungen kann man auch heute mehr Krankheit verhüten als mit Behandlungen beseitigen. Bei Krankheit lag für hippokratische Ärzte bereits ein Versagen des Patienten vor. Ärzte wussten, dass ihre Möglichkeiten sehr begrenzt waren.

Aber es gab Zuwendung und körperliche Nähe. Die genaue Beobachtung und Befragung des Patienten war der Schlüssel für die richtigen Maßnahmen. Dafür brauchte man Zeit und unmittelbaren Kontakt. Befühlen und Abtasten waren essenziell, obwohl man gar nicht versuchte, aus seinen Wahrnehmungen objektive Befunde zu machen oder diese gar zu quantifizieren. Die Begegnung zwischen Arzt und Patient passt in eine Gesetzmäßigkeit, die die weitere Geschichte bestätigen sollte: Je weniger wirksam Behandlungen waren, desto intensiver waren meist Fürsorge und Zuwendung!

Das änderte sich allerdings bald. Bereits für Galen hatte die körperliche Untersuchung ihren Stellenwert verloren. Es genügte, den Puls zu fühlen und bestenfalls einen Blick auf die Zunge zu werfen. Kranke mussten sich dafür nicht entkleiden. Atem- und Darmgeräusche, Herztöne – all das spielte für ihn keine Rolle. Äußere Begutachtung, Schilderung der Symptome und die Exkremente Kranker reichten als Informationsquellen aus. Körperliche Nähe zu Kranken suchten nur Handwerkschirurgen und Heiler.

Ein wesentlicher Grund für die Distanz der Ärzte zu ihren Patienten war die Angst vor Ansteckung.[1] Gegenüber Patientinnen kam bei männlichen Ärzten noch die Scheu dazu. Das Berührungstabu galt nicht nur für die Hände, sondern auch für die Augen. Bei Visiten beschränkte man sich auf Exkremente und unbekleidete Körperteile, um jede Entblößung zu vermeiden. Es gibt zahlreiche Schilderungen, dass Hauterscheinungen und Tumore bestenfalls unter der Bekleidung ertastet, aber nicht besehen werden durften. Dieses Tabu ist bis in das 20. Jahrhundert in Europa nachweisbar und in der islamischen Welt verbreitet.

Mit dem kirchlichen Messerverbot für Ärzte im Mittelalter war bereits eine Geringschätzung manueller Handlungen an Kranken eingezogen. Die körperliche Untersuchung entfiel bald komplett und wurde durch die Beschau des Urins ersetzt. Eine Urinprobe galt als Spiegel eines ganzen Menschen. Stand kein Urin zur Verfügung, sollten Ärzte ein Horoskop stellen, aber keinesfalls Kranke besuchen. Schon in der arabischen und byzantinischen Zeit war das Harnglas inklusive Verkostung des Urins zum Symbol des ärztlichen Berufsstandes geworden. Bis heute halten die ärztlichen Schutzpatrone Kosmas und Damian im Fakultätssiegel der Universität Leipzig neben Büchern einen Spatel und ein Harnglas in ihren Händen.

So manchem Harnglasjünger war die Überschätzung des Urins bewusst: Sie ließen Patienten von Vertrauenspersonen vor der Konsultation ausfragen, um dann ihre Diagnose scheinbar allein der Harnbegutachtung zu entnehmen. Der Humbug der Harnschau wurde im Gegenzug von Zeitgenossen entlarvt, indem Patienten ihre Ärzte mit Tierurin oder gefärbtem Wasser auf die Probe stellten.[2] Warnende Stimmen gab es schon damals im Berufsstand. So erklärte der Arzt, Dichter und Botaniker Euricius Cordus (1486–1535), der auch in Ferrara studiert hatte: »(...) ein Artzt muß den Krancken selbst sehen, fülen und fragen, sol er ihm helffen, artzet er aber ihm unbesehen, so thut er als einer der die Vögel in der Lufft fliegende wil schiessen, und ist ungewiß, ya ein gefarlich Dinck.«[3]

Aber selbst im 18. Jahrhundert, als Menschen angesichts neuer Erkenntnisse zu biologischen Maschinen mutierten, verzichteten ärztliche Perückenträger immer noch auf genauere Daten ihrer Studienobjekte. Als der in einer Gastwirtschaft aufgewachsene österreichische Arzt Leopold Auenbrugger (1722–1809) 1761 publizierte, dass man nicht nur durch den Klopfton bei Fässern, sondern auch bei Patienten auf das Vorhandensein von Gas oder Flüssigkeiten schließen konnte, nahm man davon keine Notiz. Auf Deutsch erschien sein Text erstmals 1843. Philipp Bozzini (1773–1809), der kurz nach 1800 erste endoskopische Utensilien konstruierte, um über die natürlichen Körperöffnungen zusätzliche optische Informationen zu erhaschen, erging es nicht anders.

Wenigstens wurde Jahrzehnte später Napoleons Leibarzt Jean-Nicolas Corvisart (1755–1821) auf Auenbruggers Abhandlung aufmerksam und veröffentlichte dessen Erkenntnisse 1808 – ein Jahr vor Auenbruggers Tod – in Paris. Jetzt schienen Zuhören und das Betrachten des Urins für einen Rückschluss auf eine Krankheit im Inneren nicht mehr auszureichen. »Berühren, Beklopfen und Behorchen«[4] brachten Arzt und Patient wieder näher – allerdings nur vorübergehend.

Der 1817 vom Arzt und Flötisten René Théophile Laennec (1781–1826) eingeführte hölzerne Zylinder (Stethoskop) stellte vor allem zum weiblichen Geschlecht den Abstand wieder her. Die akustische Information verbesserte er nicht. War es über Jahrhunderte christlich importierte Scheu, die eine körperliche Untersuchung unterbleiben ließ, kam im 19. Jahrhundert eine Abscheu vor dem Elend und der Hässlichkeit dazu. Eine Auskultation, für die es ja keines Stethoskops bedurfte, war »für den Arzt ebenso unangenehm wie für den Patienten; schon der Ekel machte sie in den Spitälern praktisch undurchführbar; bei den meisten Frauen ist sie kaum ratsam (…)«.[5] Die hygienischen Zustände waren insbesondere in den Städten desaströs. Der Altonaer Armenarzt Johann Friedrich Struensee (1737–72) konstatierte, dass selbst in den vornehmsten Kreisen die Unterwäsche erschreckend selten gewechselt wurde.[6] Noch im frühen 18. Jahrhundert klagte Christoph Wilhelm Hufeland (1762–1836), dass »bei weitem die meisten Menschen (…) außer dem Bade der heiligen Taufe in ihrem ganzen Leben die Wohltat eines Bades nicht wieder empfangen« würden.[7]

Erst seit den 1920er Jahren wurde es allgemein üblich, dass sich Kranke entkleideten, um abgetastet, befühlt und abgehört zu werden. Die nötige Distanz und Autorität verschaffte der weiße Arztkittel. Mit dem Einzug von Technik als Ergänzung des diagnostischen Blicks kam die körperliche Nähe nach dem Zweiten Weltkrieg allerdings schon wieder abhanden. Eine Thoraxaufnahme sagte mehr als fünf Minuten Auskultation, eine Magnetresonanztomografie des Gehirns lieferte den entscheidenden Befund schneller als ein neurologischer Reflexstatus, und der Ultraschallkopf schob sich zwischen die Hand des Arztes und die

Haut des Patienten. Ganze Litaneien von Laborwerten und Befunden genossen schnell mehr Aufmerksamkeit als die Erscheinung des Kranken.

Die Beschäftigung mit Körperausscheidungen und Materialproben trat erneut an die Stelle des Kranken. Allerdings ersetzten jetzt Maß und Zahl das Aussehen, den Geruch und den Geschmack von Urin und Blut. Die Patientenakte mit ihren Befunden hat das Harnglas als Objekt der Begierde des Arztes abgelöst. In der wissenschafts-orientierten Medizin ergänzt durch Schnappschüsse aus dem Körperinneren und die Untersuchung einzelner Funktionen. Schwerwiegende Entscheidungen über Behandlungen fallen in ärztlichen Besprechungen ohne Gegenwart des Patienten und werden dem Betroffenen nur noch bei der Einholung des Einverständnisses mitgeteilt. Die Fünf-Minuten-Medizin des ausgehenden 20. und des 21. Jahrhunderts, die auf Technik setzt und den Kontakt minimiert, verzichtet auf Placeboeffekte. Laborparameter und Bilder haben die Person verdrängt.

Die Inszenierung ist die halbe Therapie

Im Heilungsgeschäft ist die Interaktion zwischen Heiler und Patient immer Teil des Erfolgs oder Misserfolgs einer Behandlung. Placeboeffekte stehen oder fallen mit der Inszenierung der Begegnung: »Die Kunst, sich geltend zu machen, seine Brauchbarkeit in Würkung zu sezen, (...) ist, wenn nicht eben so viel werth, als die Wissenschaft selbst.«[8] Aura und Zinnober eines Schamanen und das Auftreten eines Arztes im ausgehenden 19. Jahrhundert unterschieden sich nur in ihrer Ausprägung. Beschwörungsformeln, magische Figuren und Kräuternebel hatten die gleiche Funktion wie die eilige Kutschenvorfahrt, der silberbeschlagene Arztkoffer und gepflegte Umgangsformen.[9] Der Eindruck überirdischer Mächte oder der sichtbare wirtschaftliche Erfolg – beides sollte Kranken eine Heilkraft suggerieren, die über die tatsächlichen Möglichkeiten hinausging. Placebowirkung und wirtschaftlicher Erfolg gingen in der Medizin immer Hand in Hand.

Kranke erwarteten zu allen Zeiten, dass sich mit der Begegnung des Therapeuten eine spürbare Besserung oder wenigstens eine Hoffnung einstellte. Da dies bei den wenigsten Krankheiten, schon gar nicht bei chronischen Zuständen, zu bewerkstelligen war, durfte eine gewisse Show nicht fehlen. Die Aura religiöser und magischer Heiler konnte leicht durch psychoaktive Substanzen verstärkt werden. Die katholische Kirche macht mit ihrem Weihrauchnebel bis heute davon Gebrauch.

In der Medizin kam und kommt diese Rolle dem Opium, anderen psychoaktiven und schmerzreduzierenden Substanzen sowie dem Aderlass zu. Sedieren statt heilen war meist die Quintessenz eines Arztbesuches. Mit der Ausnahme von zwei Jahrhunderten, in denen die katholische Kirche Opium mit einem Bann belegte, war dieses und später das extrahierte Morphium fester Bestandteil der Behandlungen von Ärzten, Gesundheitshandwerkern und anderen Heilern.

Verschleiert wurde die Gabe häufig durch Mischpräparate, die Opiate oder psychoaktive Alkaloide enthielten. Opiumextrakte, Sedativa und Schmerzmittel waren die ersten und lange die einzigen Produkte der jungen Pharmaindustrie. Darüber hinaus spielten alkoholische Getränke immer eine große Rolle, um eine Besserung vorzugaukeln. Alkohol war bis in das 20. Jahrhundert eine Fixposition in Arztkoffer und Klinikapotheke.[10] Die wissenschaftliche Zeitschrift *The Lancet* verkündete noch 1902, dass Brandy allen anderen Spirituosen vorzuziehen wäre.[11] Zufriedene Ruhe war die erste Krankenpflicht.

Was Umgangsformen und Kommunikationstalent der Ärzte im Laufe des 20. Jahrhunderts zu wünschen übrig ließen, ersetzte der makellos weiße Arztkittel. Bei ergrauenden Schläfen vorzugsweise doppelreihig geknöpft. Das jahrzehntelange Sehnsuchtsbild und Klischee vom »Halbgott in Weiß« beruhte auf diesem Symbol scheinbar unbefleckter Deutungshoheit, das immer mehr Schein als Sein war. Seit seiner Einführung sollte er öfter auch über eine mangelnde ärztliche Hygiene hinwegtäuschen. Die notwendige Handhygiene war mit den weißen Kitteln nicht vom Berufsstand verinnerlicht worden. Kurzärmelige Hemden und Kittel wären immer die hygienischere Wahl gewesen. Erst zum Ende des 20. Jahrhunderts setzte sich diese funktionellere Kleidung wenigstens in West- und Nordeuropa durch.

Blut muss fließen, viel Blut …[12]

So spektakulär wie zustandsverschlechternd war der Aderlass. Dies wird in der medizinischen Literatur bisher unterschätzt. Im Praxisbuch eines niedergelassenen Arztes in Nürnberg ist ersichtlich, dass um 1720 mehr als zehn Prozent seiner Hausbesuche auf Inanspruchnahmen *nach* einem Aderlass erfolgten.[13] Die Veranlassung von Aderlässen generierte also nicht unbeträchtliche Zusatzeinnahmen! Erst ab dem 19. Jahrhundert machten sich die akademischen Ärzte die Hände schmutzig und übernahmen das blutige Geschäft von den Barbieren, Chirurgen und Wundärzten, obwohl dessen Sinnhaftigkeit längst in Zweifel gezogen wurde.

Selbst als um 1830 der negative Effekt auf die Gehirndurchblutung nachgewiesen und mit der Funktion roter und weißer Blutkörperchen klar war, dass ein Blutverlust die Vitalität verminderte, verschwanden Aderlässe nicht auf der Müllhalde unsinniger Behandlungen. Schulmediziner hielten am Aderlass fest, da er ihnen eine Handlungsmächtigkeit bescherte, die sie infolge ihres unheilsamen Portfolios gar nicht hatten. Das Abhören mit dem Stethoskop, das Beklopfen von Rumpf und Reflexpunkten sowie der Blick in den Rachen blieben dagegen eine blasse Vorstellung.

Ein Aderlass ließ keinen Patienten kalt. Er war schmerzhaft und beeinflusste das Befinden unmittelbar. Ein Entzug von Blut – oft in erschreckend großer Menge und Häufigkeit – beschleunigte zunächst den Puls und führte zu einer inneren Erregung und Angst, bevor Kranke »durch das Aderlassen beruhiget werden«.[14] Eine für Patienten und Angehörige spür- und sichtbare Zustandsveränderung. Der anschließende Schlaf galt seit der Antike als »Heilschlaf«. Der Arzt schien als Sieger vom Platz zu gehen, wenn er seine Utensilien nach der Reinigung wieder in seinem meist wertvollen Lederkoffer verstaute. Die ganze Handlung kann durchaus als Ritual wie in der Kirche verstanden werden: Der Kranke hatte Blut vergossen wie seinerzeit Jesus …

Für Patienten und deren Angehörige war der Aderlass positiv besetzt. Als Überbleibsel der Säftelehre wurde der Entzug von Blut als Reinigungsprozess missverstanden. Spontane Entleerungen von Körperflüssigkeiten wie die Menstruation, aber auch Nasenbluten gelten teilweise noch heute als Selbstheilungsmechanismen. Bis ins 19. Jahrhundert ließen sich vor allem Männer sogar künstliche Hämorrhoiden anlegen, um zu regelmäßigen Blutverlusten zu kommen. Aderlässen unterzog man sich sogar immer wieder präventiv. Es gab Aderlasszeiten wie die Notwendigkeit zum Frühjahrsputz.

Und natürlich waren Aderlässe über die Jahrhunderte zu einem Ritus in der Begegnung von Arzt und Patient geworden. Selbst in der Spätzeit der Säftemedizin wagten nur wenige Ärzte, den therapeutischen Unfug zu benennen. Einer war der französische Arzt Philippe Pinel (1745–1826): »Das Aderlassen kann oft mit so wenig Verstand, und so häufig verordnet werden, dass man oft im Zweifel stehet, wer von beyden wahnsinniger sey, derjenige, dem man die Aderlässe macht, oder jener, der sie verordnet.«[15] Die intravenöse Injektion von Medikamenten mit sterilisierbarer Glasspritze verdrängte erst allmählich die Aderlasslanzette. Erstaunlich spät ab den 1850er Jahren hielt die Injektionsspritze Einzug in die Arztkoffer dieser Welt (vgl. S. 87). Immerhin blieb damit ein blutiger Vorgang im Repertoire erhalten. Blutentnahmen als eine Art »Aderlass light«. Intravenöse Schmerzdämpfung und/oder Sedierung wurden seither zu *dem* Ritual des medizinisch-industriellen Zeitalters schlechthin.

Der zerstörerische Siegeszug der Opiate nahm mit dem neuen Berufsinsignium des Ärztestandes Fahrt auf.[16] Neue Substanzen mit Benebelungseffekt ließen nicht lange auf sich warten: 1869 wurde Chloralhydrat als erstes synthetisches Schlafmittel auf den Markt gebracht, 1888 Sulfonal. 1898 folgte das bereits 1874 synthetisierte Heroin® als erstes Opioid. Die Firma Bayer hatte sich im Vergleich zu Aspirin®, das 1899 patentiert wurde, schnell auf Heroin® als neuen Painkiller geeinigt. Aspirin® galt nur als zweite Wahl … 1916 folgte noch das Schlafmittel Luminal®.

Hinsichtlich der Behandlung hatte sich für Kranke über die Jahrhunderte wenig verändert. Wer einem risikobewussten Arzt begegnete, der konnte auf »watch and wait« hoffen, vielleicht noch auf Fürsorge und Hoffnung sowie das Lieblingsmedikament des Doktors. Das war es dann aber schon. Wo keine Entleerungsbehandlungen in Aussicht gestellt wurden, gab es Bettruhe und Tonika, Schmerz- und Schlafmittel. Opium und Alkohol sind durch die Verordnung von Antidepressiva, Tranquilizer, Z-Drugs und Opioide ersetzt worden. Die psychische Vernebelung gehört unverändert zum Geschäftsmodell heutiger Ärzte. Und das ist auch nötig, denn die Aura einer nüchternen ärztlichen Praxis, einer Klinikambulanz oder die Umgangsformen heutiger Ärzte können mit den historischen Krankenanstalten und den Hausärzten vor 120 Jahren nicht mithalten.

Begegnung in Zeiten der Krankenversicherungspflicht

Mit der Krankenversicherungspflicht haben Menschen gänzlich ihr Hoheitsrecht eingebüßt. Halbstaatliche Organisationen, die die Zahlungen leisten, sind weder Auftragnehmer der Kranken noch Auftraggeber der Ärzte. Sie sind Teil des Systems, in dem die Leistungsanbieter längst die Kontrolle übernommen haben. Die Krankenkassen, die sich seit Jahren als »Gesundheitskassen« definiert haben, verwalten Dienstleistungen. Die pharmadominierte Weltgesundheitsorganisation (WHO) hat als oberstes Ziel nicht mehr Gesundheit, sondern den Zugang zu Gesundheitsdienstleistungen definiert. Unter den heutigen Bedingungen eines Überangebots droht den Versicherten eine Pflicht zur Inanspruchnahme.

Nach der Entmündigung kam es dann noch zu einer »Enteignung der Gesundheit«, wie dies der austroamerikanische Philosoph Ivan Illich 1970 treffend benannte.[17] Immer seltener war die Begegnung zwischen Arzt und Patient durch ein gesundheitliches Defizit des Patienten motiviert. Die Entscheidung für einen Kontakt resultierte aus einer Angst vor Krankheit, einem Bedürfnis nach Freischreibung von Arbeit, ärztlichen Dienstleistungsangeboten oder behördlichen Auflagen. Die Arzt-Patient-

Beziehung mutierte vom Versuch einer Klärung und Heilung zu einem geschäftlichen Vorgang. Patienten waren nicht vorrangig Objekte des »ärztlichen Blicks«, sondern der finanziellen Begierden. Patient war jeder.

Mit der fortschreitenden Spezialisierung des Arztberufs verflüchtigte sich das Verantwortungsgefühl der Behandler zunächst in den Kliniken, wo die Patienten von Beginn an keinen persönlichen Behandlungsvertrag mehr mit ihren Behandlern hatten, in der zweiten Hälfte des 20. Jahrhunderts dann auch bei den Ärzten in eigener Praxis, die den Zeittakt der Patientenbegegnung immer weiter verkürzten. Ein Trend zur Vermeidung des körperlichen Kontaktes mit Kranken ist unübersehbar.

Wo wurde behandelt? – Von der privaten Konsultation zur Klinik

Spielt es eine Rolle, ob der Kranke zum Behandler pilgert oder ihn zu sich bittet? Eine Frage, die inzwischen unzeitgemäß und überflüssig erscheint, da Hausbesuche fast nur noch als Notarzteinsätze erfolgen. Wer ernstlich krank ist, sucht gleich eine Klinik auf oder wird dorthin verfrachtet. Der Ort der Behandlung bestimmt aber die Entscheidungsfreiheit des Kranken und damit den weiteren Verlauf. Dies ist gerade in einer Zeit nicht unerheblich, in der medizinische Dienstleistungen als Voraussetzung für Gesundheit gelten.

Von der Tempelmedizin in Griechenland bis zur heutigen Versicherungspflicht haben sich die Rollen von Patienten und Behandlern immer wieder neu definiert. Das hatte nicht nur mit der Schwere der Krankheit, sondern auch mit dem Wohlstand des Patienten zu tun. In den frühen Zeiten der Menschheit, als Therapieversuche vor allem Magie und Placeboeffekte beinhalteten, spielten Konsultationen zu Hause keine Rolle. Ob Tempel oder heiliger Hain – ohne den Genius Loci war der Heilungserfolg gefährdet. Man pilgerte zum Ort der Verheißung oder wurde dorthin getragen. Schamanischer Hokuspokus oder drogenvermittelter Heilschlaf – die Machtverhältnisse waren klar.

Dies änderte sich mit Heilersippen im antiken Griechenland. Als Kranker konnte man zwar an deren Wirkungsstätten Genesung suchen, aber Ärzte schwärmten von dort auch aus und boten ihre Dienstleistungen feil – freilich nur für eine zahlungskräftige Klientel. Wer diese Heiler nicht auf dem Markt oder in einer Taverne konsultieren wollte, empfing Therapeuten in den eigenen vier Wänden und degradierte sie zu Dienstnehmern, die jederzeit entlassen werden konnten. Therapieangebote und Behandler mussten überzeugen, um im Geschäft zu bleiben. Die Begegnung war privat – ob in den Räumlichkeiten des Kranken oder des Behandlers. In Rom und bis ins Spätmittelalter kamen Ärzte nur zur Oberschicht.

Für Sklaven und Soldaten im antiken Rom oder im Mittelalter für Mittel- und Obdachlose gab es dagegen Krankenlager beziehungsweise Hospize. In den islamischen Herrschaftszentren entstanden sogar größere Kliniken, in denen mehr Ärzte als an den frühen europäischen Hochschulen ausgebildet wurden. Ärzte visitierten Patienten ohne persönliches Behandlungsverhältnis. Kranke waren bereits abhängige Insassen, die sich einer Behandlung nicht so ohne Weiteres entziehen und bei mangelnder Compliance entlassen werden konnten.

Bis zum 18. Jahrhundert blieb diese »Drei-Klassen-Medizin« bestehen. Für die zahlungskräftigeren Patienten erfolgte eine Behandlung in der Regel zu Hause. Der größere Teil der Bevölkerung wurde in den Räumen Kräuterkundiger, bei Handwerkschirurgen und Pfuschern, später auch Ärzten vorstellig, wenn er nicht bettlägerig war. Mittellose und unheilbar Kranke mussten sich in Hospizen versorgen lassen, die im Mittelalter die Kirche mit ihren Orden und später zunehmend die Kommunen selbst führten.

Je nach Schwere ihrer Erkrankung waren Patienten zwar immer in einer schwächeren Position, behielten aber außerhalb der Hospizmauern ihre Entscheidungshoheit. Es bestand ein jederzeit kündbares Behandlungsverhältnis, das Patienten die Selbstbestimmung beließ. Schließlich leistete jeder die geforderten Zahlungen persönlich und bis zum Ende des Mittelalters oft nur erfolgsabhängig.[1] Der Patient konnte bei allen Therapeuten immer das Weite suchen. Nur wer wegen Ansteckungsgefahr, fehlender Pflege oder Zahlungsunfähigkeit nicht zu Hause bleiben konnte, musste in Siechenhäuser. Dort wurde er von Ärzten und/oder Handwerkschirurgen unentgeltlich versorgt, hatte aber auch keine Ansprüche zu stellen.

Mit der Emanzipation der Chirurgie entwickelten sich diese Siechenhäuser von Pflegeheimen für chronisch Kranke zu Kliniken für akute Fälle. Diese »Geburt der Klinik«[2] weitete den Kontrollverlust Kranker auf immer größere Kreise der Bevölkerung aus. Patienten mussten nicht nur ihre Privatsphäre in Schlafsälen preisgeben und konnten oft nicht einmal ein eigenes Bett beanspruchen. Ihre Eigenständigkeit wurde irreparabel beschädigt. Saalwärter*innen führten die Aufsicht mit Kasernenton und Sanktionsgewalt: »Jeder Kranke muss das ihm angewiesene Bett ohne Widerrede einnehmen und darf ohne ärztliche Erlaubnis nicht aufstehen.«[3] Wer sich widersetzte, wurde nicht nur der Klinik verwiesen, sondern konnte Arbeitsplatz und Sozialleistungen verlieren. Es verblieb lediglich das Recht auf eine Entlassung in eigener Verantwortung, jedoch nur sofern keine Infektionsschutzbestimmungen griffen.

Kranke wurden auf die ihnen zugeschriebene Diagnose reduziert und schrumpften zu austauschbaren Studienobjekten eines Beschwerdebildes. Allzeit verfügbar mussten sie für alle Verordnungen und allen damit befassten Personen zur Verfügung stehen. In dieser Entpersönlichung waren Aderlässe und Operationen viel schneller ins Werk gesetzt als in einer privaten Begegnung. Die Operationsfrequenz stieg mit der Gründung von Kliniken stark an. Kranke waren zur Ware »Patient« geworden. Der Verlust der Entscheidungsfreiheit kostete viele Menschen die Gesundheit und das Leben.

Bis weit in das 20. Jahrhundert konnten sich Wohlhabende dieser klinischen Degradierung entziehen. Mit der Aussicht auf spezialisierte Diagnosetechniken und operative Heilungsmöglichkeiten, die nur in Kliniken vorgehalten wurden, verfiel dieses Privileg allerdings zusehends. Privatkliniken und Sonderstationen in allgemeinen Krankenhäusern boten der zahlungskräftigen Klientel nur einen matten Abklatsch der ehemaligen Rolle als häuslicher Auftraggeber. Die Abhängigkeit begann sich auch für die Oberschicht umzukehren. Mit Ausweitung der Versicherungspflicht auf höhere Einkommen verkamen ihre Privilegien spätestens zum Ende des 20. Jahrhunderts zu einem bloßen Komfortsignet. Heute gibt es in vielen Ländern unabhängig von der Größe des Geldbeutels zwei Behandlungssituationen: Unpässlichkeiten in den Räumen eines Arztes, gravierende Befindlichkeitsstörungen in Kliniken.

Stationäre Behandlungen leisteten der Entwicklung Vorschub, die Verantwortung für schlechte Krankheitsverläufe auf die Patienten abzuwälzen und behandlungsbedingte Fehler zu vertuschen. Im persönlichen Dienstverhältnis war dies nur bedingt möglich, ohne die Kundschaft zu verlieren. Bei Unstimmigkeiten zwischen Arzt und Patient wurde der Arzt von seiner Dienstverpflichtung entbunden. Ärztehopping war in Städten immer gang und gäbe. In den Kliniken kehrte sich das Verhältnis um: Patienten wurden nach Befinden der Ärzte entlassen und weggeschickt. Ein Recht Kranker auf eine Behandlung durch einen bestimmten Arzt gab es allenfalls noch für privat Versicherte und Selbstzahler.

Kliniken - auch eine Frage der Größe

Die Zahl der Betten in einem Klinikum scheint auf den ersten Blick nur eine soziale Dimension zu haben. Mit der Bevölkerungszunahme mussten größere Kapazitäten vorgehalten werden. Aber ist dies der einzige Grund? Die heutigen Klinikmonster, bei deren Anblick sich mehr Unbehagen als Heilungszuversicht einstellt, sind erst in der zweiten Hälfte des 20. Jahrhunderts entstanden, als die Bevölkerung in den Industriestaaten gealtert, aber nicht nennenswert gewachsen ist. Die Größe von Kliniken sendet eine andere Botschaft.

Kliniken heutiger Prägung entstanden zunächst im England des 18. Jahrhunderts. Als Bauwerke, die Städteansichten beherrschten, gab es sie aber erst zum Ende des Jahrhunderts. Die größte Krankenanstalt Europas mit mehr als 2000 Betten öffnete ihre Pforten 1782 in Wien als eigenes Stadtquartier. Die Residenz der Habsburger war zu dieser Zeit nur noch eine Welthauptstadt der Musik. London hatte Wien als wirtschaftliche Metropole und an Einwohnern weit überflügelt. Dennoch fehlt London bis heute eine große zentrale Klinik. Das nach dem Zweiten Weltkrieg installierte staatliche Gesundheitssystem hat die kleingliedrige Kliniklandschaft nicht zum Verschwinden gebracht.

Die Dominanz von Kliniken hat weniger mit ihrer Systemrelevanz als mit dem Herrschaftsanspruch ihrer Erbauer zu tun. London war Regierungssitz einer parlamentarischen Demokratie, Wien die Hauptstadt eines absolutistischen Ständestaates. So wie die Gebäude der Machthaber umso bombastischer ausfallen, je autoritärer das Staatsgebilde ist, gilt dies auch für Kliniken als Kathedralen der Moderne. In Staaten, in denen Einwohner Untertanen sind, gehören mehr Menschen der Unterschicht an und weisen entsprechend häufiger eine beschädigte Gesundheit auf. Diese Gezeichneten dürfen aber keinesfalls das Straßenbild prägen, um Unruhe zu vermeiden. Verwahranstalten, in denen der Einzelne umso weniger zählt, je mehr Menschen beherbergt werden, sind die zwingende Konsequenz.

Gibt es einen Gegenbeweis? Nach dem Sturm auf die Bastille lösten die von der feudalen Unterdrückung befreiten Bürger kurzerhand alle Kliniken auf. In einer egalitären Gesellschaft würden Krankheiten bald der Vergangenheit angehören, lautete das Credo. Dass dies nur kurz währte, lag nicht nur am Fehlschluss, alle Leiden auf soziale Ursachen zurückzuführen. Freiheit, Gleichheit und Brüderlichkeit verpufften zu schnell. Das Terrorregime der Revolution betrat die Bühne. Unter Napoleon wurde die Zentralgewalt wiederhergestellt. Kliniken brauchte man dann schon allein wieder für die Kriegsinvaliden.

Großkliniken mit menschenabweisender Architektur, die seit dem Zweiten Weltkrieg in demokratischen Gemeinwesen entstanden sind, hätten eine Warnung sein müssen. So wie Gebäudekomplexe von Banken und Versicherungen Städtesilhouetten dominierten, dokumentierten ausufernde Klinikareale den Machtanspruch des medizinisch-industriellen Komplexes. Schiere Größe und abweisende Fassaden, die den Passanten über den Zutritt im Unklaren lassen, erzeugen die notwendige Mischung aus Unbehagen und Minderwertigkeitsgefühl. In diesen Gebäuden ist man einem Schicksal ausgeliefert, das andere bestimmen. Mit der »Corona«-Inszenierung im Jahr 2020 traten autoritäre Machtverhältnisse zutage, die sich über Jahrzehnte angebahnt hatten. Bürgerlichen Gesellschaften sind solche Gebäude fremd.

Großkliniken sind das Gegenteil wohnortnaher Pflege und gesunder Lebensbedingungen mit frischer Luft und gesundem, frisch gekochtem Essen. In solchen Baulichkeiten stehen Technik, Chemie, Körperverletzungen und Fremdbestimmung im Mittelpunkt – keinesfalls der individuelle Mensch mit seinen Ängsten. Dort wird man mit einem Stigma, einer Todesaussicht oder einem Gesundheitszeugnis versehen, bei Bedarf auch weggesperrt. Der Tod, der dort nur selten verhindert, aber oft genug befördert wird, ist inzwischen in Hospize und Pflegeheime ausgelagert.

Wo Behandler Krankheitsursachen lokalisierten

Wer einem Kranken helfen will, sollte möglichst die Ursache der Symptome kennen. Es ist eine sprichwörtliche Gewissheit aus vorchristlicher Zeit, dass die Götter vor eine Therapie die Diagnose gesetzt hätten. Zwar kann empathische Fürsorge eine Genesung befördern, aber nur wenn die Selbstheilungskräfte ausreichen. Man sollte schon wissen, ob ein toxischer Einfluss aus der Umwelt vorliegt, der Lebensstil krank macht, dem Körper irgendeine wichtige Substanz fehlt oder ein Konkrement die Gallenwege verstopft.

Da Ursachen für Krankheiten selten offensichtlich sind und unerklärlich erscheinen, führte man Symptome früher auf höhere Mächte zurück, ohne lange zu recherchieren: Krankheit sei von übernatürlichen Wesen gesandt, in jedem Fall eine Prüfung und zumeist eine Strafe. Folglich sei Gott der Arzt, in dessen Macht allein Heilung liege. Eine Pathologie, die eine Krankheitsanalyse erfordert hätte, musste nicht gesucht werden.

Erst mit dem atheistischen Krankheitsmodell im antiken Griechenland versuchte man, Ursachen zu ergründen. Die hippokratischen Ärzte hielten es dabei für unnötig, gestörte Vorgänge im Körper zu lokalisieren. Entweder sei die natürliche Umwelt oder die Lebensweise in der menschlichen Gesellschaft die Quelle einer Krankheit. Jetzt schien man verstanden zu haben: ohne Diagnose keine erfolgreiche Therapie.

Das krankheitsauslösende Ungleichgewicht der Körpersäfte konnte durch außergewöhnliche körperliche und seelische Belastungen, klimatische Einflüsse oder die Konstitution bedingt sein. In diesem Koordinatensystem waren hippokratische Ärzte überzeugt, dass Krankheiten am häufigsten »hausgemacht« seien. Eine Modifikation des Lebensstils sollte wieder gesunden lassen. Trotz ihrer spekulativen Annahmen hatten hippokratische Ärzte die Mehrzahl der Krankheitsursachen richtig in Zivilisation und einer nicht-artgerechten Lebensweise erkannt.

In der christlichen Modifikation der Säftelehre sah dies schon wieder anders aus. Entsprangen Krankheiten bei Germanen und Kelten noch dem Ratschluss der Götter, galten sie jetzt als Strafen eines allmächtigen Gottes, als Besessenheit durch den Teufel oder als Folge von »Hexerei«. Menschen trugen grundsätzlich selbst Schuld oder im Falle von Epidemien die gesamte Bevölkerung, die eine Strafe Gottes provoziert hätte. Die Heilung kam von oben oder gar nicht: »Bete zum Herrn, er wird dich wieder gesund machen.«[1] Eine außerirdische Macht verhinderte wie im Kosmos der Schamanen unbefangene Beobachtungen, um Kausalitäten zu enttarnen. Umweltgifte, Krankheitserreger oder behandlungsbedingte Krankheiten waren für christliche Säfteapostel kein Thema.

Selbst der medizinische Revolutionär Paracelsus (1493–1541) verbannte übernatürliche Kräfte nicht aus seinem kausalen Denken. Er listete fünf Gruppen von Krankheitsursachen auf, die er als »Entia« bezeichnete:

- Ens Astrorum oder Ens Astrale (die Gestirnseinflüsse)
- Ens Veneni (durch den Körper aufgenommenes Gift)
- Ens Naturale (Vorherbestimmung; Konstitution)
- Ens Spirituale (Einfluss der »Geister«)
- Ens Dei (unmittelbarer Einfluss Gottes)[2]

Die eigentlich verpönte Magie von Naturreligionen blieb mit Gott und den Geistern erhalten. Nur Gifte und die eigene Konstitution konnten eine rationale Diagnose nach sich ziehen. Für behandlungsbedingte Krankheitsursachen war Paracelsus genauso befangen wie die von ihm verhöhnten hippokratischen Ärzte.

Den Einfluss von Gestirnen hatte der Import der Säftelehre mitgeliefert, obwohl dies mit der christlichen Glaubenslehre nur schwer vereinbar war. Nach der Rückübersetzung aus dem Arabischen reicherten astrologische Spekulationen aus dem Mittleren Osten die Texte griechischer Ärzte an. Seither wurde Horoskopen für die Prognose einer Krankheit und dem Zeitpunkt einer Behandlung eine Rolle im Denken akademischer Ärzte zugebilligt. Therapien mussten mit dem Stand des Mondes und der Stellung der Sterne koordiniert werden, um wirksam zu sein. Bei Dringlichkeit wurden Ausnahmen zugelassen.

Ursache und Sitz einer Krankheit waren also über viele Jahrhunderte bestenfalls Nebensache. Ob Infektion, Herzschwäche, Schlaganfall oder Krebs – für die Behandlung spielte es keine Rolle, woher das Übel kam. Es gab Brechmittel, Klistiere, Aderlässe und das eine oder andere Gift aus dem Periodensystem der Elemente. Einfluss wurde nur auf den Allgemeinzustand Kranker genommen. Die wenigen Standardbehandlungen verordnete man anhand bestimmter Symptome oder aus kommerziellen Gründen. Wozu sollte eine Ursache ermittelt werden?

Selbst naturwissenschaftliche Arbeitsweisen im 19. Jahrhundert brachten die Objektivierung von Krankheitsursachen nicht entscheidend weiter. Zwar wurden immer genauer Organpathologien unter dem Mikroskop erkannt und in der zweiten Hälfte des Jahrhunderts sukzessive Mikroben als Krankheitserreger enttarnt, aber dies erklärte nicht, wie und warum eine Krankheit begann. Der für das Eintreten von Krankheit maßgebliche Status der Immunabwehr und des Ernährungszustandes waren ebenso wenig im Fokus der Ermittler wie die Umwelt. Das Vibrio cholerae, der Erreger der Cholera, führte nur zu einer verheerenden Krankheit, wenn es mehrere menschliche Darmpassagen hinter sich gebracht hatte – also belastetes Wasser mehrfach konsumiert wurde. Ohne die ungesunden Lebensbedingungen der europäischen Städte des 19. Jahrhunderts wäre Vibrio cholerae ein harmloser Bewohner im feuchten Untergrund des Bodens geblieben.

Die Lokalisierung von Krankheitsprozessen durch steigende Zahlen von Autopsien seit dem Ende des 18. Jahrhunderts lieferte kistenweise Befunde – allerdings noch lange nicht deren Ursachen. Weder Organe noch Gewebe oder Zellen machen von sich aus krank. Sie sind nur die Orte der Handlung. Morgagni, Bichat und Virchow griffen mit ihren Erklärungen zu kurz. Dieses Missverständnis von Todes*art* und *-ursache* überdauert bis heute auf Totenscheinen.

Obwohl auf jedem Totenschein die Todes*ursache* abgefordert wird, lässt sich bestenfalls eine zutreffende Tod*esart* nachlesen. Ein wesentlicher Unterschied – denn jede Todesart kann ganz verschiedene Ursachen haben. Ein Herzinfarkt kann Folge psychischer Stressfaktoren, einer Einnahme von Schmerzmedikamenten oder einer Gefäßwandentzündung durch Feinstäube sein. Ein tödlicher Atem- und Herzstillstand nach einer längeren CO_2-Rückatmung entlarvt noch nicht eine Mund-Nasen-Bedeckung, ein Kopfkissen oder eine über den Kopf gestülpte Plastiktüte als Auslöser.[3] Die Krankheits»ursachen« der wissenschafts-orientierten Medizin Herzinfarkt, Schlaganfall, Krebs oder Rheuma sind – kriminalistisch betrachtet – bestenfalls die »Verbrechen«, aber nicht deren Täter.

Die *Ursache* für die Todesart findet sich nur selten im Körper des Toten. Ohne Kenntnis von Umwelt und Biografie, sowie chemische Analysen sagt die Betrachtung von Geweben und Zellen wenig. Die Todesursache eines Menschen sei meist sein Leben, hatte schon der französische Philosoph Voltaire (1694–1778) formuliert. Auch die moderne Pathologie klammert die häufigsten Ursachen von Krankheit und Tod aus, wenn ihre Arbeit am Sektionstisch endet.

Aber es ist noch gravierender. Mindestens jeder dritte Totenschein weist nicht einmal eine zutreffende Todesart aus![4] Bestenfalls ein Prozent der Verstorbenen wird noch autopsiert.[5] Rechtsmedizinische Abklärungen auf Gifte und Gewalteinwirkungen erfolgen nur, wenn überhaupt der Verdacht auf einen nichtnatürlichen Tod geäußert wird. Die Identifizierung der tatsächlichen Ursachen ist nach wie vor die Ausnahme.

Die Medizin technisch-industrieller Prägung hat weniger die Ursache oder Ursachenkette einer Krankheit im Fokus. Es geht vorrangig um die Lokalisation krankhafter Störungen, um diese dann mit einer punktgenauen Intervention – gleich welcher Art – beseitigen zu können: der Mensch als Maschine, die durch eine Manipulation mit einer Genschere oder einem hochspezifischen Antikörper wieder kuriert werden kann. Der Komplexität der »Maschine Mensch« mit einer Vielzahl sich gegenseitig beeinflussender Regelkreise kann dies nicht gerecht werden. Aber die Vision von Präzision scheint im 21. Jahrhundert genauso zu überzeugen wie der Voodoo-Zauber einige Tausend Jahre früher.

Wir stehen hinsichtlich der tatsächlichen Ursache einer Gesundheitsstörung seit jeher vor der Frage: Lebensstil oder Umwelt? Eine Minderzahl von Erkrankungen hat wirklich erbliche Ursachen. Aber während der Lebensstil in den letzten Jahrzehnten mehr Berücksichtigung erfahren hat, verhindert die Befangenheit gegenüber Tabu-Ursachen in der Umwelt weiterhin die nötige Aufklärung. Umweltfaktoren spielen in der industriellen Medizin keine Rolle. Und bei den Erkrankungen, die durch die Lebensweise bedingt sind, besteht ein weitgehender Blackout für behandlungsbedingte Ursachen. Diese sind aber durch eine völlig aus dem Ruder gelaufene Medikalisierung der Bevölkerung seit der zweiten Hälfte des 20. Jahrhunderts die häufigsten Krankheiten überhaupt geworden.[6]

Wenn die akademische Medizin in ihrer gesamten Geschichte erschreckend wenig zu Heilungen beigetragen hat, liegt das vor allem daran, dass man zu keiner Zeit die wirklichen Ursachen von Krankheiten kannte. Tausende von Jahren bedrohten Fieberkrankheiten die Menschen, aber Parasiten, Bakterien und Viren waren bis zur zweiten Hälfte des 19. Jahrhunderts unbekannt. Seit dem 20. Jahrhundert gelten Krebserkrankungen, arterielle Gefäßverschlüsse, Rheuma und andere Autoimmunkrankheiten als Geißeln der zivilisierten Gesellschaften – wiederum wird behandelt, obwohl die Medizin hinsichtlich der Ursachen im Dunkeln tappt oder Ursachen ignoriert. Wer aber Ursachen verkennt, kann nur kurieren.

Mit der Gleichgültigkeit für lebensweltliche Krankheitsursachen verlor sich im Laufe des 20. Jahrhunderts der »Schuldspruch« für Kranke. Schuldzuweisungen hätten die zivilisatorische Umweltverschmutzung sowie die industrielle Lebensmittelmanipulation getroffen. Diese Konflikte wollten Ärzte nicht führen. Man bevorzugte ein Achselzucken und das Zugeständnis, dass eine ungesunde individuelle oder kollektive Lebensweise schließlich den medizinischen Umsatz befeuerte. Ein schlechtes Gewissen wegen Krankheit brauchte niemand mehr zu haben.

Warum sollte der Kranke noch »schuld« sein, war er doch inzwischen Kunde. Moral konnte dabei nur stören – auch aus der Sicht der Kranken. Befindlichkeitsstörungen ermöglichten es jedem, sich durch eine zeitweise oder dauerhafte Arbeitsunfähigkeitsbescheinigng der Berufsausübung zu entziehen. Krankheit war unausgesprochen zu einem legitimen Element der Lebensplanung geworden.

Mit der Inszenierung von Pandemien deutet sich nun wieder eine Wende an. Eine vermeintliche Zunahme von Atemwegserkrankungen durch angeblich neue Viren wird darauf zurückgeführt, dass zu viele Menschen leichtsinnig leben würden. Damit wird der Lebensführung Erkrankter nicht nur Kausalität attestiert, sondern auch eine persönliche »Schuld«. Es ist dann nicht mehr weit dahin, Epidemien zu Strafgerichten höherer Mächte zu erklären.

Allerdings zeigten die vergleichsweise wenigen Autopsien sogenannter »Corona-Toter«, dass fast niemand an einer Virusinfektion verstorben ist, sondern bei einem Durchschnittsalter von über 80 Jahren an einem Versagen verschiedenster Systeme[7] und toxischen Therapien ohne Evidenz.[8] Der Tod wurde weiterhin vorrangig durch die Lebensumstände und weniger durch einen monokausalen Einflussfaktor verursacht. Im höheren Lebensalter sind immer erst einmal die »5 I« in Erwägung zu ziehen:

- Instabilität, d.h. Stürze und ihre Folgen
- Immobilität, d.h. Bettlägerigkeit mit Infektionen und Thrombosen
- Iatrogene Schäden, d.h. behandlungsbedingte Krankheiten
- Intellektuelle Einschränkung, d.h. Fehlleistungen durch Verwirrungen
- Inkontinenz, d.h. Harnwegsinfekte mit Sepsis

Jede Zuordnung einer Todesursache erfordert eine Rekonstruktion von Kausalketten, wenn »die Nacht des Lebendigen« einer »Helligkeit des Todes«[9] weichen soll. Nur eine wirkliche Ursachenklärung könnte Maßnahmen veranlassen, um künftige Todesfälle zu verhindern. Wo die wirklichen Krankheitsursachen ignoriert werden, ist Heilung und ein Ende der Krankheiten gar nicht gewünscht.

Wer irrtümlich monokausale Faktoren wie krankheitserregende Mikroorganismen oder genetische Fehlsteuerungen für Hauptursachen hält, verkennt die Komplexität einer Krankheitsentstehung. Die meisten Erreger führen nur unter bestimmten inneren und äußeren Bedingungen zu einer Krankheit. Genetische Abweichungen, die man bei Krebskranken feststellt, sind in den allermeisten Fällen im Laufe des Lebens entstanden – mithin auch erworben. Aber wodurch? Gleichzeitig werden in der heutigen Schulmedizin Krankheitsursachen gepflegt, die keinerlei wissenschaftliche Grundlage haben: das Alter, ein zu stark reagierendes oder gar fehlgeleitetes Immunsystem. Diese Ursachen sind nicht zutreffender als Götter, Geister oder Gestirne.

Diagnosen? Prognosen? Therapien? – Worauf es Ärzten ankam

Die Diagnose, die heute als Voraussetzung für eine Behandlung gilt, war über viele Jahrhunderte für Ärzte bestenfalls zweitrangig. Für Säftemediziner standen Prognose und Behandlung im Vordergrund. Therapiert wurde keine Krankheit, sondern ein Kranker mit einem Ungleichgewicht der Säfte. Man war der Meinung, dass es auf den Typ des Kranken und nicht auf die Art des Leidens ankäme. Konstitution und Lebensweise des Patienten galten als Schlüssel zur Therapie. Diagnosen waren weder die Grundlage für Verordnungen noch Selbstzweck für den Spürsinn des Arztes. Die Prognose war wichtiger als die positive Beeinflussung des Krankheitsverlaufs.

Wer nicht heilen kann, muss nur wissen, ob die Selbstheilungskräfte des Kranken ausreichen. Damals wie heute gab es keine verlässlichen Tests oder Parameter, die man dafür heranziehen konnte. Man musste eine Einschätzung treffen, die vom Alter und dem Allgemeinzustand des Kranken ebenso abhing wie von dessen Lebenswillen und der wahrscheinlichen Erkrankungsart. Neigten Ärzte dazu anzunehmen, dass Kranke wieder auf die Beine kommen würden, dann gab es die üblichen Entleerungsbehandlungen sowie Opium & Co. Bei guter Prognose führte schließlich jede Therapie zum Erfolg. Gab es Hinweise auf ein baldiges Ableben, versuchten Ärzte dagegen zu vermeiden, dass ihnen Patienten während der Behandlung verstarben. Sie unterließen dann Therapieangebote.

Patienten war dies durchaus bekannt. Verzichtete ein Arzt auf seine üblichen Verrichtungen, wusste man, dass es Zeit war, nach einem geistlichen Beistand zu schicken. Verordnungen weckten dagegen immer Hoffnung und waren dadurch positiv besetzt. Kranke riefen vorrangig nach Ärzten, um Klarheit über ihre Prognose zu erhalten. Man versprach sich nicht viel von den Therapien. Daran änderte sich bis in das 20. Jahrhundert wenig. Genesungserwartungen Kranker und deren Angehöriger stellten sich erst nach dem Zweiten Weltkrieg mit Penicillinen, Kortikosteroiden und einigen Operationen sowie der zugehörigen Propaganda ein.

Seither ging es darum, Organstörungen aufzuspüren, um die biologische Maschine wieder flottzumachen. Die Diagnose wurde zum Schlüssel zum Erfolg, denn sie legte die Therapie gemäß Leitlinien fest. Die Prognose fiel als Nebenprodukt an. Moderne Untersuchungsverfahren haben die ärztliche Prognose nicht verbessert. Der Spielraum für den Verlauf wurde den Kranken überantwortet. Es war von ihrer Biologie abhängig, wie gut sie auf eine Behandlung ansprachen.

Mit dem heutigen Vergütungssystem und verstärkt durch die Pandemie-Inszenierung des Jahres 2020 kam es wieder zu einem Paradigmenwechsel. Nicht mehr einzelne Puzzlesteine von Symptomen und Befunden beschworen eine Diagnose, sondern es wurden gut honorierte und gewünschte Diagnosen gezielt abgeprüft und bei Übereinstimmung mit den Vorgaben unabhängig von weiteren Befunden vergeben. Die im sogenannten Risikostrukturausgleich zwischen den Krankenkassen begünstigten Diagnosen (kurz: Morbi-RSA) waren schon einige Jahre früher in die Höhe geschossen. Folglich bevölkerten immer mehr chronisch Kranke die Statistiken unabhängig von tatsächlichen Gesundheitsproblemen. Wer positiv auf »Covid-19« getestet war, hatte seine Diagnose – egal, was ihm sonst fehlte und wie sich eine Krankheit entwickelte. Ein Messwert entschied über die Ursache. Symptome und Befunde verloren ihre Aussagekraft – »Covid-19« konnte alle Organe befallen. Nicht mehr die zutreffende, sondern die erwünschte Diagnose war das Ziel, die Behandlung zwingende Folge. Diagnosen verkamen wieder zu inhaltsleeren Namen wie zu der Zeit der Säftemedizin – die Prognose war ungewisser denn je.

Am Ende war immer die Therapie das Ziel

So wechselhaft das Schicksal für den Stellenwert von Diagnose und Prognose war, an Therapien haben es die wenigsten Ärzte fehlen lassen – ob die Diagnose als Voraussetzung galt, die Säftekonstellation des Kranken den Ausschlag gab oder die Prognose die Entscheidung des Behandlers bestimmte. Die wichtigste Entscheidung jedes Behandlers hätte immer sein müssen, ob er einen Therapieversuch unternimmt oder nicht besser die Selbstheilung allein machen lässt. Der Blick in die Geschichte der Medizin zeigt, dass diese Grundsatzentscheidung allzu häufig *für* Behandlungen getroffen wurde, weil Ärzte »viel zu wenig wissen, wie (...) Krankheiten ohne ärztliche Eingriffe verlaufen«.[1]

Unbehandelte Krankheitsverläufe sind inzwischen zu Raritäten geworden. Dabei beseitigen oder bessern unsere Selbstheilungsmechanismen die Mehrzahl unserer Krankheitserscheinungen ganz ohne jede Behandlung. Der Evolution sei Dank! Aber Behandlungen sind nun einmal das ärztliche Kerngeschäft, das wirtschaftlichen Erfolg oder Misserfolg bestimmt. Erfolge konnte man meist nur für sich reklamieren, wenn Selbstheilungskräfte Krankheiten beseitigten. Zur Selbstheilung zählte man alle Reaktionen des Körpers, die bei Krankheiten zu beobachten waren: Erbrechen, Durchfall, Schwitzen, verstärkter Harnfluss und Durst. Eine Steigerung des Flüssigkeitsdurchsatzes schien zur Heilung beizutragen. Also, warum diese Vorgänge nicht noch verstärken oder überhaupt erst hervorrufen?

Die alltägliche Erfahrung musste den Säfteaposteln allerdings bald gezeigt haben, dass sich dadurch das Befinden Kranker meist verschlechterte. Nur wer wegen einer Minderleistung von Herz oder Nieren zu wenig Flüssigkeit ausschied oder unter hohem Blutdruck litt, konnte von einem Flüssigkeitsentzug durch Aderlass, Erbrechen, Durchfall oder harntreibende Mittel profitieren. Das beste Angebot waren noch Substanzen, die subjektive Besserungen der Befindlichkeit vorgaukelten, indem sie das Bewusstsein vernebelten, müde machten und die Schmerzwahrnehmung reduzierten.

Das äußerst einseitige Therapiespektrum der Entleerungsbehandlungen wirft zwei Fragen auf:

- Wollte man erst einmal eine Verschlechterung herbeiführen, damit die nachfolgende Besserung als Therapieerfolg erschien?
- Hatten Therapien im Sinne der Schuldzuweisung an Kranke einen strafenden Charakter?

Wer nicht bessern und heilen kann, verbucht dennoch gerne Erfolge. Das ist wichtig für das Ansehen und die Nachfrage, aber auch für die Eitelkeit. Wenn sich nach der therapeutischen Episode von Brechreiz, Durchfall oder Ermattung durch einen Aderlass der Zustand wieder »besserte«, konnte der Behandler davon ausgehen, dass Kranke diese Erleichterung den vorhergehenden Maßnahmen zuschrieben. Dieser Trugschluss hält sich hartnäckig bis heute.

Die Idee, dass eine ärztliche Behandlung erst einmal unangenehm sein müsse, lebt fort. Arzneien schmecken bitter, Injektionen und Operationen verursachen Schmerzen. Immer noch nehmen es Menschen hin, dass selbst präventive Maßnahmen wie Impfungen das Befinden verschlechtern können. Es muss in früheren Jahrhunderten also noch viel legitimer gewesen sein, erst einmal an einer Behandlung zu leiden, bevor sie vielleicht nützte. Therapien, die nicht nur subjektive Besserungen hervorriefen und die Selbstheilungskräfte Kranker wirklich stärkten, hatten akademische Ärzte selten im Angebot.

Eine Verschlechterung des Gesundheitszustandes konnte man als notwendige Voraussetzung für eine nachfolgende Besserung sicher besser verkraften, wenn man Behandlungen einen Strafcharakter zugestand. Schließlich galt das Schulddogma einer Krankheit bis ins 20. Jahrhundert. Buchmedizinern musste es zu allen Zeiten allerdings bewusst sein, dass bei Nutzung von Heilkräutern, manueller oder ritueller Medizin Beeinträchtigungen des Befindens selten waren. Dies hätte der Schulmedizin immer zu denken geben müssen.

Nur die Dosis? – Eine kurze Geschichte der Arzneibehandlung

Obwohl sich unsere Biochemie im Laufe der letzten Jahrtausende nur wenig verändert haben dürfte, stufte man ganz unterschiedliche Stoffe als heilsam ein. Wenige Heilkräuter haben die Menschheit durchgängig begleitet: Lavendel, Rosmarin, Kamille, Salbei, Mohn oder Weidenrinde. Im Laufe der Jahrhunderte wurden nicht nur die Pflanzen, sondern auch deren Anwendung gewechselt. Mineralische und tierische Stoffe wurden ebenfalls genutzt. Auf systematische Untersuchungen zur Wirksamkeit verzichtete man allerdings die längste Zeit. Selbst heute werden reihenweise Arzneimittel zugelassen, deren Nutzen nie erkennbar war. Das vermeintliche Grippemittel Tamiflu® oder das angeblich antivirale Präparat Remdesivir® sind nutzlos, besitzen aber Schädigungspotenzial.[1,2]

Die ersten Menschen mussten giftige Stoffe erkennen und von essbaren unterscheiden lernen. Beobachtet wurde aber auch, dass Gifte (zum Beispiel das der Tollkirsche) in niedriger Dosierung krampflindernd wirken konnten, andere wie Arnika als Auflagen oder Spülungen die Heilung von Wunden begünstigten. Die Übergänge von heilsamen zu giftigen Wirkungen waren fließend. Etwa ein Drittel der frühen Arzneidrogen waren Abführmittel.[3] Manche Pflanzen konnten darüber hinaus berauschen oder in andere Welten entführen: Bilsenkraut, Tollkraut, Kampfer, Fliegenpilz, Cannabis, Koka, Mohn.[4]

Abhängig von der Schwere einer Erkrankung wählte man unterschiedliche Vorgehensweisen:

- Bei alltäglichen und vorübergehenden Beschwerden nutzte man Rat und Mittel Heilkräuterkundiger.

- Fühlte man sich lebensbedrohlich angegriffen, rief man nach Schamanen, deren Drogen und Rituale den Zorn von Ahnen, Göttern oder Geistern besänftigen sollten.

In der Antike waren alle Nahrungsmittel auch Teil einer Heilung. Was man nicht essen konnte, wurde auch nicht geschluckt. Nicht zufällig sind Pharmaka im Altgriechischen gleichbedeutend mit »Gift«. Ungenießbare Arznei verabreichte man nur äußerlich (z.B. Schwefel) – eine Vorgehensweise, die in der modernen Medizin wieder aufgegriffen wird, um Wirkstoffe unschädlicher erscheinen zu lassen: Hormone oder Schmerzmittel als Dosiergel. Hippokratische Ärzte glaubten, auf der Haut das innere Geschehen erkennen zu können.

Die heute vorzugsweise orale Einnahme von Medikamenten sollte uns mehr als ein Stirnrunzeln wert sein, wenn in den letzten drei Jahrzehnten unsere Mikrobiota von harmlosen Schmarotzern zu symbiotischen Nützlingen hochgestuft wurden. Unsere Darmbewohner sind auf Nahrung, aber nicht auf Arzneimittel eingestellt. Schon gar nicht auf giftige Chemie, gentechnisch fabrizierte Moleküle oder mikrobenfeindliche Antibiotika. Müsste man nicht längst wieder wie in der Antike auf Medikamente über den Magen-Darm-Trakt verzichten, um nicht von vornherein zu schaden?

Pflanzenmedizin hat die Menschen immer begleitet. Noch Mitte des 16. Jahrhunderts bestand das Arzneimittelportfolio fast ausschließlich aus Heilpflanzen und Naturstoffen. Ungenießbare anorganische Chemie aus der Alchemistenküche oder dem Pharmazielabor gesellte sich erst in den letzten 1000 Jahren dazu. Paracelsus (1493–1541) war einer der Wortführer, die auch mit anorganischer Chemie innerlich und äußerlich heilen wollten. Nur auf die Dosis käme es an, ob eine Substanz giftig oder heilsam sei. Deren Schäden waren allerdings weit größer als ihr Nutzen. Die Arglosigkeit, mit der seither anorganische Substanzen verabreicht und eingenommen wurden, ist erschreckend.

Was heilt?

Im Rahmen der Theorie eines Ungleichgewichts der Körpersäfte bestand die Überzeugung, Heilmittel müssten dem Überwiegen bestimmter Qualitäten jeweils entgegenwirken. Sie sollten unheilvolle Einflüsse entfernen, indem sie bestimmte Flüssigkeitsabsonderungen verstärkten (Erbrechen, Abführen, Entwässern) und dadurch das Verhältnis der Säfte wieder in Richtung des Gleichgewichts verschoben. Pharmaka wurden als Einzelstoffe (»Simplicia«, später »Spezerei«) oder zusammengesetzte Präparate (»Composita« oder »Konfekt«) in den Verkehr gebracht. Geläufige Composita enthielten meist schmerzstillende und psychoaktive Stoffe wie Opiate oder andere Alkaloide. Da Heiler und spätere Ärzte mit ihren Verordnungen mangels klarer Ursache-Wirkungs-Beziehungen im Nebel stocherten, etablierten sich frühzeitig Mischpräparate.

Von Galen (etwa 130 – etwa 200) sind Kombinationspräparate mit mehr als 70 Substanzen bekannt, die unter der Bezeichnung »Theriak« seither als Universalheilmittel und Gegengift galten. Irgendetwas würde schon helfen – ein Vorgehen, das auch in anderen Kulturen (z.B. Traditionelle Chinesische Medizin) allzu bekannt ist. Theriaks hinterließen bei Kranken durch das obligate Opium immer eine subjektive Zufriedenheit, vor allem, wenn bereits eine Abhängigkeit bestand. Im Mittelalter waren sie die am weitesten verbreiteten Präparate. Darüber hinaus beinhalteten sie niedrig dosierte Gifte, die die Widerstandskraft gegenüber den damals verbreiteten Vergiftungen stärken sollten.

Als ältestes vollständig erhaltenes Werk über Medizinalpflanzen gilt das neunte Buch der Pflanzenheilkunde des Theophrastos von Eresos (371–287 v. u. Z.), dessen Echtheit allerdings in Zweifel steht. Mit den Eroberungszügen von Alexander dem Großen erweiterte sich das Spektrum der Heilpflanzen. Dioskurides (1. Jh.) ordnete etwa 1000 Arzneimittel (813 pflanzlichen, 101 tierischen und 102 mineralischen Ursprungs) den Primärqualitäten (heiß – kalt; trocken – feucht) zu, sodass ersichtlich war, gegen welches Ungleichgewicht der Säfte sie einzusetzen wären.

Mit der arabischen Medizin kamen in den nächsten Jahrhunderten weitere Pflanzen und Zubereitungen hinzu: Kampfer, Sennesblätter, Muskatnuss, Tamarind. Dem individuellen Ungleichgewicht der Säfte versuchte man mit einer individuellen Zubereitung oder speziellen Kombination zu begegnen: zum Beispiel Theriaks mit Schlangenfleisch, exotische Beigaben präferiert. Bis zum 12. Jahrhundert verwendete man vorzugsweise einzelne Arten (Kräuter, Gewürze, Mineralien, Teile von Tieren).

Ab dem 12. Jahrhundert benannte man Substanzen möglichst klar und begann bereits, Auszüge einzelner Inhaltsstoffe herzustellen und diese zu modifizieren. Dieser allmähliche Wechsel von reinen Heilpflanzen zu pharmakologischen Zubereitungen erfolgte mit zunehmender Bedeutung des Fernhandels unter arabischem Einfluss. Die Begriffe »Medikament« oder »Droge« kamen erst jetzt in Gebrauch. Die Wiederentdeckung Amerikas erweiterte das Spektrum noch einmal mit neuen Pflanzen, die medizinisch eingesetzt werden konnten, wie die Chinarinde oder die Kokapflanze.

Arzneimittel lassen sich in drei Kategorien einteilen: Heilpflanzen, galenische (aufbereitete Pflanzen) und chemische Pharmaka. Alles, was nicht in der Natur gesammelt werden konnte, musste bei Apothekern aus dem Fernhandel und in Zubereitungen erworben werden, für die pharmazeutische Kenntnisse erforderlich waren. Dementsprechend wurden einzelne Heilkräuter in der Selbstmedikation bevorzugt, während Arzneigemische in der professionellen Heilkunde dominierten.

Das eigenständige Wissen der Apotheker führte zu einer Trennung des Arzt- und Apothekerwesens, das Kaiser Friedrich II. im Edikt von Salerno 1241 fixierte, das aber auch Jahrhunderte später nicht verhinderte, dass Ärzte ihre Verordnungen in eigenen Apotheken anfertigen ließen. Die Zunahme der Komplexmittel verstärkte sich durch die Spezialisierung des Kräuterhandels in Apotheken. Zum Ende des 18. Jahrhunderts waren Arzneimittel etwa zur Hälfte Mischpräparate.[5]

Im Laufe des 16. Jahrhunderts wurden neue Stoffe der anorganischen Chemie wie Quecksilber oder Antimon im Brechweinstein eingeführt.

Kalomel avancierte zum Abführmittel der Wahl, da das darin enthaltene Quecksilber den flüssigen Stuhl schwarz verfärbte, als würde »schwarze Galle« ausgeschieden. Zudem bewirkte es einen heftigen Speichelfluss (1,5 Liter pro Tag!). Neurologische Symptome mit zitternden Gliedmaßen und Geschwüre (Hutmachersyndrom) nahm man in Kauf. Die Dosierung wurde überlebenswichtig, da alle Substanzen mehr oder weniger giftig waren. Die Hoffnung, für jede Erkrankung eine spezifisch wirksame Chemie finden zu können, erwies sich als falsch. Im 18. Jahrhundert entdeckte man dann wieder einige altbekannte Heilpflanzen in der Schulmedizin: Weidenrinde mit fiebersenkenden Salicylaten oder den Fingerhut mit dem herzunterstützenden Digitalis.

Symptome unterdrücken oder fördern?

Bei den Arzneimitteln ging es nicht nur darum, ob Pflanzen oder anorganische Chemie als Heilmittel infrage kamen. Entscheidend war, welche Wirkungen am Kranken beobachtet werden konnten. Bei Samuel Hahnemann (1755–1843) kann man nicht nur die Begründung für die Homöopathie nachlesen, sondern auch das Spektrum der Heilungsmöglichkeiten für Arzneimittel, das schon in der Antike bekannt war:

- Krankheitssymptome mit Arzneien heilen, die ähnliche Symptome hervorbringen (similia similibus curantur)
- Krankheitsssymptome mit dem gleichen Stoff heilen, der die Krankheit verursacht (aequalia aequalibus curantur)
- Krankheitssymptome mit Arzneien heilen, die der Krankheit entgegengesetzte Symptome hervorbringen (contraria contrariis curantur)
- Krankheitssymptome mit Arzneien heilen, die etwas völlig anderes als das am Patienten Beobachtete bewirken (allopathisches Prinzip)

Mediziner hatten sich im Konzept eines Ungleichgewichts von vier Säften festgelegt, dass nur Medikamente heilen, die eine Gegenqualität zur Krankheit aufweisen beziehungsweise gegenteilige Symptome hervorrufen. Das Gegenteil sollte bei den Heilkräutern ebenfalls für Abhilfe sorgen. Bei »kalten und feuchten« Krankheiten waren »warme und trockene« Pflanzen wie Kamillenblüten, Rosmarin oder Petersilie angesagt. In diesem Denkkorsett erfolgten dann die Maßnahmen, mit denen Kranken Blut, Schleim und »gallige« Flüssigkeiten entzogen wurden.

Zum Ende des 18. Jahrhunderts begehrten Ärzte gegen die Rosskuren auf und forderten einen Paradigmenwechsel. Das Konzept, dass Behandlungen Symptomen entgegenwirken müssten, war zwar auf den ersten Blick überzeugend, aber oft genug gescheitert. Und mehr als das. Wenn William Shakespeare (1564–1616) in seinem *Timon von Athen* wissen lässt: »Trau keinem Arzt – deren Gegenmittel sind Gifte«,[6] dann hatte er erkannt, dass alle Chemie, die Symptomen entgegenwirkte, neue Symptome erzeugte und das Leben Kranker gefährdete.

Es musste andere Möglichkeiten der Behandlung geben. Angedacht und praktiziert wurde dies schließlich immer wieder. Trotz der Grundüberzeugung, dass man Kranke mit Maßnahmen behandeln müsse, die das Gegenteil der Symptome bewirkten, widersprachen die immer gleichen Verordnungen bei den verschiedensten Erkrankungen häufig genug diesem Prinzip. Durchfallkranke erhielten Speichelflussmittel und wurden zur Ader gelassen, sodass sich der Flüssigkeitsverlust vergrößerte. Blutende Verletzte erhielten Aderlässe, und Kranke, die bei einer Vergiftung ohnehin erbrachen, bekamen zusätzlich Brechmittel. Worin bestand die Gegenwirkung, wenn jemand bei einer fiebrigen Lungenentzündung zum Erbrechen gezwungen wurde oder Blut abgezapft bekam? Schnellere Genesungen müssen die Ausnahme geblieben sein.

Paracelsus hatte neben seinen experimentellen Behandlungen mit giftigen Chemikalien auch erwähnt, dass man Krankheiten mit Mitteln zu Leibe rücken könne, die ähnliche Symptome verursachten. Dokumentiert ist dieses Konzept in einem Theaterstück, an dem wieder William Shakespeare beteiligt war.[7] Ein darin auftretender Arzt befindet, dass eine psychische Störung am besten durch ein Erlebnis kuriert wird, dass zu den gleichen Reaktionen führt.

Der Chemiker und Arzt Samuel Hahnemann (1755–1843) war also kein Originalgenie, als er 1796 propagierte, Krankheiten mit Substanzen zu kurieren, die gleiche oder ähnliche Erscheinungen hervorriefen. Er war nur vielsprachig belesen und von der Schulmedizin zutiefst frustriert. Für vier Jahre hatte er von 1788 bis 1792 seine ärztliche Tätigkeit eingestellt, da er sich »ein empfindliches Gewissen daraus machte, unbekannte Krankheitszustände (...) mit diesen unbekannten Arzneien zu behandeln, die als kräftige Substanzen, wenn sie nicht genau passen (...) leicht das Leben in Tod verwandeln, oder neue Beschwerden und chronische Übel herbeiführen können«.[8]

In seinem selbst-verordneten »Lockdown« übersetzte er die Arzneimittellehre des englischen Chemikers William Cullen (1712–90), die ihn maßgeblich zum Konzept seiner Homöopathie führte. Cullen hatte Heilpflanzen wie die Chinarinde als hilfreich bei Malaria erwähnt, obwohl sie Fieber erzeugten. Da Hahnemann auch aus griechischen und arabischen Texten wusste, dass gleiche oder ähnliche Effekte bei Heilmitteln hilfreich sein konnten, schlussfolgerte er, dass es für jede Behandlung besser war, die Selbstheilungskräfte zu aktivieren. Und dies setzte voraus, dass Pharmaka eine der Krankheit ähnliche, aber schwach krankmachende Wirkung haben müssten: »Die Homöopathik weiß, dass Heilung nur durch die Gegenwirkung der Lebenskraft gegen die eingenommene, richtige Arznei erfolgen kann.«[9] Die Verdünnung der Wirksubstanzen war unerlässlich, um den Kranken nicht noch kränker zu machen. Ein Prinzip, das heute Teil der Hormesis ist, die davon ausgeht, dass eine Stimulation mit geringen Dosen schädlicher Einflüsse gesundheitsförderlich und immunisierend wirkt.[10] Von Cullen übernahm Hahnemann darüber hinaus den Placebogedanken (vgl. S. 275).

Auch Christoph Wilhelm Hufeland (1762–1836), Deutschlands bekanntester Arzt im ersten Drittel des 19. Jahrhunderts, sah dies so. Da Behandlungen zusätzliche »künstliche Krankheiten« hervorriefen, müsse sich jeder therapierte Patient für seine Genesung zwangsläufig von »zwey

Krankheiten« erholen.[11] Es sei daher ratsam zu überlegen, ob man überhaupt eine Therapie verordne: eine Erkenntnis, die die moderne Schulmedizin verdrängt und im Narrativ der Pharmaindustrie als »Nebenwirkungen« verharmlost. Zwar taucht dieser Begriff bereits immer wieder im 18. Jahrhundert auf,[12] aber in die Köpfe von Ärzten und Patienten eingeschrieben wurde er erst so richtig mit einem Handbuch von 1881, als die Pharmaindustrie Fahrt aufnahm.[13]

Die akademische Medizin hielt dessenungeachtet an anti- und allopathischen Entleerungsbehandlungen fest, selbst als die Epidemiewellen von Cholera und Typhus durch verseuchtes Wasser in den europäischen Großstädten wüteten. Der Arzt war mehr Feind als Verbündeter des Kranken, denn schließlich beinhalten Krankheitssymptome immer Heilungsreaktionen. Der Begriff »Allopathie« tauchte für die Arzneien der Schulmedizin erst wieder auf, als Hahnemann um 1800 seine neue universelle Heilkunde ausgerufen hatte. Den einen gilt »Allopathie« seither als Inbegriff eines überholten hippokratischen Heilprinzips; für die anderen verkörpert sie ein Bollwerk gegen homöopathische Scharlatanerie. Die Fronten verfestigten sich. »Antipathie« verschwand aus dem medizinischen Wortschatz und überlebte nur noch als Begriff in der Beschreibung seelischer Befindlichkeiten.

Dabei hatte die akademische Medizin im frühen 18. Jahrhundert mit der Übernahme der sogenannten Inokulation zur Immunisierung gegen die Pocken (vgl. S. 293) schon einen Tabubruch begangen. Die Verabreichung von Sekret Pockenkranker war isopathisch, und die spätere Jenner'sche Impfung verhütete Ähnliches mit Ähnlichem. Beide Maßnahmen konnten Erfolge verbuchen, wenngleich mit einem Todesrisiko bei der Inokulation und einem zeitlich begrenzten Effekt bei der Vakzination. Schulmedizin und Homöopathie hätten sich nicht so unversöhnlich gegenüberstehen müssen.

Die naturwissenschaftlich-orientierte Medizin lässt die Frage ebenfalls offen, ob Befindlichkeitsstörungen mehr Teil einer Krankheit oder Element der Heilung sind. Eine Gelbsucht infolge eines eingeklemmten Gallensteins ist Symptom der Krankheit, aber doch auch der Versuch des Körpers, durch Einlagerung des Gallefarbstoffes in allen Geweben zu hohe Konzentrationen der Galle in Leber und Blut zu verhindern, um Zeit zu gewinnen. Husten und Schnupfen sind obligate Zeichen eines Atemwegsinfekts, jedoch gleichermaßen effektive Strategien, die Erreger wieder loszuwerden. Fieber beeinträchtigt und beunruhigt, aber es steigert die Aktivität unserer Immunabwehr.

Symptome verstärken oder unterdrücken ist die falsche Alternative. Symptome sind immer ein Gemisch aus Krankheitserscheinungen und Heilungsreaktionen. Ungeachtet dessen werden Schwellung, Rötung, Überwärmung und Schmerz in der naturwissenschaftlich-orientierten Medizin immer noch als »Entzündung« gebrandmarkt und vorrangig bekämpft. Heutige Therapien heilen dann genauso wenig wie ihre Vorläufer. Behandlungen müssen schon Krankheitsursachen beseitigen. Ohne Kenntnis der Ursache ist es meist besser, auf Behandlungen zu verzichten oder nur unspezifisch die Selbstheilung Kranker zu stärken.

Das Arzneimittelspektrum der Schulmedizin blieb allerdings vorerst eine »Rümpelkammer«[14] schädlicher Substanzen mit Relikten aus der mittelalterlichen »Dreckapotheke« wie Bezoarsteinen, hochgiftigen Metallen, pulverisierten toten Tieren und nur wegen ihrer Form oder Farbe ausgewählten Pflanzen. Zielgerichtete Heilbehandlungen waren damit nicht zu machen. Es ging nur um kurzfristige Befindlichkeitsänderungen, die vielleicht Symptome unterdrückten, und die Ruhigstellung Kranker. Wirksam waren lediglich Chinin bei Malaria, Colchicin bei Gicht, Digitalis und Nitrate bei Herzschwäche. Die Fülle der übrigen Therapeutika war ohne Nutzen, aber mit reichlich unerwünschten Wirkungen behaftet.

Von Naturstoffen zu pharmazeutischer Chemie

Heilpflanzen bildeten bis weit ins 19. Jahrhundert das Rückgrat professioneller Arzneibehandlungen und der Selbstmedikation – ob Blätter, Wurzeln, Rinden, Blüten oder Früchte. Sie wurden roh oder getrocknet, zerstoßen oder zermahlen, gekocht oder aufgebrüht verabreicht. Versuche der Extraktion von Heilsubstanzen aus Pflanzen waren bis zum Ende des 18. Jahrhunderts unergiebig, da man die Essenzen hauptsächlich mit der Einwirkung von Hitze gewinnen wollte. Der versierte Chemiker Samuel Hahnemann klagte: »Man trieb die Pflanzen gewöhnlich in Destillirgefäßen ohne Wasser, mit Feuergewalt und erzwang dadurch – aus den giftigsten wie aus den unschuldigsten – ziemlich einerley Produkte. Wasser, Säure, brenzliche Oele, Kohle – und, aus dieser Laugensalz; immer von einer Art. Man verschwendete große Summen über dieser Pflanzenzerstörung, ehe man einsahe, dass man auf diesem Wege keine wesentlichen Bestandtheile der Vegetabilien ziehen, am wenigsten aber aus diesen Feuerproben auf die Heilkräfte dieser Pflanzen schliessen könne.«[15]

Erst nach 1800 gelang es, mit lipidlöslichen Extraktionstechniken, brauchbare Wirkstoffe zu gewinnen.[16] 1803 wurde Morphium aus dem Opium, 1817 Emetin als Brechmittel aus der Ipecacuanha-Wurzel, 1818 Strychnin aus Upas, 1820 Chinin aus Cinchona, Koffein aus der Kaffeebohne sowie 1828 Salicin aus der Weidenrinde, Nikotin aus der Tabakpflanze oder Atropin aus der Tollkirsche extrahiert. Es folgten weitere Alkaloide wie Kodein und Papaverin aus Opium und 1865 Kokain. Seither ersetzten zunehmend gereinigte Pflanzenextrakte die Naturpflanzen.

Es trifft aber nicht zu, wenn man heute immer noch annimmt, dass pharmakologisch aktive Substanzen in Heilpflanzen wie in einer Schutzkapsel isoliert vorliegen und nur noch wachgeküsst werden müssten. Es handelt sich immer um einen Mix wirksamer Substanzen, der für die Verträglichkeit entscheidend ist. Die stärksten Einzelkomponenten sind nicht unbedingt wirksamer als der pflanzliche Verbund. Gleichzeitig nimmt aber die Verträglichkeit ab. Das schmerzlindernde Salicin aus der Weidenrinde wird erst mit einer Seitenkette zur verträglichen, aber noch wirksamen Acetylsalicylsäure. Dennoch zeigten Studien, dass dadurch unerwünschte Wirkungen entstehen, die natürlichen Salicylaten fehlen.

Der wesentliche biologische Unterschied zwischen Pflanzenextrakten und Pharmaprodukten besteht darin, dass Phytopharmaka viele unterschiedlich stark wirkende Substanzen enthalten. Ihre spezifische Wirkung ist relativ schwach, sie besitzen aber meist stärkere unspezifische Auswirkungen auf den ganzen Organismus (zum Beispiel Wärme und Duft eines Tees). Ein reines Medikament enthält dagegen oft nur eine Molekülgruppe, die kaum unspezifische Wirkungen auslöst. Die Pflanze Artemesia wirkt relativ schwach gegen Malaria. Die Reinsubstanz Artemesinin erwies sich als eines der effektivsten Medikamente in akuten Stadien. Allerdings machen sich jetzt zunehmend Resistenzen gegen das Artemisinin bemerkbar, die bei der Pflanze nie beobachtet wurden. Pflanzen wirken unterstützend, wenn sich ein Kranker noch selbst helfen kann. Moderne Pharmaka dagegen sind kurzfristig unverzichtbar in Notsituationen, wenn Selbsthilfe ausgeschlossen ist.

Der Begriff »Pharmakologie« taucht erstmals 1805 auf. Bis in die zweite Hälfte des 19. Jahrhunderts gab es keine eigenständige Arzneimittellehre an medizinischen Universitäten. Der erste Lehrstuhl wurde 1847 an der damals deutschsprachigen Universität im estnischen Dorpat (heute: Tartu) installiert. Die maßgebliche Qualifikation für den ersten Ordinarius bestand darin, dass er das zweibändige, fast 2000-seitige Werk des englischen Pharmazieassistenten Jonathan Pereira (1804–53) ins Deutsche übersetzt hatte!

In der zweiten Hälfte des 19. Jahrhunderts erfolgte der Paradigmenwechsel von Pflanzenextrakten zu synthetischen Produkten oder analogen Substanzen, die aus der Teerfarbenchemie abgeleitet waren. Die ersten Präparate waren Abfallprodukte des Anilins und entsprechend toxisch. Bis weit ins 20. Jahrhundert entstammten schmerzunterdrückende, fiebersenkende und antibiotische Medikamente der Kohle- und Erdölchemie. »Die neuen Stoffe wurden unter dem Druck einer in Deutschland für die damaligen Verhältnisse überwältigenden Propaganda für Heilmittel gehalten und waren wirksame Symbole für die Fortschrittsbegeisterung der Zeit. Daß sie nicht nur wirksam, sondern auch giftig waren, wurde zunächst vornehmlich im Ausland (...) registriert (...).«[17]

Um 1900 gerieten Substanzen für Gewebe- und Bakterienfärbungen in der Mikroskopie als mögliche antimikrobielle Wirkstoffe vor allem durch Paul Ehrlich (1854–1915) in den Fokus. Dazu gehörten das Phenothiazin-Derivat Methylenblau oder das Salvarsan® (vgl. S. 176). Mit der industriellen Produktion stieg die Zahl synthetischer Organika von 15 im Jahr 1882 auf 65 im Jahr 1910.[18] Die pharmazeutische Produktion erweiterte das Therapiespektrum zunächst nicht. Im Gegenteil, die Vernachlässigung der Heilpflanzen verkleinerte das therapeutische Portfolio. Waren im Arzneibuch des Deutschen Reiches um 1880 etwa 900 Präparate verzeichnet, sank diese Zahl bis zum Ersten Weltkrieg auf etwa 600. Etliche Natursubstanzen kehrten erst wieder als vollsynthetische Stoffe in die Apotheken zurück.

Der Übergang von Heilpflanzen zu Reinsubstanzen war der Industrialisierung aller Lebensbereiche geschuldet. Es handelte sich vorrangig um Schlaf- und Schmerzmittel wie Chloralhydrat, Phenazetin, die Barbiturate, Heroin und die Acetylsalicylsäure. Die Substanzen sind mit Ausnahme der Acetylsalicylsäure äußerst toxisch und machen schnell abhängig. Die Einnahme von Phenazetin war jahrzehntelang die häufigste Ursache eines medikamentös verursachten Nierenversagens. Ein Abbauprodukt ist das heute weit verbreitete – aber schon damals synthetisierte – Schmerzmittel Paracetamol, das bereits in einer Menge von sieben bis zehn Gramm ein Leberversagen auslösen kann. Der amerikanische Arzt und Schriftsteller Oliver Wendell Holmes (1809–94) formulierte 1891 sarkastisch: »Nehmen wir Opium heraus (...); auch einige Spezifika (...); auch Wein, der ein Nahrungsmittel ist, und die Dämpfe, die das Wunder der Anästhesie bewirken, und ich bin mir sehr sicher, dass, wenn die gesamten Pharmaka, wie sie jetzt im Gebrauch sind, auf den Meeresboden versenkt werden könnten, es der Menschheit viel besser, wenngleich den Fischen viel schlechter gehen würde.«[19]

Spezifisch gegen bestimmte Krankheiten oder Krankheitserreger wirksame Pharmazeutika gab es bis in die 1930er Jahre nicht. Der als Psychiater berühmt gewordene Schweizer Arzt Eugen Bleuler (1857–1939) geißelte 1921 den mangelnden Nutzen und das hohe Schadenspotenzial der Arzneimittel: »Vor mehr als zwei Jahrhunderten hat Sydenham den Ausspruch getan, dass die Ankunft eines Hanswurstes in einem Städtchen nützlicher für die Gesundheit sei als die Ankunft von zwanzig mit Medikamenten beladenen Eseln. Von unserer Medikamentengroßindustrie hat er noch nichts gewußt, sonst hätte er vielleicht statt von Eseln von Fabriken gesprochen.«[20] Noch 1950 wurde aus Phenothiazinen das stark sedierende Chlorpromazin synthetisiert, das als erste antipsychotische (neuroleptische) Substanz gilt. Heute gaukeln über 100 000 verkehrsfähige Arzneimittel[21] einen Medikamentenschatz vor. Zum Vergleich: Die Deutsche Demokratische Republik begnügte sich mit lediglich etwa 2500 Medikamenten,[22] und die Weltgesundheitsorganisation (WHO) beziffert die essenziellen Medikamente auf wenig mehr als 400 Substanzen.[23]

Seit den 1990er Jahren hat sich das Spektrum der Arzneimittel immer weiter von Naturstoffen entfernt. Auch die chemisch-synthetischen Wirkstoffe werden allmählich von gentechnisch hergestellten Substanzen verdrängt. Im Gegensatz zu den kleinen Molekülen chemischer Synthesen handelt es sich hierbei um komplexe Moleküle mit hohem Molekulargewicht, die von Mikroorganismen oder lebenden Zellkulturen synthetisiert werden. Wegen ihrer Herstellung aus lebenden Strukturen werden diese Präparate beschönigend als »Biologika« oder »Biopharmaka« bezeichnet. Seit 1995 wurden etwa 300 Präparate auf gentechnischer Basis zugelassen.[24] Inzwischen entstehen 12% aller Wirksubstanzen mit gentechnisch veränderten Mikroorganismen oder Zellkulturen; jedes zweite neu zugelassene Präparat beruht auf Gentechnik. Dabei ist der Nutzen naturfremder Substanzen alles andere als bewiesen. Für gentechnisch hergestellte Substanzen gelten die gleichen Einschränkungen und Bedenken wie für synthetische Chemie (vgl. S. 170).

Mit jahrzehntelanger Verzögerung etablierten sich in Europa und den USA Reglementierungen, die der Verwendung gesundheitsschädlicher Zutaten sowie der Panscherei allerdings nur langsam Einhalt geboten. Die Vereinigten Staaten machten mit dem »Pure Food and Drug Act« von 1906 den Anfang. 1930 wurde die heutige Aufsichtsbehörde »Food and Drug Administration (FDA)« geschaffen. Ab 1938 folgte eine Regulierung medizinischer Geräte. Die Verpflichtung zu wissenschaftlichen Studien ließ bis 1962 auf sich warten. In Deutschland wurden Medikamente erst in der Folge des Contergan®-Skandals ab dem Jahr 1976 zulassungspflichtig. Die Europäische Union kennt seit 1995 einheitliche Verfahren.

»Beschleunigte« Zulassungen erlauben es allerdings den Herstellern seit 2007 bereits wieder, Standards und Auflagen zu unterlaufen.

Opium – das verdrängte Allheilmittel

Es war kein Zufall, dass die frühen industriellen Pharmaka symptomunterdrückende Suchtmittel waren. Die Geschichte der Medizin ist auch eine Geschichte der Opiumsucht von Ärzten und Patienten bis zur Opioidkrise des 21. Jahrhunderts. Ein amerikanischer Arzt formulierte 1915: »Wenn wir aus der gesamten Liste der Arzneimittel nur ein Präparat auswählen dürften, ich bin mir sicher, dass sehr viele, wenn nicht die Mehrheit, Opium wählen würden.«[25]

Seit der Steinzeit, also seit etwa 8000 Jahren, wird der Schlafmohn therapeutisch genutzt.[26] Tontafeln aus der Zeit der Sumerer (um 2100 v. u. Z.) gelten als älteste Liste medizinischer Verordnungen, auf der Opiumkapseln verzeichnet sind. Die erste authentische Erwähnung der milchigen Flüssigkeit findet sich bei Theophrastos im 4. Jahrhundert v. u. Z. In vielen Kulturen wurde Opium zur Linderung von Schmerzen, Betäubung bei Operationen und als Rauschmittel verwendet. Opium vermindert weniger die Schmerzen als deren Wahrnehmung. Durch Benommenheit stellte sich eine zufriedene Ruhe ein. Beides war der Schlüssel zum Erfolg. Arabische Ärzte verordneten Opium ebenfalls großzügig. Avicenna empfahl es bei Durchfall und Augenkrankheiten.[27] Trotz der Extraktion des Morphiums und der aus dem Heroin abgeleiteten synthetischen Opioide ist Opiumtinktur weiterhin in Apotheken verfügbar. Das Emblem des Royal College of Emergency Medicine enthält bis heute eine Mohnblüte.

Nur unter dem Einfluss der katholischen Kirche wurde Opium als betäubende und bewusstseinsverändernde Droge im Hochmittelalter zeitweise aus der Schulmedizin verdrängt. Erst nach der Reformation kehrte es wieder zurück und avancierte als »Laudanum« in Kombination mit Alkoholika und anderen Substanzen zu einer Art Allheilmittel. Paracelsus

(1493–1541) nannte seine Variante in Pillenform mit zahlreichen kostspieligen Zutaten aus der sogenannten »Dreckapotheke« »Stein der Unsterblichkeit«. 100 Jahre später verordnete der »englische Hippokrates« Thomas Sydenham (1624–89) sein Opium in flüssiger Form mit Sherry, Bier, Safran, Klee und Zimt auch als Genussmittel tonnenweise. Vom 16. bis 18. Jahrhundert war Opium die verschwiegene Droge der Oberschicht. Sydenhams Laudanum gehörte bis weit ins 19. Jahrhundert zum Standardrepertoire von Klinikapotheken – selbst auf dem Kontinent. »Heilbehandlungen« kaschierten oft eine Versorgung Abhängiger. Gesundheitsschäden mussten um ein Vielfaches größer sein als jeder Nutzen.

Die folgenreichste pharmakologische Aktion in der ersten Hälfte des 19. Jahrhunderts entstammte keinem Universitätslabor. 1803 gelang es dem Apothekergehilfen Friedrich Sertürner (1783–1841), die wirksamsten von etwa 25 Alkaloiden aus dem Opium zu isolieren. Sertürners »Morphium« erlaubte eine verlässlichere Dosierung, beinhaltete aber die gleichen unerwünschten Wirkungen und machte ebenso süchtig wie Opium. Da die akademische Medizin Sertürners Leistung ignorierte, avancierte Morphium erst ab den 1820er Jahren mit industrieller Extraktion und nach 1852 mit synthetischer Herstellung sowie der Injektionsspritze zur ärztlichen Allzweckwaffe für die nächsten 100 Jahre. Die Spritze in Kombination mit benebelnden Substanzen fehlte ab den 1860er Jahren in keinem Arztkoffer. Das zeitliche Zusammentreffen der Aktivitäten für Injektionsspritzen mit dem Opiumboom war kein Zufall.

Neue Krankheitsursachen ohne Therapie

Als es mit der Entdeckung krank machender Effekte von Mikroorganismen nach 1840 über Jahrzehnte zu einem Paradigmenwechsel bei den »Fieberkrankheiten« kam, hätte das Medikamentenportfolio in Bewegung geraten müssen. Aber das passierte nicht. Die hippokratischen Rosskuren des Flüssigkeitsentzugs bestanden fort, und die Erreger sollten zunächst nicht durch antibiotische Substanzen, sondern durch Impfungen bekämpft werden. Die Galionsfiguren der Mikrobiologie, Louis Pasteur und Robert Koch, hatten eine Suche nach Antibiotika gar nicht auf dem Schirm. Bakteriologen waren wohl auch aus kommerziellen Überlegungen dem bis heute fortdauernden Irrglauben verfallen, für jede Krankheit die passende Impfung entwickeln zu können, weniger als Prävention, sondern vielmehr als Therapie, wenn die Infektion schon bestand. Das homöopathische Prinzip war unbemerkt in die Schulmedizin eingedrungen.

In bäuerlichen Gesellschaften war dagegen lange bekannt, dass Schimmelkulturen die bakterielle Fäulnis verhinderten oder verzögerten. Lebensmittelhersteller nutzten Schimmelpilze, um Käse oder Wurst ungehindert reifen zu lassen. Bereits im Mittelalter züchtete man auf einem Honig-Schafskot-Nährboden Schimmelpilze zur besseren Wundheilung. Seit 1870 gab es dann Berichte über wachstumshemmende Effekte von Schimmelpilzen auf Bakterienkulturen, eine schnellere Heilung von Wunden bei Bestäubung mit Schimmelpilzen und Tierversuche mit Penicillin-Kulturen. Der schottische Chirurg Joseph Lister behandelte 1884 erfolgreich sogar den Abszess einer Krankenschwester mit einem Penicillin, ohne dies zu publizieren. Die vermeintliche Entdeckung des Penicillins im 20. Jahrhundert war also keineswegs ein Geniestreich.

Ein halbes Jahrhundert nach der Enttarnung von Mikroben als Krankheitserreger schlug wieder die Stunde der toxischen Chemie. Die expandierende Pharmaindustrie brachte in einer »antipyretischen Welle« fiebersenkende Mittel (Antipyretika) auf den Markt: Den Anfang machten Antipyrin®, Salipyrin, Antifebrin® und Sulfonal. Die Unterdrückung eines Symptoms hatte einmal mehr Vorrang vor einer kausalen Therapie. Dann erst folgte toxische Chemie, um Mikroorganismen den Garaus zu machen – ohne Rücksicht auf den Organismus, der die Erreger beherbergte. Die giftigen Chemikalien und »Zauberkugeln« des Paul Ehrlich (1854–1915) waren die gleichen Flops wie die Destillate und Gebräue der Alchemisten.

1910 kochte Ehrlich das Salvarsan® (Arsphenamin) als erstes synthetisches Antibiotikum. Angriffsziel war der Erreger der Syphilis, dessen

Bekämpfung für die Oberschicht offenbar Priorität genoss. Im Salvarsan® hatte er Arsen und Benzol chemisch verheiratet. Entsprechend reich an Gesundheitsschäden war die Behandlung. Der »Salvarsantod« wurde zum stehenden Begriff.[28] Die vermeintlichen Therapieerfolge beruhten auf Datenmanipulationen und der umgehenden Kombination mit dem altbekannten Quecksilber. Schon wenige Jahre später wurde für Salvarsan® bei der vermeintlichen »Spanischen Grippe« ein neuer Absatzmarkt gesucht.[29] Heutige »Grippemittel« stehen in einer unguten Tradition. Ehrlichs Mentor Robert Koch ließ sich für Menschenversuche Arsenpräparate in die deutschen Kolonien schicken. Ungeachtet des therapeutischen Desasters erhielt Ehrlich den Nobelpreis noch vor der allgemeinen Verfügbarkeit des Mittels zuerkannt. Bis heute gilt er als Ikone der Arzneimitteltherapie.

Als zweite antibiotische Chemie der Schulmedizin kam 1935 Prontosil® auf den Markt. Entwickelt wurde dieses Sulfonamid, das Staphylokokken abtötete, einmal mehr aus der Teerfarbenchemie. Antibakteriell wirksam war nur dessen Abbauprodukt Sulfanilamid, das seit 1909 bekannt, aber vom Erfinder des Prontosil®, dem Pathologen Gerhard Domagk, nicht als wirksam erkannt worden war. Für einige wenige Jahre konnten mit diesem und weiteren in der Folge entwickelten Sulfonamiden vor allem Wundinfektionen behandelt und die Sterblichkeit am »Kindbettfieber« vermindert werden.

Die Substanzklasse zeigte allerdings auch toxische Wirkungen. Nicht nur der Urin verfärbte sich tiefrot, sondern es traten schwere neurologische Schäden auf, weil Neurotransmitter beeinträchtigt wurden. Mit der Einführung der Penicilline kurze Zeit später verlor das Präparat schnell an Bedeutung. Domagk erhielt 1939 trotzdem voreilig den Nobelpreis zugesprochen, und bis heute werden ihm Rosen gestreut: »Ein Pathologe besiegt die bakteriellen Infektionskrankheiten.«[30] Eigentlich hätte zu der Zeit bereits ein Penicillinpräparat in der Schublade liegen können …

Eine Entdeckung mit Ansage

Als der Chemiker Alexander Fleming im September 1928 aus dem Urlaub an seinen Arbeitsplatz zurückkehrte, traf ihn nicht der immer wieder kolportierte Geistesblitz.[31] Das während seiner Abwesenheit durch einen Schimmelbefall gehemmte Wachstum von Staphylokokken auf einer Kulturplatte war ein bekanntes Phänomen. Fleming machte einige Tierversuche und wendete sein Penicillin-Filtrat mit gemischten Ergebnissen bei wenigen Krankheitsbildern an. 1929 publizierte er diese Beobachtungen und spekulierte über einen zukünftigen Nutzen. Damit war die Angelegenheit für ihn erledigt. Fleming nützte Penicillin nur, um unerwünschte Keime bei Impfkulturen in vitro abzutöten.

Erst elf Jahre später, als mit dem Zweiten Weltkrieg die Vision eines Heeres verletzter Soldaten mit Wundinfektionen real wurde, schlug die Stunde des Penicillins. Howard Florey und Ernst Chain waren beauftragt, nach antibiotischen Substanzen zu suchen, und Flemings Penicillin stand auf ihrer langen Prüfliste. Mit genügend gereinigtem Wirkstoff führten sie 1940 die ersten Tierversuche durch und behandelten ein Jahr später fünf Patienten. Obwohl zwei Patienten nicht überlebten, waren die Ergebnisse überzeugend. Noch vor Kriegsende konnten Soldaten uneingeschränkt versorgt werden. Weil es sich um ein kriegswichtiges Produkt handelte, erhielten Fleming, Florey und Chain bereits 1945 den Nobelpreis. Fleming beanspruchte dabei die Poleposition …

Es hätte also erst einmal keine Penicilline ohne einen großen Krieg gegeben. Die Vergabe eines Nobelpreises an das Trio demonstrierte erneut den Einfluss industrieller Profiteure und der Herrschenden auf diese Ehrung. Fleming hatte Penicillin nicht bis zur Therapieeignung entwickelt und beabsichtigte dies gar nicht. Florey und Chain arbeiteten lediglich fleißig eine Liste ab. Der weitere Verlauf entlarvte die Einstufung der Penicilline als voreilig. Für immunkompetente Menschen in Friedenszeiten hatten Penicilline nur selten einen Nutzen. Die Mehrzahl der Behandlungen seit dem Zweiten Weltkrieg war überflüssig, denn die eigentliche Heilung bewirkt das Immunsystem selbst. Nach 1980 waren Penicilline bereits weitgehend unwirksam und verschwanden aus dem Werkzeugkasten der Medizin.

Penicilline waren der Auftakt für die Synthese zahlreicher Antibiotika. 1943 wurde mit Streptomycin das erste Aminoglykosid-Antibiotikum isoliert, das sich gegen penicillinunempfindliche Keime und den Tuberkuloseerreger als wirksam erwies. Mit Chloramphenicol 1947, Erythromycin 1952 und den Tetrazyklinen 1953 kamen weitere neue Substanzen auf den Markt. Infolge der unkritischen Ausweitung von Antibiotikagaben bei Infekten aller Art wurde ein geschädigtes Mikrobiom für alle Behandelten kurz- und langfristig zum Gesundheitsrisiko und zählt zu den größten Kollateralschäden der modernen Medizin.

Spätestens in den 1990er Jahren hätte jedem Mediziner klar sein müssen, dass die als Wundermittel gepriesenen Antibiotika oder die ab den 1950er Jahren nachgebauten Hormone (Kortikosteroide, Geschlechtshormone) ebenso wenig wie der Aderlass Heilungen bewirkten, aber immer schadeten. Die vornehmlich in den Industrieländern auftretenden Karzinome des Dickdarms und der Brustdrüse können maßgeblich auf wiederholte Antibiotikagaben beziehungsweise die Gaben hoch dosierter Sexualhormone zur Schwangerschaftsverhütung oder zum »Anti-Aging« zurückgeführt werden.[32] [33] Schuld war die Medizin und nicht »die industrielle Lebensweise«. Eine restriktive Anwendung in wenigen Fällen wäre von Anfang an das Gebot gewesen. Aber es ging wie mit dem Aderlass: Trotz erkanntem Schadenspotenzial wurden Verordnungen genauso wenig zurückgefahren wie die Aderlasslanzette eingemottet.

Erst mit zunehmenden Resistenzen gegen Antibiotika erwachte wieder Interesse an den Bakteriophagen des Félix Hubert d'Hérelle (1873–1943). Heute gelten diese als Ultima Ratio, wenn bei multiresisenten Krankheitserregern die antibiotische Chemie am Ende ist. Selbst billige Phagenmischungen, die es in Georgien in jeder Apotheke gibt, beseitigen bereits die Hälfte dieser Infektionen.[34] Die gezielte Selektion für bestimmte Erreger kann sogar 75 bis 100 Prozent der Träger antibiotikaresistenter Keime kurieren.[35]

Allerdings hatte der medizinisch-industrielle Komplex spätestens mit den Penicillinen die Deutungshoheit über die Therapiekonzepte übernommen. Abteilungen, die nach Pharmaka suchten, waren oder wurden Teil der großen Chemiekonzerne. Biologische Strategien zur Abtötung von Krankheitserregern durch deren spezifische Feinde, die Bakteriophagen, analog der Schädlingsbekämpfung bei Nutzpflanzen durch Insekten, passten nicht in deren Bild. Nicht einmal von Pilzen produzierte Substanzen wie die Penicilline waren erwünscht.

Die Fata Morgana heilsamer Chemie war kommerziell zu verlockend. Niedrigste Kosten bei millionenfacher Herstellung und weltweitem Vertrieb boten die Aussicht auf gigantische Gewinne. Dagegen erschien die Extraktion, Reinigung und Anreicherung natürlicher Pflanzenwirkstoffe oder gar von Kleinstlebewesen für das Heilgeschäft zu mühsam und nicht einmal patentierbar. Der nächste chemische Coup ließ nicht lange auf sich warten.

Kampfgas wird zur Chemotherapie

Seit dem Anfang des 19. Jahrhunderts nahmen die Infektionskrankheiten ab, Tumorleiden dagegen dramatisch zu. Es bestand Handlungsbedarf. Neben der Entwicklung heilsamer Impfungen sollte es wieder die Chemie richten. Spätestens seit der Erfahrung mit Kampfgasen im Ersten Weltkrieg war klar, dass mit diesen Zellgiften Leben bereits in geringster Konzentration vernichtet werden konnte – warum nicht auch Zellen mit hoher Teilungsfrequenz und schnellem Wachstum wie bei Krebs?

Während des Zweiten Weltkriegs erforschten zwei amerikanische Pharmakologen in einem Geheimprojekt der US-Regierung die Wirkung von Senfgas, das die Armee des Deutschen Kaiserreichs als »Lost« im Ersten Weltkrieg eingesetzt hatte.[36] Bei Mäusen bremste Senfgas das Wachstum bösartiger Tumore. 1943 wurde erstmals eine vom Senfgas abgeleitete Substanz verabreicht. Das aggressive Lymphom eines todkranken Mannes schrumpfte, allerdings verstarb der Patient vier Monate später. Chemotherapie ist nicht nur ein Krieg gegen Krebszellen, sondern auch einer gegen die Immunabwehr des Kranken. Körperzellen, die sich schnell vermehren (Schleimhäute, Haarwurzeln oder blutbildende Zellen) werden ebenso geschädigt. Neben temporären Erscheinungen wie Übelkeit, Erbrechen, Durchfall, Schwäche und Haarausfall drohen dauerhafte Nervenschädigungen, Herzschwäche oder Zweitkarzinome.

Ungeachtet der mitunter tödlichen »Neben«-Wirkungen wurde die Chemotherapie ab den 1970er Jahren zu einer der drei Säulen der Krebstherapie neben Operation und Bestrahlung. Neuere Therapien versuchen, Tumore auf molekularer Ebene anzugreifen – etwa indem sie Wachstumssignale unterbinden, deren Reparaturmechanismen stören, sie von der Blutversorgung abschneiden oder das Immunsystem aktivieren (sogenannte Immuntherapie).

Die als unerwünschte Wirkung einer Krebsbehandlung gefürchtete Beeinträchtigung der Blutzellen führte parallel zu einer neuen Anwendung der Chemotherapeutika: der Unterdrückung der immunologischen Abwehr eines Patienten, damit dieser ein transplantiertes Organ nicht abstößt. Bereits seit Anfang des Jahrhunderts versuchten sich Chirurgen weltweit am Austausch von Organen, aber selbst nach mehreren Jahrzehnten war 1963 die Bilanz deprimierend: Von mehreren Hundert Empfängern von Transplantaten nichtverwandter Menschen hatten weniger als zehn Prozent drei Monate[37] und nur sechs der vorher bestrahlten Empfänger etwa ein Jahr überlebt.[38] Die Fortführung von Transplantationen stand auf der Kippe. Erst in der Kombination von Chemotherapeutika mit Kortison überlebten mehr als 70 Prozent der Transplantierten ein Jahr.[39] Nicht operationstechnische Finessen, sondern die immunologische Toleranz des Empfängers war der Schlüssel zum Erfolg.

Dafür musste das Immunsystem des Empfängers pharmakologisch beeinträchtigt werden. Bis dahin waren die immunsuppressiven Chemotherapeutika nur ein Nischenprodukt für wenige Krebsbehandlungen. Aber selbst alle Menschen mit geschädigten Nieren und zukünftig noch Herzen und Lebern sowie Hautverpflanzungen würden zahlenmäßig keinen Massenmarkt generieren, den sich Pharmahersteller wünschen. Sollte jedoch die Unterdrückung der Immunabwehr andere Krankheitssymptome abschwächen oder temporär zum Verschwinden bringen können, dann hätten diese Präparate das Zeug zu Blockbustern. Das Konzept der Behandlung musste dies nur glaubhaft begründen können …

War es plausibel, ein normal funktionierendes Immunsystem schädigen zu müssen, um eine Toleranz gegen die Abstoßung von Transplantaten zu erwirken, musste in den übrigen Fällen die Immunabwehr vom Element der Heilung zur Ursache einer Krankheit werden. Ein überschießend reagierendes Immunsystem macht krank, hieß die Philosophie. Der Startschuss für das Konzept sogenannter Autoimmunkrankheiten war gefallen. Kranke mussten durch Chemotherapeutika vor ihrer eigenen Immunabwehr geschützt werden. Die eigentlich unerwünschten Wirkungen vorhandener Medikamente generierten neue Diagnosen: Wer auf eine Immunsuppression ansprach, hatte ein zu stark reagierendes Immunsystem! Eine Ursachenforschung war entbehrlich. Als Nebeneffekt war gleichzeitig die Selbstheilung Kranker, die schon immer eine unerwünschte Konkurrenz darstellte, beeinträchtigt.

Kampf gegen neu interpretierte Krankheiten

Gehören autoimmune Erkrankungen zur DNA des Homo sapiens? Alle heute verfügbaren Erkenntnisse sprechen gegen die Annahme einer Erblast. Sicher verbürgt sind von uns heute als »autoimmun« eingestufte Krankheiten erst für das frühe 19. Jahrhundert.[40] Ist es Zufall, dass diese Krankheiten mit den Umweltveränderungen durch die industrielle Revolution zunahmen? Gibt es einen Zusammenhang mit den massenhaften Pockenimpfungen seit Ende des 18. Jahrhunderts?

Das späte Auftreten »autoimmuner« Erkrankungen in der Menschheitsgeschichte schließt jedenfalls die in der Medizin so gerne bemühten genetischen Ursachen aus. Die Nachforschungen können sich auf Zivilisationseinflüsse konzentrieren. Die Assoziation der Krankheiten mit einer gehobenen gesellschaftlichen Stellung ist unsicher, da vermögendere Menschen eine größere Aufmerksamkeit genossen, sich Ärzte leisteten und ihre Leiden zu Papier brachten. Ein tatsächlich primär in der Oberschicht auftretendes Phänomen würde einen Zusammenhang mit einer stärkeren Hygiene wie z. B. dem Verlust an Parasiten nahelegen. Allerdings waren Impfungen in den wohlhabenderen Schichten ebenfalls stärker verbreitet, da sich die »besseren« Kreise vorzugsweise schützen wollten.

In der Unterschicht mussten Krankheiten schon epidemisch auftreten, um für Aufmerksamkeit zu sorgen. Auf dem Land waren »autoimmune« Erkrankungen offenbar weit seltener als in den Städten, sodass Umweltgifte eine Rolle spielen könnten. Vermögendere Gesellschaftsschichten konnten sich zwar durch Aufenthalte auf ihren Landgütern Belastungen von Luft, Wasser und Nahrung wenigstens zeitweise entziehen, aber selbst reiche Bürger wurden in großen Städten Mitte des 19. Jahrhunderts im Durchschnitt nicht älter als etwa 50 Jahre.[41] Christoph Wilhelm Hufeland hatte damals geraten, »den Aufenthalt in großen Städten zu meiden; sie sind offne Gräber der Menschheit«.[42]

Arzneimittel - immer noch eine »Rümpelkammer«

Trotz einer Orientierung an naturwissenschaftlichen Methoden waren am Anfang des 21. Jahrhunderts keine zehn Prozent des ärztlichen Tuns evidenzbasiert.[43] Bei den zehn meistverkauften Medikamenten mussten 2014 zwischen 4 und 25 Menschen behandelt werden, damit einer profitierte.[44] Allzu oft wurden vorhandene Substanzen aus kommerziellen Erwägungen als vermeintliche Heilmittel für andere Krankheiten umetikettiert. Die als Steine der Weisen gepriesenen Immuntherapien des 21. Jahrhunderts induzierten bei einer Ansprechrate von 60 Prozent bei neun von zehn Patienten unerwünschte autoimmune Effekte, die in bis zu 60 Prozent der Fälle schwerwiegend oder lebensbedrohlich sind.[45] Für Kosten von jenseits 100 000 Euro nützten die Therapien bestenfalls jedem dritten Behandelten. Der Wandel der Behandlungskonzepte war alles andere als zielgerichtet.

Als Lösung des Dilemmas wurden Massenmedikamente auf Untergruppen Kranker eingeschränkt, um möglichst nur die zu behandeln, die keine schweren Gesundheitsschäden durch die Behandlung erlitten. Anhand gentechnischer Befunde und laborchemischer Konstellationen sollten die geeigneten Kranken identifiziert werden. Das Konzept war allerdings fraglich, da der mangelnde Nutzen einer Substanz nicht nur mit genetischen Varianten zu tun hat. Es war jedenfalls noch lange keine personalisierte individuelle Therapie, Kranke von vornherein auszuschließen, die nicht auf Medikamente ansprachen, sondern notwendige Voraussetzung für höhere Ansprechraten und geringere Quoten unerwünschter Wirkungen. Dies war auch nötig, wenn die Schulmedizin die Ausbreitung komplementärmedizinischer Behandlungskonzepte mit individuellem Zuschnitt eindämmen wollte.

Kann Nahrung heilen? – Eine kurze Geschichte ärztlicher Ernährungstipps

»Eure Nahrungsmittel sind eure Heilmittel« war entgegen weit verbreiteter Auffassungen nicht das Credo hippokratischer Ärzte.[1] Die richtige Ernährung konnte aber die Heilung fördern, indem sie bestimmte Säfte beförderte. Speisen wurden den Primärqualitäten als warm, kalt, trocken oder feucht zugeordnet. Je nach dem diagnostizierten Ungleichgewicht der Säfte empfahl man bestimmte Substanzen oder riet von ihnen ab. Nahrungsbestandteile waren entweder aufbauend oder abführend.[2] Die Unterscheidung zwischen Nahrung und Heilsubstanzen war die längste Zeit nicht so scharf wie heute. Kamille oder Salbei, die wir heute als Heilpflanzen ansehen, waren früher fixe Bestandteile des Essens. Die Auslegung durch Galen (ca. 130 – um 200) änderte daran nichts. Galen war überzeugt, dass ein guter Arzt auch ein guter Koch sein müsse.[3]

Die richtige Ernährung gilt seither als Schlüssel zur Therapie von Krankheiten. Diese Überzeugung geriet ins Hintertreffen, als die Schulmedizin im 20. Jahrhundert immer spezifischere operative und medikamentöse Therapien anzubieten glaubte. Erst in jüngster Zeit wird der Zusammensetzung der Nahrung wieder ein höherer Stellenwert im schulmedizinischen Denken eingeräumt. Dies ist vor allem Einsichten über die Mikrobiota unseres Darms geschuldet, deren Zahl und Artenvielfalt maßgeblich durch die Ernährung bestimmt werden. Allerdings wird der Nahrung nur noch ein präventiver Effekt zugestanden.[4]

Für Ärzte stehen bestimmte Lebensmittel im Vordergrund, obwohl es nicht auf einzelne Komponenten, sondern auf Qualität und Quantität ankommt. Die Zusammensetzung und Zubereitung der Nahrung in verschiedenen Gesellschaften, in denen ein hohes Lebensalter erreicht wird, unterscheiden sich ganz erheblich.[5] Die Empfehlung zur Quantität ist trivial: Es gilt, kein Übergewicht aufzubauen. Zur Qualität trägt die heutige Ernährungswissenschaft noch weniger bei als ihre Vorgänger, die sich bis weit in das 18. Jahrhundert nicht mit den Auswirkungen einer industriellen Lebensmittelproduktion befassen mussten. Aber der Reihe nach!

Ärztliche Ernährungskompetenz – Fehlanzeige!

Als die katholische Kirche im 13. Jahrhundert den neuen Ärztestand aus der Taufe hob, war Ernährung kein Thema. Dafür gab es schließlich bereits umfassende Vorgaben der christlichen Glaubenslehre, die mit ausgedehnten Fastenzeiten und Verboten von Fleisch, Fett und Alkohol auf Verzicht ausgelegt war. Ärzte konnten und sollten sich da nicht einmischen. Kein Wunder, dass über die Jahrhunderte ärztliche Ernährungsempfehlungen nicht über das Wissen der Bevölkerung hinausgingen.

Die Herrschenden erwarteten dennoch von ihren Leibärzten Empfehlungen für ein längeres Leben. Neben zahlreichem Humbug einschließlich giftiger Substanzen waren damit meist Ratschläge für bestimmte Speisen und Getränke verbunden. Evidenz für deren Nutzen wurde zu keiner Zeit bereitgestellt. Es handelte sich um subjektive Tipps oder um Erfahrungen von heilkundigen Laien, die sich Ärzte nur zu eigen gemacht hatten.

In den Fokus der breiten Öffentlichkeit kamen Ernährungsempfehlungen der Ärzteschaft in der Neuzeit mit der interkontinentalen Seefahrt. Nach der versehentlichen Wiederentdeckung Amerikas 1492 trat durch die lange Zeit an Bord umgehend ein Mangel an Vitamin C (Skorbut) bei Seeleuten auf, denen frisches Obst und Gemüse fehlte. Die Chinesen hatten dieses Problem längst gelöst, indem sie im Flottenverband Versorgungsschiffe mitführten, auf denen Gemüse kultiviert wurde. Aber das kam den Europäern gar nicht in den Sinn! Durch Versuche stellten die Mannschaften im Laufe des 16. Jahrhunderts fest, welche Nahrung den Skorbut zum Abheilen brachte oder verhinderte. 100 Jahre später war Skorbut eigentlich kein Problem mehr, da Zitronensaft an Bord vorgehalten wurde.

Dennoch wurden in England von der Marine 1740 und 1753 an das Royal College of Physicians Anfragen gestellt, wie Skorbut am besten zu vermeiden wäre.[6] Das erste Mal empfahlen die Ärztevertreter verdünnte Schwefelsäure und das zweite Mal Ward's Drops (ein Allheilmittel des Scharlatans Joshua Ward, das Antimon, Kobalt und andere Gifte enthielt), die daraufhin als Standard eingeführt wurden. Der Skorbut kam zurück! 1776 zeigte dagegen der Kapitän James Cook (1728–79), dass Sauerkraut als Prophylaxe gegen Skorbut taugt.[7] Zitronensaft wurde 1795 wieder eingeführt. Ein knappes Jahrhundert ärztlich verursachten Skorbuts war zu Ende.

Für ortsständige Menschen im Binnenland hielten Ärzte bis ins 20. Jahrhundert selten spezifische Ernährungsempfehlungen bereit. Aussagen beschränkten sich auf unverdorbene Nahrung in ausreichender Menge. Völlerei der Oberschichten mit Alkoholexzessen, zu hohem Fleischkonsum und ab dem 16. Jahrhundert auch viel Zucker, waren nur für wenige Ärzte ein Thema. Lieber ließen die Herren Medici bei den Wohlstandskrankheiten Übergewicht, Gicht, Diabetes und Bluthochdruck die Oberschicht zur Ader ... Eine der wenigen Ausnahmen war Johann Sigismund Elsholtz (1623–88). In dessen *Diaeteticon* von 1682 findet sich nicht nur erstmals im deutschen Sprachraum der Begriff »Hygiene« für Reinlichkeit, sondern er lieferte auch Vorschläge für gesunde Speisen und Getränke. Elsholtz war mehr Botaniker als Arzt ...

Mit der Aufklärung mischten sich Ärzte wieder stärker in die Ernährung ein. Die ausführlichste Darstellung auf Deutsch lässt sich bei Christoph Wilhelm Hufeland (1762–1836) nachlesen.[8] Er kritisierte in der Oberschicht »überfeinerte Speisen« mit Verzicht auf bodenständige Zutaten, die Verwendung ausgelöster Bestandteile und deren Raffinierung, die Kauen überflüssig macht. Einzelne Nahrungskomponenten spielten für ihn im Gegensatz zur Art und Weise der Nahrungsaufnahme ansonsten keine Rolle: »Ein Mensch, der natürlich, mehr im Freyen und in Bewegung lebt, braucht sehr wenig Diätregeln. Unsre künstliche Diät wird erst durch unser künstliches Leben nothwendig.« Für ihn war klar, »daß es nicht sowohl auf die Qualität aber gar sehr auf die Quantität der Nahrungsmittel ankommt«. Nach seiner Beobachtung erreichten Menschen die höchsten Lebensalter, wenn sie »keine ausgesuchte ängstliche Diät hielten, aber sparsam lebten«. Als einer der Ersten wies er auf Gesundheitsrisiken durch tierische Produkte hin.

Selbst mit dem Aufkommen der Nahrungsmittelindustrie und der damit verbundenen Konservierungsmethoden, Verfälschungen und Panschereien blieb die Ärzteschaft zurückhaltend. Die mangelnde Qualität von Speisen und Getränken in den wachsenden Städten wurde nicht einmal in einem dreibändigen Werk zur Nahrungskunde thematisiert.[9] Es ist bezeichnend, wenn 1843 die maßstabsetzende *Abhandlung über die Nahrungsmittel der Menschen* des englischen Pharmazeuten und Chirurgen Jonathan Pereira (1804–53) eher einem Chemiebuch gleicht. Nur die kalorische Versorgung spielte für das Essen eine Rolle.

Der Physiologe Carl Michael Voit (1831–1908) reduzierte Nahrung auf die Grundkomponenten Kohlenhydrate, Proteine und Fette, deren Verhältnis bis heute zu unsinigen Diskussionen führt. Stoffwechsel wurde auf einen Energieumsatz verengt: 3000 Kalorien wurden als »Kostmaß« für einen Arbeiter berechnet. Die Gesundheitsgefährdungen durch hochverarbeitete industrielle Lebensmittel erkannte nicht die Ärzteschaft. Pionier war der deutsche Chemiker Friedrich Accum (1769–1838) in London. Als Erster prangerte er 1820 giftige Zusatzstoffe in der aufkommenden Lebensmittelindustrie an.[10] In deutschen Landen waren es unakademische Enthusiasten der Naturheilkunde, die in ihren Sanatorien auf naturbelassene Produkte setzten und zu den Hohepriestern der Ernährung wurden (vgl. S. 106).

Auf das Jahr 1911 datiert der Schweizer Arzt und Rohkostpionier Max Bircher-Benner (1867–1939) den Beginn einer Ernährungsforschung: »Wo vorher einer, da forschten jetzt Tausende.«[11] Treiber dieser Entwicklung war wieder einmal die industrielle Nahrungsproduktion, deren negative Auswirkungen auf die Gesundheit der Bevölkerung bei steigender Produktion immer weniger ignoriert werden konnten. 1912 prägte der polnische Chemiker Casimir Funk (1884–1967) die Bezeichnung »Vitamine«, als zahlreiche Experimente an verschiedenen Orten gezeigt hatten, dass Mangelzustände trotz ausreichender kalorischer Versorgung auftraten.

In der Schulmedizin blieben weiterhin wüste, widersprüchliche und stetig sich verändernde Ernährungsempfehlungen an der Tagesordnung.[12] Eierspeisen bei Tripper; weiche Eier, um den Stuhlgang zu befördern; Hungern bei Typhus oder Sauerkrautverbot bei Geisteskrankheiten. Der Unfug begann schon nach der Geburt, wenn Ärzte generell vom Stillen abrieten oder für Säuglinge Mehlbrei statt Milch empfahlen. Noch bis in die 1970er Jahre reduzierten sich Empfehlungen und Vorgaben für Kranke auf »Schonkost«, die sich meist auf zerkochte und pürierte Gemüse sowie Haferschleim und Kräutertees beschränkte. Nichts davon war durch wissenschaftliche Studien belegt. Es waren Einzelkämpfer wie in Deutschland der Internist Max Otto Bruker (1909–2001), die die Schädlichkeit von industriell raffinierten Zuckern und den Nutzen von Vollwertprodukten als Schlüssel zur Gesundheit sahen und in Behandlungen integrierten.

Vorrang hatte nach dem Zweiten Weltkrieg die Zufuhr von Kalorien, Vitaminen und Elektrolyten über Infusionen, wenn Patienten nicht essen und trinken konnten oder wollten. Nachdem seit 1952 die Technik für die Katheterisierung großkalibriger Venen zur Verfügung stand, konnten hochkonzentrierte Lösungen an Glukose und Aminosäuren in die Blutbahn verabreicht werden. 1959 propagierte der US-amerikanische Chirurg Francis Daniels Moore (1913–2001) die Verwendung der oberen Hohlvene als Zugangsweg (Cavakatheter). Die für diese parenterale Ernährung notwendige Bilanzierung von Flüssigkeitsmenge, Kalorienzufuhr und Zusammensetzung der Infusionslösungen wurde industriegetrieben zur Blaupause für strikte Vorgaben der natürlichen Ernährung. Die Regulierung der Nahrungszufuhr über unsere Mikrobiota geriet dabei völlig aus dem Blickfeld.

Steigendes Interesse der Bevölkerung an Diäten zwang Ärzte ab den 1980er Jahren, Positionen zu beziehen. Ganz im Sinne des medizinisch-industriellen Komplexes waren die Empfehlungen seither mit den Interessen der Lebensmittelindustrie deckungsgleich. Statt regionalen, frisch zubereiteten Rohprodukten das Wort zu reden, stand weiterhin im Vordergrund, wie das Verhältnis von Kohlenhydraten, Proteinen und Fetten zu gestalten wäre. Bei Vitaminen, Spurenlelementen sowie den sogenannten »Ballaststoffen« spielte es keine Rolle, ob diese chemisch zugesetzt oder aus dem natürlichen Verbund stammten. Unzutreffend werden mehrere Substanzen in der Medizin immer noch als »Vitamine« bezeichnet, obwohl es sich zum Beispiel bei den fettlöslichen Substanzen des »Vitamin D«-Komplexes tatsächlich um Hormone von wesentlicher Bedeutung handelt.

Das Ausmaß der Verarbeitung und Raffinierung der Speisen, das maßgeblich ist, ob Nahrung unsere Gesundheit befördert oder gefährdet, war kein Thema für die akademische Medizin. Lediglich in Brasilien wurde als erstem und einzigem Land nach den Vorgaben des Ernährungswissenschaftlers Carlos Monteiro 2014 Nahrung nach ihrem Grad industrieller Verarbeitung bewertet. Überall sonst diskutierte man lieber die Schädlichkeit von Fleisch, ohne zu differenzieren, ob dieses von frei laufenden Tieren oder aus der Massentierhaltung stammte.

Universitäre Erkenntnisse lieferten bestenfalls Bestätigungen lebensweltlicher Erfahrungen oder waren schlichtweg falsch. Für kaum eine Empfehlung gab es belastbare Evidenz. Die wissenschaftlich-technische Medizin hat lediglich zahlreiche Irrlehren in den letzten Jahrzehnten in die Welt gesetzt, die von durchsichtigen kommerziellen Interessen getragen waren: Schädlichkeit tierischer Fette und von »rotem« Fleisch, Gesundheit durch pflanzliche Öle mit ungesättigten Fettsäuren und »weißes« Fleisch, Bevorzugung von Fruchtzucker und Zuckerersatzstoffen oder bestimmter Margarinesorten zur »Verbesserung« der Blutfette. Die Flut wissenschaftlicher Studien war zur Spielwiese von Lobbygruppen verkommen.

Wie maßgebliche Gremien der Ärzteschaft nach 2500 Jahren immer noch die Bedeutung der Ernährung für die Gesundheit verkennen, zeigt sich daran, dass »Ernährungstherapien« dem Credo der industriellen

Medizin widersprechen[13] – selbst bei Erkrankungen, die entscheidend auf einer Fehlernährung beruhen, wie ein Diabetes mellitus Typ 2.[14] Da hatten hippokratische Ärzte mehr von Heilungen verstanden. Für Diabetes mellitus ist die richtige Ernährung neben der körperlichen Bewegung die kausal wirksame Therapie. Fasten und der Verzicht auf Zucker sind nicht nur Schutzfaktoren vor Krebserkrankungen, sondern wesentliche Säulen der Behandlung!

Wie viel Anatomie und Physiologie braucht die Medizin?

Es erscheint uns selbstverständlich, dass man kranke Menschen nur behandeln sollte, wenn Anatomie und Funktion im gesunden Zustand bekannt sind. Ärzte und Heiler fischten allerdings die längste Zeit im Trüben. Es lag nicht nur daran, dass das notwendige Wissen jenseits der Möglichkeiten der Zeit lag. Nein, Behandler wollten es gar nicht so genau wissen. Schon im antiken Griechenland hätte man aus der Erfahrung von Tierschlachtungen, Kriegsverletzungen und Obduktionen die grundsätzliche Anatomie und Physiologie klären können. Aber die gelehrte Medizin bevorzugte das spekulative Denkgebäude der Säftelehre und verdrängte selbst offensichtlichste Gegebenheiten der menschlichen Anatomie.

Ebenso anatomie- und physiologiefrei agierten Schamanen und naturkundliche Heiler. Erfahrung und Psychologie reichen in dieser Branche bis zum heutigen Tag, obwohl inzwischen Basiswissen von Körperaufbau und -funktion für eine Zulassung nachgewiesen werden muss. Im Gegensatz zur Chirurgie kam man im nichtinvasiven Heilungsgeschäft lange ohne jedes Wissen über die »Hardware« seines Therapieobjekts aus. Selbst körperliche Untersuchungen wurden zu den Gesundheitshandwerkern »ausgelagert«. Als im mittelalterlichen Italien Eltern ihren kleinen Sohn wegen eines Bruches zum Arzt brachten, verwies dieser sie an einen Chirurgen »für den Tastbefund und die Operation«.[1]

Nur wo Medizin als Handwerk betrieben wurde, waren anatomische Kenntnisse unabdingbar. Chirurgen wussten zwar längst nicht so viele Details, wie spätere Anatomen herausarbeiteten, aber ihre Operationsgebiete waren ihnen vertraut. Nur haben sie selten Bücher verfasst, aus denen wir ihr Wissen rekonstruieren können. Bereits vor Andreas Vesalius (1514–64) gab es eine anatomisch fundierte Chirurgie. Den Handwerkern war wahrscheinlich lange vor William Harvey (1578–1657) klar, dass Arterien und Venen gegenläufig fließen. Operateure standen den Krankheitsrealitäten über Jahrhunderte weit näher als Ärzte.

Zeitgenossen wie der französische Philosoph Michel de Montaigne (1533–92) erkannten eine daraus resultierende fachliche Überlegenheit von Chirurgen gegenüber akademischen Ärzten: »Deshalb scheint mir die Chirurgie an sich weit zuverlässiger: Der Wundarzt sieht ja und greift mit Händen, was er tut; so ist er in geringerem Maße auf das Vermuten und Raten angewiesen.«[2] Montaigne hatte öfter erlebt, dass theoretisch spekulierende Ärzte bei Kranken fälschlicherweise Blasensteine vermuteten und zu der sehr risikoreichen Operation rieten, bei der die Chirurgen dann keinen Stein finden konnten …

Was Anatomie für Chirurgen, hätte wenigstens die Physiologie für Arzneimediziner sein müssen. Dem war aber nicht so. Die zwingende Argumentation William Harveys für das Vorhandensein eines Blutkreislaufs fand über Jahrzehnte mehr Widersacher als Zuspruch. Hätte nicht mindestens der Aderlass überdacht werden müssen? Wenn das Blut in einem Kreislauf schneller umgepumpt als gebildet wurde, konnte man nicht einfach größere Mengen entnehmen, ohne das System zu gefährden. Es konnte auch keine Rolle mehr spielen, wo und über welches Gefäß Blut abgezapft wurde. Ein Umdenken blieb aber selbst unter den Kollegen aus, die Harveys Analyse sofort akzeptierten. Im Gegenteil: Aderlässe nahmen in der zweiten Hälfte des 17. Jahrhunderts erheblich zu. Anhänger »heroischer« – also ausgiebiger Aderlässe – feierten fröhliche Urstände und zelebrierten ein angebliches Spezialwissen über besonders günstige Venen bei bestimmten Symptomen. Eine oberflächliche Vene in der Ellenbeuge heißt noch immer »Kopfvene« (V. cephalica), weil man annahm, dass eine Blutentnahme aus ihr Kopfschmerzen vertreiben könnte.

Harvey selbst kehrte nach der Formulierung seiner Schlussfolgerungen nach England zurück und verordnete als Leibarzt des Lordkanzlers all die unsinnigen Behandlungen wie seine Kollegen: Aderlässe, Brech- und Abführmittel. Same procedure … Wer mit der Galen'schen Anatomie im Kopf einen Stauschlauch anlegte, um die Venen, die angeblich Blut vom Herz zu den Fingern leiteten, für das Ablassen von Blut zu stauen, den focht offenkundig der Verlust von mehr als 500 Millilitern Blut in wenigen Minuten nicht an. Man wollte offenbar gar nichts an der traditionellen Praxis ändern.

Die physiologischen Erkenntnisse des 17. und 18. Jahrhunderts spielten bis zur zweiten Hälfte des 19. Jahrhunderts kaum eine Rolle. Als man Nerven und ihre Versorgungsgebiete zugeordnet hatte, prüfte man weder umgehend Reflexe, noch lokalisierte man Ursachen für Lähmungen oder Gefühlsstörungen. 1885 konnte erstmals ein Hirntumor durch eine neurologische Untersuchung vom englischen Chirurgen Rickman Godlee (1849–1925) erfolgreich entfernt werden. Aus Funktionsprüfungen von Muskeln oder Nerven den Ort einer Störung abzuleiten, blieb bis ins 20. Jahrhundert meist neurologischen Spezialisten vorbehalten.

Es verwundert daher nicht, dass ab der Mitte des 20. Jahrhunderts Antibiotika inflationär eingesetzt wurden, ohne sich über die Zerstörung der Mikrobiota im Darm Kranker irgendwelche Gedanken zu machen; oder dass jahrzehntelang Organe und Gewebe transplantiert wurden, ohne die Reaktionen des Immunsystems hinreichend zu verstehen. Selbst im Zeitalter einer wissenschafts-orientierten Medizin ist die Zuspitzung, dass Internisten Ärzte ohne Kenntnisse in Anatomie und Physiologie seien, nicht abwegig.

Umfassendes Verständnis von Anatomie und Physiologie war nur selten Voraussetzung für neue Therapien. Man nutzte und vertiefte das Wissen bestenfalls dann, wenn Behandlungen einfach nicht funktionieren wollten. Die Erforschung immunologischer Mechanismen begann erst, als Organtransplantationen ab dem ersten Jahrzehnt des 20. Jahrhunderts fehlschlugen. Das Mikrobiom unseres Verdauungstraktes geriet erst in den Fokus des Interesses, als Antibiotika ab den 1980er Jahren immer häufiger versagten. Aktionismus hatte gegenüber schadensbewusstem Handeln immer Vorrang. Medizin war und ist vorrangig ein Geschäft.

Wie viel Blut muss fließen? – Eine kurze Geschichte der invasiven Medizin

Die chirurgische Geschichtsschreibung hat sich bis heute nicht davon befreit, Erstmaßnahmen als Landmarke einzuzementieren. Bei genauerem Hinsehen halten jedoch die wenigsten Pioniertaten ihrem Ruf stand. So gilt Ferdinand Sauerbruch (1875–1951) hierzulande noch immer als Titan der Chirurgie. Mit seinem Namen assoziierte Instrumente wurden jedoch entweder von seinem früheren Chef oder seinen späteren Mitarbeitern entwickelt.[1] Der ursprüngliche Doppelname für die Werkzeuge wurde dann auf »Sauerbruch« verkürzt.

Der geschichtlichen Bedeutung einer Neuerung wird man auch nicht gerecht, wenn diese Kranken nichts nützte. Die erste *erfolgreiche* Behandlung ist wichtiger als eine Erstmaßnahme, die der Kranke oft nicht lange überlebte. Der Breslauer Chirurg Friedrich Trendelenburg wurde bekannt, als er 1908 erstmals ein Blutgerinnsel aus einer Lungenarterie entfernen wollte, obwohl die Patientin noch auf dem Operationstisch verblutete. 16 Jahre später fand sein Königsberger Kollege Martin Kirschner (1879–1942) mit einer erfolgreichen Durchführung weit weniger Beachtung.[2] Trotz vergeblicher Versuche, total entfernte Schilddrüsen ihren Eigentümern andernorts wieder einzupflanzen, gilt der Schweizer Chirurg Theodor Kocher (1841–1917) als Pionier der Organtransplantation. Die Erkenntnisse aus dem selbst verursachten Ausfall der Schilddrüse brachten ihm 1909 als erstem Chirurgen sogar den Nobelpreis ein.

Eine Geschichte der invasiven Medizin darf sich nicht auf die Chirurgie beschränken. Es sind Internisten, die Herzschrittmacher platzieren und endoskopieren. Es sind interventionelle Radiologen, die durch dünne Nadeln und Katheter Abszesse drainieren, Tumore zerstören und Gefäßoperationen überflüssig gemacht haben. Invasive Maßnahmen sind inzwischen weniger an den Gebrauch eines Skalpells gebunden. Chirurgen operieren über fingerdünne Zugangsportale endoskopisch mit Sonden und Scheren.

Handgreifliche Heiler hießen nicht immer »Chirurgen«. Noch im 19. Jahrhundert sprach man vorzugsweise von »Wundärzten«: Ärzte, die Wunden behandelten und verursachten. Der Begriff »Chirurg« leitet sich zwar aus dem Griechischen (cyros = Hand; agia = handeln) ab, etablierte sich in Europa jedoch erst ab dem 13. Jahrhundert und wurde mit der Übernahme von Operationen durch studierte Ärzte zu deren exklusiver Bezeichnung.

Operationen sind keine Erfindung der Neuzeit

Nach gängiger Überzeugung hätten Operationen vor Wiedereinführung der Narkose nach 1846 sowie der Anti- und Asepsis nach 1865 nur eine geringe Rolle gespielt. Weit gefehlt! – Es gab nicht nur Wundversorgungen, Abszessspaltungen und Amputationen. Operiert wurde in der frühen Medizingeschichte wesentlich häufiger als überliefert. Instrumentenfunde und Operationsbeschreibungen aus dem antiken Griechenland und dem Römischen Reich dokumentieren ein breit gefächertes Spektrum.

Die Eingriffe beinhalteten Eröffnungen des Rückenmarkkanals, des Brustkorbs und Bauchraums. Selbst Aneurysmen (Aussackungen vor allem arterieller Blutgefäße), die als Folge der häufigen, immer wieder auch arteriellen(!) Aderlässe öfter vorgekommen sein müssen, wurden trotz des hohen Blutungsrisikos ausgeräumt. Der griechische Arzt Antyllos (3. Jh. v. u. Z.) unterschied bis heute gültig zwischen echten und falschen Aneurysmen und stellte geeignete Operationstechniken mit ihren Risiken detailliert dar.[3] Von ihm stammt auch die erste Beschreibung einer Operation des grauen Stars.

Die verwendeten Werkzeuge ähneln oder gleichen heutigen chirurgischen Bestecken. Die Mehrzahl der Manöver war in der Antike etabliert. Im Unterschied zu Ärzten in Griechenland, die mit möglichst wenigen Instrumenten zu arbeiten schienen, diversifizierte sich das Instrumentarium in römischer Zeit.[4] Ein Kodex aus dem 9. Jahrhundert zählt 67 verschiedene Instrumentennamen auf.[5] Mit Ausweitung der Operationstätigkeit im 19. Jahrhundert wurde die Technik perfektioniert, aber keineswegs neu erfunden.

Das Ausstanzen von Knochendeckeln aus der Schädelkalotte am Lebenden ist durch zahlreiche Funde lange vor schriftlichen Aufzeichnungen belegt. Die *Chirurgia* des arabischen Arztes Abulcasis (936–1013) erwähnt erstmals einen Trokar (= dreieckig geschliffener Stift in einer Kanüle) für Punktionen, Spritzen, einen Steinzertrümmerer oder die Verwendung von Fäden aus Tierdärmen für Nähte.[6] Keinesfalls war es so, dass operative Wunden nur »sekundär«, also durch Granulationsgewebe, heilten. Von Guy de Chauliac (um 1298–1368) und Henri de Mondonville (1260 – nach 1325) sind reizlose »primäre« Gewebeheilungen überliefert. Pflanzenzubereitungen und Alkohol sei Dank! (vgl. S. 254). Mondonvilles Lehrbuch konnte allerdings keinen überregionalen Effekt erzielen, da es erst 1893 im Druck erschien.[7]

Chirurgen als Therapeuten zweiter Klasse

Woran liegt diese Unterschätzung des operativen Könnens in den frühen Jahrhunderten? Es liegt nicht nur, aber auch am Mangel schriftlicher Dokumente. Fast in der gesamten europäischen Medizin waren Maßnahmen, mit denen man in das Körperinnere eindrang, kein Teil der Tätigkeit akademisch ausgebildeter Ärzte. Bis zum 18. Jahrhundert ist lediglich für italienische Universitäten verbürgt, dass sie Abschlüsse in Chirurgie vergaben. Nur in Italien, Südfrankreich und Teilen Spaniens unterblieb die strikte Trennung zwischen Ärzten und Chirurgen. Die akademische Medizingeschichte hat daher bis heute einen blinden Fleck für die Chirurgie vor dem 19. Jahrhundert.

Es war die katholische Kirche, die die manuelle Medizin von den Universitäten fernhielt. Im kirchlich modifizierten »hippokratischen Eid« machte sie durch das darin ausgesprochene Messerverbot operativ tätige Heiler zu Nichtärzten. In den päpstlichen Konzilien von Clermont (1130) und Tours (1163) sowie dem Dekret »Die Kirche schreckt vor dem Blut zurück« und dem Laterankonzil von 1215 wurde Ärzten aus dem geistlichen Stand – und das war die große Mehrzahl – jegliche invasive Tätigkeit untersagt. Chirurgen stellten im Gegensatz zu den Jüngern der Säftelehre eine Bedrohung für das Heilungsmonopol der Kirche dar, denn Chirurgen konnten heilen, wenn das Gesundheitsproblem mechanisch war – Ärzte dagegen nie. Damit war eine Abwertung jeder manuellen Aktivität von Ärzten verbunden. Selbst körperliche Untersuchungen verloren ihren Stellenwert, den sie in der Antike hatten.

Operationen und Sektionen wurden für Jahrhunderte als minderwertige Hilfstätigkeiten fast überall in Europa in das Gewerbe der Gesundheitshandwerker verbannt. Diese Bader und Barbiere verdienten ihr Geld mehrheitlich mit den namensgebenden Tätigkeiten der Körperpflege: Baden, Waschen, Saunieren, Scheren, Rasieren und Haareschneiden. Die Kombination von Heilbehandlungen mit Dienstleistungen für »Beauty« und »Wellness« war der chirurgischen Tätigkeit nicht zuträglich. Der überregional bekannte schlesische Handwerkschirurg Matthäus Gottfried Purmann (1649–1711) beklagte, dass sich deutsche Chirurgen »wenig um die Anatomie und Chirurgie bekümmerten, wenn sie nur die Putz-Gäste bedienen«.[8]

Allerdings waren die überwiegend chirurgisch tätigen Handwerker angesehen und teilweise sogar wohlhabend.[9] Sie erwarben ihre Kenntnisse durch eine meist dreijährige Lehre mit anschließend bis zu sechsjähriger Gesellenzeit bei eingeschriebenen Meistern an verschiedenen Orten. Chirurgen war es außerdem immer erlaubt, Salben und Tinkturen anzumischen, sodass sie Rezepte ausstellen konnten. Anatomiekurse und eine

Prüfungsüberwachung durch Ärzte wurden in deutschen Landen erst im 16. Jahrhundert installiert. Ärzte waren dann die Vorgesetzten für Handwerkschirurgen und Hebammen. Sie erteilten Weisungen und gaben Vorzugstage und -monate für Eingriffe nach der mit der Säftelehre importierten Astrologie an.

Trotz gewisser regionaler Unterschiede und Überschneidungen waren Barbiere eine Art Chirurgen »erster Klasse«, die das gesamte Spektrum anbieten konnten. Bader als Chirurgen »zweiter Klasse« beschränkten sich meist auf Aderlässe, Schröpfen und kleinere Eingriffe. Beide Berufsgruppen wurden in drei Kompetenzklassen ausgebildet. Zunehmend restriktivere Heilberufsordnungen konnten Revierkämpfe in der täglichen Praxis nicht verhindern. Oft ließen auch Barbiere zur Ader, obwohl Bader in Kombination mit der gefäßerweiternden Wirkung heißer Bäder Synergieeffekte beanspruchen konnten. Mancherorts hielten aber Chirurgen »zweiter Klasse« ein umfangreicheres Angebot vor als Chirurgen »erster Klasse«.

Andererseits monopolisierten Barbierchirurgen wiederum wundärztliche Tätigkeiten für ihre Zunft.[10] Wenn dafür als Besitzstandsschutz die Tätigkeit »landfahrender Kurpfuscher« verboten wurde, waren Stein- und Bruchschneider sowie Starstecher davon ausgenommen. Das zeigt, dass für diese spezialisierten Eingriffe die notwendige Operationsfrequenz und Expertise selbst in größeren Städten fehlten. Noch im Jahr 1804 musste in Wien für eine Blasensteinentfernung eines prominenten Bürgers ein Chirurg aus Italien geholt werden.[11] Leibchirurg, Hofchirurg, Feldscherer, Zahnbrecher, Starstecher, Stein- und Bruchschneider lautete die Rangordnung. Daneben gab es noch Quacksalber, die ihre Tätigkeiten befristet oft auf Jahrmärkten ausübten.[12]

Nur wenige Chirurgen in Deutschland hatten eine akademische Ausbildung. Eine Ausnahme war der Ulmer Stadtphysikus Johann Scultetus (1595–1645), der durch glückliche Umstände in Padua studiert hatte, wo das chirurgische Handwerk Teil der Ausbildung war. Er war also Doktor »beider Arzneien«. Sein erst posthum 1655 erschienenes Lehrwerk enthält nicht nur ein beeindruckendes, zum Teil von ihm selbst erfundenes

Instrumentarium, sondern war das erste systematische Chirurgielehrbuch mit allen gängigen Operationsverfahren, Verbänden und Schienungen, die in instruktiven Abbildungen Schritt für Schritt festgehalten waren.[13] Über 100 Jahre diente es als Standardwerk für die Handwerkschirurgen in Frankreich, England und Deutschland. Außerdem enthält es noch 100 Fallstudien sowie 300 Rezepte zur medikamentösen Therapie. Nicht einmal eine Anleitung zur ausgewogenen Lebensweise im Krankheitsfall fehlt. Für ein umfassendes Wissen brauchte es keinen Lehrstuhl.

Der wohl bekannteste Handwerkschirurg in Deutschland war der sprichwörtliche »Dr. Eisenbarth«, der sich selbst nie als Doktor bezeichnete. Johann Andreas Eisenbarth (1663–1727) war ein umtriebiger Barbierchirurg, der Instrumente und Medikamente in einer eigenen Manufaktur fertigen ließ und weithin verkaufte. Er genoss überregionale Anerkennung bis zum preußischen Königshaus. Der spätere Lehrstuhlinhaber Lorenz Heister beobachtete im Jahr 1700 eine seiner Leistenbruchoperationen während der Frankfurter Messe.[14] Das Kind wurde ohne Wundinfektion von seinen Beschwerden befreit. Das Klischee fahrender Scharlatane, die auf Marktplätzen zwielichtige Eingriffe aufschwatzten oder vortäuschten, traf nur auf einen Bruchteil aller Operateure zu. Das geringe Ansehen reisender Chirurgen beruht auf nachträglichen Diffamierungen der Ärzteschaft. In einer Infektionsordnung aus dem Jahr 1680 werden als Berufsgruppen »Medici, Chirurgi, Apotheker, Barbierer und Bader« adressiert.[15] Die Chirurgen rangieren dabei sogar vor den akademischen Apothekern!

Bis in das letzte Drittel des 18. Jahrhunderts waren es noch Chirurgen von Eisenbarths Schlag, die den Gesundheitsmarkt jenseits der Selbstbehandlungen beherrschten. Geübte Steinschneider konnten Sterblichkeitsraten von unter zehn Prozent vorweisen.[16] Einer der blauäugigen Pioniere der Bluttransfusion in Frankreich, ein gewisser Jean Denis, hätte keine einzige Transfusion ohne den geschickten Handwerkschirurgen verrichten können, der ihm alle Eingriffe besorgte. Dieser Wundarzt namens Pièrre Emmerez wurde von der Medizingeschichte ignoriert. Nur in Frankreich gab es eine Sonderentwicklung, da Ludwig XIV. (1638–1715) nach erfolgreicher Sanierung seiner Analfistel eine königliche Akademie zur Ausbildung von Chirurgen gründen ließ.[17] Um 1750 erreichten die Handwerkschirurgen ihren Höchststand.[18] Dann begann der allmähliche Niedergang, der maßgeblich von den ärztlichen Standesvertretern mit dem vorgeschobenen Argument der Qualitätssteigerung vorangetrieben wurde.

Die feindliche Übernahme der Chirurgie beginnt

Die Säftelehre war mit den Obduktionen und der radikalen Medizinkritik nach der Französischen Revolution demontiert, der Brownianismus und die Homöopathie wenig mehr als Irrlichter. Ohne Ausweitung der Berufsausübung blickte die akademische Medizin in eine ungewisse Zukunft. Ungeachtet fehlender Operationserfahrung beanspruchte sie jetzt aufgrund ihres anatomischen Wissens die Hoheit über die gesamte Heilkunde. Als Leibmedici der Herrscher und Universitätsprofessoren saßen Ärzte an den Hebeln der Macht und konnten über die Medizinalkollegien und persönliche Kontakte die Vorschriften für die Berufsausübung in ihrem Sinne verschieben. Lehrstuhlinhaber der Anatomie wurden kurzerhand zu Vorständen von Instituten für »Anatomie und Chirurgie« ernannt. Handwerkschirurgen mussten für Gesellen- und Meistertätigkeit deren Vorlesungen besuchen.

Die Relation zwischen Chirurgen und Ärzten verschob sich schnell. Bedeutung und Ertragskraft privater Handwerkschirurgen sanken. Schon im 18. Jahrhundert beherbergten deutsche Städte etwa fünfmal so viele Ärzte wie Chirurgen.[19] In Frankreich sollen zu dieser Zeit bereits doppelt so viele Ärzte wie Handwerkschirurgen tätig gewesen sein. Pro 1000 Einwohner gab es jetzt in der Regel einen Arzt. Mit der Errichtung von Kliniken überall in Europa wuchs der Bedarf. Zunächst mussten Ärzte noch mit nachgeordneten Handwerkschirurgen (»Wundärzten«) auf Krankenstationen als deren Vorgesetzte zusammenarbeiten. Mit steigender Zahl akademischer Chirurgen konnten Ärzte aber sukzessive das gesamte Behandlungsspektrum abbilden.

Kurz nach 1800 richtete man überall Chirurgenschulen ein, die Ärzten nach der Approbation die nötige chirurgische Weiterbildung ermöglichten. In den ersten beiden Jahrzehnten des 19. Jahrhunderts wurden die Zünfte der Bader- und Barbierchirurgen in den deutschen Ländern aufgehoben. Mitte des 19. Jahrhunderts schlossen die Chirurgenschulen wieder ihre Pforten, und die gesamte Ausbildung ging an die Universitäten über. Um 1870 war die Handwerksmedizin in den deutschen Ländern verboten. Die letzten Handwerkschirurgen übten ihre Tätigkeit noch bis zum Ersten Weltkrieg aus. Dentisten als Nachfolger der »Zahnbrecher« waren in Deutschland das letzte Überbleibsel bis in die 1960er Jahre.

Die Akademisierung der chirurgischen Tätigkeit verbesserte das anatomische Wissen der Behandler. Die Qualität profitierte allerdings nicht. Es schritten lediglich andere Personen in Alltagskleidung ohne Mundschutz, ohne Handschuhe oder steril aufbereitete Instrumente zur Tat, denen es am Wissen der »Wundarzney« mangelte, das Handwerkschirurgen über Jahrhunderte weitergegeben hatten:

- Kontaminationsbewusstes Operieren mit Einsatz von Kräuterölen und sauberen Gerätschaften
- Blutarmes Operieren
- Sorgfältige tägliche Wundpflege
- Demut gegenüber der Selbstheilung mit strenger Indikationsstellung

Die universitäre Ausbildung blieb vielerorts praxisfern. Nikolai Iwanowitsch Pirogow (1810–1881), der bekannteste russische Chirurg des 19. Jahrhunderts, bekennt in seiner Autobiografie, dass er am Ende des Studiums nur Vorlesungen gehört hatte, aber über keinerlei manuelle Fertigkeiten verfügte.[20] Als seine Vermieterin den frischgebackenen Doktor der Heilkunde wegen heftiger Bauchschmerzen konsultierte, fiel ihm nichts anderes ein als ein Klistier. Obwohl er bei dieser Premiere fast an der Durchführung scheiterte, ging es der Patientin zu seiner Überraschung am nächsten Tag besser …

Um eigene Defizite zu vertuschen, wurde auch die Autorität Galens missbraucht. Aus Galens richtiger Erkenntnis, dass für eine Wundheilung Eiter drainiert werden müsse, hatte man die Irrlehre des »lobenswerten Eiters« gemacht, die besagte, dass Wunden eitern müssten, um zu heilen. Damit wurde ein schlechter Verlauf zum Normalfall erklärt, sodass es keine Beschwerden geben konnte. Über eine Heilung ohne Eiter würde niemand klagen. Zwar hatten sich schon einige wenige Chirurgen im 13. und 14. Jahrhundert diesem Dogma widersetzt und für penible Verrichtungen und Alkohol bei der Wundversorgung plädiert,[21] aber selbst ein Leibarzt des französischen Königs hatte wenig Gehör gefunden. Der »lobenswerte Eiter« blieb bis ins letzte Drittel des 19. Jahrhunderts Goldstandard der Wundheilung. Selbstschutz hatte Vorrang vor Evidenz.

Das »goldene Zeitalter« der Chirurgie?

Das Desaster war vorgezeichnet: zunehmende Operationstätigkeit der jetzt akademischen Chirurgen ohne die nötige Asepsis, eine steigende Zahl Kranker mit Infektionen, tägliche Obduktionen Verstorbener, und alles meist unter einem Dach bei unzureichender Hygiene. 10 bis 20 Prozent der Patienten starben, größere Eingriffe überlebte nur jeder Zweite. Das »Kindbettfieber« grassierte. Vor diesem Hintergrund prägte James Young Simpson (1811–70), der Begründer der Narkose mit Chloroform, den Begriff »Hospitalismus« und formulierte drastisch: »Ein Mensch, der auf einem der Operationstische in einem unserer chirurgischen Krankenhäuser liegt, ist mehr Todesgefahren ausgesetzt, als es der englische Soldat auf dem Schlachtfeld von Waterloo war.« Selbst zeitgenössische Chirurgen sprachen von »Metzeleien«.[22]

Dessen ungeachtet nahmen in den Kliniken größere chirurgische Eingriffe zu, um die privatärztlich tätige Handwerkschirurgen noch einen Bogen gemacht hatten. Selbst in der ersten Hälfte des 19. Jahrhunderts wurden schon Aorta oder andere große Arterien freigelegt und unterbunden. Narkosen mit Lachgas, Äther oder Chloroform führten zu einer Ausweitung operativer Eingriffe, ohne dass man Infektionen und Blutungen im Griff hatte. Während privaten Handwerkschirurgen bei Komplikationen und Todesfällen empfindliche Strafen und Honorareinbußen gedroht hatten, mussten Klinikärzte keine Sanktionen fürchten.

Zumindest in England, dem Land der Ladenbesitzer, war es daher üblich, dass Patienten bei Aufnahme im Hospital die Geldsumme für ihre Beerdigung als Pfand hinterlegten.[23] Pirogow nahm im Alter kein Blatt vor den Mund: »Wenn ich mich auf dem Friedhof umsehe, (...) so weiß ich nicht, worüber ich mich mehr wundern soll: über die stoische Ruhe der Chirurgen, welche immer wieder neue Operationen erfinden, oder über das Vertrauen, welches die Spitäler nach wie vor in der Gesellschaft genießen (...).«[24] Um 1860 wurden Forderungen laut, die großen Kliniken abzuschaffen.

Abhilfe kam aus dem fernen Glasgow. Als der Chirurg Joseph Lister (1827–1912) 1865 erstmals das Operationsgebiet mit Kompressen bedeckte, die mit Karbolsäure (Phenol) getränkt waren, begannen Operationen langsam ihre Schrecken zu verlieren. Nach Perfektionierung seiner Technik mit kontinuierlicher Vernebelung des Operationsbereichs sank die Sterblichkeit bei Eingriffen um zwei Drittel. In Deutschland und Frankreich wurde der »Listerismus« schnell übernommen, obwohl Karbolsäure keineswegs neu, noch Lister deren Pionier war.[25] Petrochemie zur Wundbehandlung ist bereits in hippokratischen Schriften erwähnt. Lister war nur zu Ohren gekommen, dass Karbolsäure faulige Gerüche von Abfällen und Exkrementen auf Rieselfeldern beseitigte. Der Apotheker Jules Lemaire (1814–73) benützte einige Jahre früher Karbolsäure bei Hautinfektionen und hatte schon die Desinfektion von Räumen angeregt.

Allerdings setzte Lister nur auf giftige Chemie. Seine Straßenkleidung und die seiner Mitstreiter hatte er ebensowenig im Visier wie die nur mechanisch gesäuberten Instrumente. Chirurgen lebten »von und in der Karbolsäure«,[26] sodass für das Operationsteam und die offenen Wunden der Patienten Hautkrankheiten alltäglich waren. Nicht wenige Ärzte und Krankenschwestern kostete dies den Beruf. Der Teufel »Wundbrand« war durch den Beelzebub einer Phenol-Dermatitis ausgetrieben worden. Verträglichere Antiseptika auf Alkoholbasis, die es seit Jahrhunderten gab, hätten es genauso getan.

Der eigentliche Durchbruch, die Frühsterblichkeit bei operativen Eingriffen zu senken, kam erst mit der Wiedereinführung der Asepsis. Sterile Operationsinstrumente durch heißen Wasserdampf und Händedesinfektion wurden ab den 1880er Jahren allmählich Standard. Dagegen setzen sich sterile Handschuhe und Mund-Nasen-Bedeckungen nur langsam nach der Jahrhundertwende durch. Hebammen war das Tragen von Gummihandschuhen noch viele Jahre später mancherorts untersagt. Der Straßenanzug für Operateure blieb in Mode.

Erst 1908 wurde die bis heute übliche Desinfektion der Haut im Operationsgebiet mit Jodtinktur durch den serbischen Arzt Antonio Grossich (1849–1926) eingeführt. Man muss sich schon fragen, warum es vom Nachweis der Entstehung von Wundbrand durch Bakterien mehr als eine Generation dauerte, um die zwingenden Konsequenzen für chirurgische Körperverletzungen zu ziehen. Von einem »goldenen Zeitalter der Chirurgie«[27] kann keine Rede sein.

Musste so viel Blut fließen?

Bis zur Wiedereinführung der Narkose und der Erkenntnis, dass steriles Arbeiten Voraussetzung für einen Operationserfolg war, änderte sich in der Chirurgie gegenüber der Antike wenig an Technik, Operationstaktik und Indikationen.[28] Bereits bei Aulus Cornelius Celsus (um 25 v. u. Z. – um 50) kann man alle wesentlichen Techniken der Blutstillung vor Einführung der Elektrochirurgie nachlesen:

- Ausfüllen der Wunde mit Verbandsstoff und manueller Druck
- Blutstillende Substanzen (z. B. Akaziensaft, Gummi, Töpfererde) lokal applizieren
- Fassen blutender Gefäße mit Ligatur[29]

In einer Instrumentensammlung in Pompeji fanden sich gebogene Zangen, die diesem Zweck gedient haben könnten. Über 1000 Jahre später wird in der Operationslehre von Hieronymus Brunschwig (um 1450–1512) lediglich die allenfalls in Einzelfällen sinnvolle Anwendung des Glüheisens ergänzt.[30] Zur Blutstillung empfiehlt er immer noch pflanzliche Substanzen (Drachenblut, Harze, eingedickte Pflanzensäfte und geröstete Eichengalläpfel) sowie tierische oder mineralische Materialien wie Eierschalen oder klein geschnittenes Hasenhaar.

Erst der französische Chirurg Ambroise Paré (1510–90) scheint den Blutverlust bei einer Amputation durch die frühzeitige Unterbindung der Hauptarterie eingedämmt zu haben. Auch umschnürte er bereits die betroffene Gliedmaße mit festen Bändern, um möglichst viel Blut vor Beginn der Operation aus dem Amputationsbereich auszupressen.[31] Diese Technik wurde 300 Jahre später mit elastischen Gummibinden zur »Blutleere« perfektioniert.

Eine prophylaktische Unterbindung arterieller Gefäße findet sich dann im Lehrbuch von Lorenz Heister (1683–1757).[32] Ein Tourniquet mit Knebel zur Abschnürung der Arterien von außen wird dem französischen Wundarzt Etienne Jean Morel (1648–1710) um 1674 zugeschrieben. Noch 1913 zeigte sich der französische Chirurg René Leriche (1879–1955) von der »strengen Asepsis« und »peinlichen, wenn möglich, vorbeugenden Blutstillung« sowie der atraumatischen Operationstechnik seines Kollegen William Halsted (1852–1922) in Baltimore stark beeindruckt.[33]

Techniken, Blutgefäße erfolgreich zu verschließen und zu anastomosieren, wurden schon im Altertum und im 16. Jahrhundert entwickelt. Schriftlich belegt ist eine erfolgreiche Rekonstruktion einer verletzten Arterie aber erst vom englischen Wundarzt Hallowell 1761 nach einem unsachgemäßen Aderlass in der Ellenbeuge.[34] Bis zum Ende des 19. Jahrhunderts blieben Arteriennähte eine Herausforderung und wurden nur vereinzelt gewagt.[35] 1902 publizierte Alexis Carrel (1873–1944) eine fortlaufende Gefäßnaht, die allerdings auf seinen Lehrer Mathieu Jaboulay (1860–1913) zurückging.[36] Die zukunftsträchtige elektrische

Gewebedurchtrennung und Blutstillung durch den Breslauer Chirurgen Albrecht Theodor Middeldorpf (1824–68) von 1854[37] wurde erst von William Bovie (1881–1958) und Harvey Cushing (1869–1939) ab 1926 verbreitet.

Dabei war der Einsatz von elektrischem Strom für Heilungszwecke gar nicht so neu. Ärzte im alten Rom könnten die Pioniere gewesen sein. Sie nutzten elektrisch geladene Meerestiere! Der erste Beleg einer elektrischen Herzstimulation in der Neuzeit findet sich 1774 in den Akten der Royal Human Society in London.[38] 1791 wies der italianische Naturwissenschaftler Luigi Galvani (1737–98) nach, dass elektrische Vorgänge in allen organischen Geweben vorkommen, und bereitete damit die Basis für die spätere Elektrophysiologie. Marie François Xavier Bichat (1771–1802) und Pierre-Hubert Nysten (1771–1818) brachten zwischen 1800 und 1802 bei Experimenten an geköpften Leichen Herzen durch Stromstöße wieder zum Schlagen.[39] 1872 wurde vermutlich der erste Mensch nach einem Herzstillstand durch Ertrinken mit elektrischem Strom wiederbelebt. Spätfolge waren Herzschrittmacher und Defibrillatoren ab den 1950er Jahren.

Der Rumpf – die chirurgische Terra incognita

Brustkorb und Bauchraum waren bis zum 19. Jahrhundert für Operateure tabu. Ohne Not einer stattgehabten Verletzung eröffnete niemand diese beiden Körperhöhlen. Alle Operationen in Antike und Mittelalter waren nur Heilungsversuche nach kampf- oder unfallbedingten Verletzungen. Wie sollte man tief im Körper zuverlässig Blutungen stillen? Wie Gefäße zeitweise unterbinden, ohne sie zu beschädigen?

Um eine Verblutung zu vermeiden, musste man den Blutstrom temporär unterbinden können. Erst 1903 publizierte ein Berliner Doktorand eine entsprechend atraumatische Klemme, die die Gefäßinnenhaut schonte, sodass nach Freigabe des Blutflusses keine Gefäßverschlüsse auftraten. Und außerdem waren noch Darmschlingen zu verbinden, die danach funktionieren sollten, und Lungen, die kollabierten, sobald die Brustwand eröffnet war …

Das hippokratische Dogma, dass Dünndarmverletzungen tödlich seien, galt bis in die Neuzeit. Bei Verletzungen des Dickdarms war dagegen schon dem römischen Enzyklopädisten Celsus bekannt, dass eine Naht nicht aussichtslos sei.[40] Italienische Ärzte des Mittelalters empfahlen eine fortlaufende Kürschnernaht für Magen und Dickdarm. Die vielleicht erste Anastomosierung zweier Darmenden nach Entfernung eines abgestorbenen Segments scheint der Wundarzt Heinrich von Pfalzpaint um 1460 unter Zuhilfenahme eines silbernen Röhrchens durchgeführt zu haben.[41] Aufgeschnitten wurde ein Bauch ohne vorangegangene Verletzung mindestens zweimal im frühen 17. Jahrhundert, als jeweils ein versehentlich verschlucktes Messer wieder zu bergen war. Beide Patienten überlebten.[42] Die erste Vernähung zweier Darmenden ist 1826 dokumentiert.[43]

Dennoch blieb bis zum 19. Jahrhundert die Ausleitung einer verletzten Darmschlinge, die Lorenz Heister »künstlicher Hintern« nennt, einzige Behandlungsoption.[44] Der in Ferrara ausgebildete Paracelsus (1493–1541) legte bereits eine Fistel eines perforierten Darmes an, um eine Heilung zu ermöglichen.[45] Über eine Dickdarmfistel bei einem tumorösen Darmverschluss wurde 1776 aus Frankreich berichtet.[46] Die Frühsterblichkeit bei künstlichen Darmausgängen lag aber noch in den 1870er Jahren bei fast 50 Prozent.[47] Eine maßgebliche Verbesserung brachte 1892 erst der sogenannte Murphy-Knopf, mit dem zwei Darmenden quasi durch eine temporäre Schraubverbindung aneinander fixiert wurden.[48] Auch für die Darmchirurgie waren atraumatische Klemmen, Quetschzangen, Klammernahtgeräte und neue Nahttechniken ab 1890 Voraussetzung für heilende Anastomosen.

Eine der seit 100 Jahren häufigsten und unnötigsten Operationen im Bauchraum wirft Fragen auf: die Entfernung eines entzündeten Wurmfortsatzes am Blinddarm (sogenannte Appendektomie). In der Antike war der Wurmfortsatz ebenso unbekannt wie im Mittelalter. Bis in unsere Zeit galt die Struktur als überflüssiges Anhängsel aus der Entwicklungsgeschichte und hatte eine Abrechnungsziffer. Erstmals taucht der Wurmfortsatz auf einer Zeichnung von Leonardo da Vinci (1452–1519) um 1492 auf. Die Beschreibung dieser Struktur, die es nur beim Menschen und bei einigen Affen und Nagetieren gibt, stammt von seinem Landsmann Giacomo Berengario da Carpi (1460–1530).

Symptomatische Entzündungen im rechten Unterbauch, die wahrscheinlich dadurch bedingt waren,[49] werden erst im 17. und 18. Jahrhundert erwähnt, obwohl der persische Arzt Rhazes (um 865–925) die Symptomatik schon beschrieben hatte. Eine beiläufige Entfernung eines vereiterten Wurmfortsatzes erfolgte bei einer Bruchoperation 1735 in London.[50] Als eigene Erkrankung gilt die »Blinddarmentzündung« aber erst seit dem 19. Jahrhundert.

Ab den 1880er Jahren war die Appendektomie dann nicht nur ein Routineeingriff, sondern avancierte zum unreflektierten Geschäftsmodell. Bei unklaren Schmerzzuständen wurde die Struktur routinemäßig entfernt, wenn man die Bauchdecke eröffnete. Was nicht mehr vorhanden war, konnte zukünftig keine Beschwerden mehr verursachen, war das Credo. Sogar bei Kindern und Jugendlichen fehlte jede Zurückhaltung, obwohl Entzündungen des Wurmfortsatzes in der Mehrzahl der Fälle ohne Therapie ausheilen. Kein Wunder, dass bis heute mindestens ein Drittel der abgeschnittenen Wurmfortsätze unauffällig ist und ein weiteres Drittel nur eine geringe Entzündung aufweist.[51] [52] Als der Gynäkologe Kurt Semm es 1980 wagte, einen Wurmfortsatz über eine Bauchspiegelung zu entfernen, standen ein 100 Jahre altes Privileg und eine Fixposition chirurgischer Einkünfte infrage (vgl. S. 216). Bis ins 21. Jahrhundert verlor mindestens jedes siebte Kind seinen Wurmfortsatz.[53]

Eingriffe an der Brustwand gab es schon in der Antike, wenn nach perforierenden Verletzungen Blut, Eiter oder Ergüsse abgelassen wurden. Die Eröffnung des Rippenfells durch einen Schnitt zwischen den Rippen gehörte seither zum Repertoire von Wundärzten, um eine Lungenverletzung ohne heute übliche Saugdrainage zu versorgen. Ein römischer Anatomieprofessor berichtet um 1700, dass er beobachtete, wie ein Wundarzt nach einer Stichverletzung der Lunge »zwischen den Rippen eine Öffnung, fast 6 Querfinger lang, machte, um die Stelle der verwundeten

Lunge zu entdecken«.[54] Die Heilung der beschädigten Lunge sei dann mit eingespritzten und auf Wicken gestrichenen Wundarzneien erreicht worden. Der Anatom regte damals bereits an, dass man auch bei einer Tuberkulose versuchen sollte, das innere Geschwür auf diese Weise von außen zu behandeln. Allerdings scheint kein Chirurg seine Anregung aufgegriffen zu haben.

Lungengewebe wurde nicht vor 1880 entfernt. Drainagen von Ergussbildungen zwischen Lunge und Brustwand erfolgten erst nach 1890,[55] obwohl schon Lorenz Heister eine Punktion des Pleuraraumes mit einer Art Trokar 1719 beschrieben hatte.[56] Die für eine Thoraxchirurgie erforderliche Beatmung wurde parallel mit Unterdruck um die Lunge (»Eiserne Lunge«) und mit Überdruck nach Intubation der Luftröhre versucht. Etabliert hat sich außerhalb von Deutschland sehr schnell die Überdruckbeatmung. Ferdinand Sauerbruch (1875–1951) verhinderte dies hierzulande über eine Generation, da er auf die unpraktikable Unterdruckbeatmung fixiert war. Ab 1930 erfolgten Entfernungen ganzer Lungenlappen oder eines ganzen Lungenflügels zunächst in den USA.

Bei drohender Erstickung durch einen Fremdkörper oder eine entzündliche Schwellung im Rachen legte man schon in der Antike Luftröhrenschnitte an. Die Beschreibung des Chirurgen Antyllos (3.-4. Jhdt. v. u. Z.) ist so präzise, dass er den Eingriff gemacht haben muss.[57] Das Einlegen eines Röhrchens, um den Zugang offen zu halten, ist allerdings erst um 1600 in Italien belegt.

Die ersten Eingriffe am Herzen waren Punktionen des Herzbeutels bei Ergussbildungen am Anfang des 19. Jahrhunderts.[58] 1824 führte der französische Chirurg Dominique-Jean Larrey (1766–1842) wahrscheinlich erstmals so eine lebensrettende Drainage einer Herzbeuteltamponade aus.[59] 1896 wurde eine perforierte Herzwand genäht.[60] Eröffnungen des Herzens zur Korrektur von Herzfehlbildungen und Klappenfehlern konnten aber nicht vor der Verfügbarkeit von Herz-Lungen-Maschinen ab den 1950er Jahren erfolgen. 1967 legte der Amerikaner René Favaloro (1923–2000) den ersten aortokoronaren Bypass an, um ein verengtes Herzkranzgefäß zu überbrücken.

Amputieren oder rekonstruieren?

Bis zum 19. Jahrhundert gab es bei schweren Verletzungen an Armen und Beinen nur die Option: Schienung und Abwarten oder Amputation. Ruhigstellungen in Gipsumhüllungen datieren erst aus dem frühen 19. Jahrhundert, obwohl arabische Ärzte schon 1000 Jahre früher aus Kalk und Eiweiß starre Schalen zur Immobilisierung anmodellierten. Der bis Ende des 20. Jahrhunderts übliche Gipsverband wurde vom niederländischen Militärarzt Antonius Mathijsen (1805–78) 1851 eingeführt.

Extremitätenerhaltende Entfernungen von Skelettabschnitten und operative Knochenbruchbehandlungen sind seit 200 Jahren belegt. In den 1820er Jahren scheint das erste Mal eine unverheilte Oberarmfraktur mit Silberdrähten erfolgreich verbunden worden zu sein.[61] Bis zum Beginn der Plattenosteosynthese dauerte es dann noch einmal zwei Generationen. Der Hamburger Chirurg Carl Hansmann (1852–1917) stellte 1886 eine Knochenverbindung durch ein vernickeltes Stahlblech her.[62]

Eine Erfolgsgeschichte war die stete Abfolge neuer Knochenbruchoperationen zunächst nicht. Chronische Infektionen, Arm- und Beinverkürzungen sowie Fehlstellungen und das Ausbleiben der Knochenheilung waren an der Tagesordnung. Der Schweizer Chirurg Fritz Steinmann (1872–1932) konstatierte 1908, dass Röntgenaufnahmen wenigstens gezeigt hätten »wie schlecht eigentlich die Resultate (...) sind«.[63] Daran änderte sich in den nächsten Jahrzehnten wenig. Eine innere Frakturschienung durch einen Marknagel wurde lange vermieden, aber 1940 vom Kieler Chirurgen Gerhard Küntscher (1900–72) erfolgreich bei zahlreichen Kriegsverletzten eingeführt.[64]

Ab den 1950er Jahren erarbeitete schließlich eine Gruppe von Orthopäden und Unfallchirurgen in der Schweiz den heutigen Standard der Knochenbruchchirurgie (Osteosynthese).[65] Maßgeblich waren der Orthopäde Maurice Edmond Müller (1918–2009) und einige befreundete chirurgische Chefärzte aus der Region Bern beteiligt. Zielsetzung war die umgehende anatomische Wiederherstellung und stabile Fixation des Bruchs, um Kranke möglichst schnell zu mobilisieren. 1958 wurde offiziell die Arbeitsgemeinschaft für Osteosynthese (AO) gegründet, deren Leitlinien und Instrumentarium sich zum internationalen Standard der Traumabehandlung entwickelten.

Chirurgie am Allerheiligsten

Die Schädelkalotte wurde bereits in der Frühzeit der Geschichte eröffnet. Instrumentenfunde und Beschreibungen zeigen, dass die Öffnung wie heute erfolgte: regelmäßige Bohrlöcher auf einer Kreisbahn, die mit einem Meißel verbunden wurden, oder Verwendung eines Kronentrepans ähnlich einer Steckdosensäge. Man vermied dabei sorgfältig, die harten Hirnhäute zu eröffnen.

Steinzeitliche Schädelfunde sind dort besonders häufig, wo es durch den Gebrauch von Steinknaufkeulen zu Kopfverletzungen gekommen sein muss.[66] Die Heilungszeichen an den Trepanationsöffnungen lassen zwar den Schluss zu, dass zumindest ein Teil der Behandelten die Prozedur überlebte, aber außer bei Blutungen, die zwischen der harten Hirnhaut und dem Schädel entstanden waren, konnte die Maßnahme kaum Nutzen gebracht haben. Dennoch erfolgten bei epileptischen Anfällen (»heilige Krankheit«) ohne vorangegangenen Unfall immer wieder Trepanationen.

Hippokratische Texte teilten erstmals Kopfverletzungen systematisch nach Typ und Schwere ein, um die Indikation zur Trepanation festzulegen: je schwerer die Verletzung, desto geringer die Notwendigkeit zur Schädeleröffnung. Keineswegs stand die Absicht im Vordergrund, böse Geister entweichen zu lassen. Es ging um die Wahrscheinlichkeit einer Blutung. Celsus beschreibt dies wie in einem heutigen Lehrbuch: »Bekommt jemand einen heftigen Schlag auf den Kopf, so muss man sogleich danach forschen, ob der Kranke (…) erbrochen hat, (…) er die Sprache verlor, (…) Blut aus Nase und den Ohren lief, (…) er ohne Besinnung war (…). Wenn sie auftreten, so ist die Operation notwendig.«[67] Erst 1500 Jahre später findet sich vom italienischen Arzt und Anatomen

Giacomo Berengario da Carpi wieder eine Abhandlung über Schädelverletzungen.

Obwohl also Schädeltrepanationen zur Druckentlastung des Gehirns jahrhundertelang zum Repertoire der Chirurgie gehörten, war der Eingriff bis zum Ende des 19. Jahrhunderts fast ausgestorben. Trotz der Tatsache, dass bei Blutungen im Schädel nur die Eröffnung der Kalotte das Leben retten konnte. Ohne Trepanationen belief sich die Sterblichkeit Kopfverletzter auf fast 100 Prozent.[68] Erst 1882 forderte ein Breslauer Chirurg ein Umdenken und eine zügige Trepanation bei Hirndruckzeichen.

Operationen im Schädel unterließ man bis zum Ende des 19. Jahrhunderts aus guten Gründen. Die sichere Blutstillung war für Eingriffe im Schädel noch entscheidender als anderswo, da es durch den begrenzten Raum schnell zu einem tödlichen Druck auf das Gehirn kommt. Diffuse Blutungen aus Kopfhaut und Schädelkalotte waren nur mit Kompression, Knochenwachs oder einer elektrischen Schlinge zu stillen. Blutende Gefäße konnte man selten unterbinden, ohne Hirngewebe zu gefährden. Dazu kam, dass jede Gewebeschwellung durch mechanische Manipulationen ebenfalls schnell den Hirndruck steigen ließ.

Und wie sollte man überhaupt den Krankheitsherd im Schädel von außen zuverlässig lokalisieren? Die Neurologie steckte noch in den Kinderschuhen. Bildgebende Verfahren gab es nicht. Zwar hatte der französische Physiologe Marie-Jean-Pierre Flourens (1794–1867) durch grausame Stimulations- und Ablationsexperimente versucht, Funktionen in Gehirn und Rückenmark zu lokalisieren, aber im Gehirn wurde er im Gegensatz zum Rückenmark nicht fündig. Der Schädel blieb eine »black box«. Erst ab den 1870er Jahren gelang es, motorische und sensible Regionen sowie Sprach- und Hörzentren zuzuordnen.

1885 beziehungsweise 1889 wurden erstmals Tumore an Gehirn und Rückenmark entfernt. Die Sterblichkeit dieser Operationen betrug auch bei Asepsis meist infolge tödlicher Blutungen oder Hirnschwellungen 40 bis 50 Prozent[69] und blieb bis in unsere Zeit höher als in anderen Körperregionen. Als eigenes Fachgebiet wurde die Neurochirurgie erstmals 1919 in den USA ausgerufen.[70]

Neben besseren Techniken zur Blutstillung und Zugangswegen mit geringeren Traumatisierungen des Gehirns steigerten die ersten Bildgebungsverfahren den Erfolg der Eingriffe. Durch Röntgen konnte man nach Gabe von Luft in den Nervenwasserraum wenigstens die Hirnventrikel und durch die Kontrastierung der Blutgefäße Tumore und Gefäßprozesse vor einer Operation lokalisieren. Der Amerikaner Theodore Kurze (1922–2002) setzte als erster Neurochirurg 1957 ein Operationsmikroskop ein. »Schlüssellocheingriffe« gab es aber erst nach 1970. Präzisere Diagnosen und eine exaktere Operationsplanung ermöglichten die Computertomografie (CT) ab den 1970er und die Magnetresonanztomografie (MRT) ab den 1980er Jahren.

Operieren ohne großen Schnitt

Die Entwicklung der minimalinvasiven endoskopischen Chirurgie bis zur Praxisreife durch den Gynäkologen und Feinmechaniker Kurt Semm (1927–2003) war ein »Betriebsunfall« der deutschen Nachkriegsmedizin, der Weltgeltung fand. Semm war zwar keineswegs der erste Arzt, der durch eine Metallröhre in eine Körperhöhle blickte oder ein Instrument einführte. Das Laparoskop und die präoperative Bauchspiegelung existierten schon seit einer Generation (vgl. S. 243), aber mehr als eine Gewebeprobe oder eine Durchtrennung von Narbensträngen beziehungsweise Eileitern hatte vor ihm niemand auf diese Weise gewagt.[71] Lediglich im Magen-Darm-Trakt und im Kehlkopf wurden endoskopisch Schleimhautpolypen mittels Elektroschlingen abgetragen.[72] Es gab eine Reihe technischer Unzulänglichkeiten.

Semm löste als Tüftler die Probleme bei der Anwendung von Endoskopen und Instrumenten mithilfe technisch versierter Familienangehöriger. Vor allem war er aber halsstarrig genug, sich von Rufschädigungen und Sabotagen nicht von seiner Vision abbringen zu lassen, auf einen großen Schnitt zu verzichten.[73] Chirurgen wehrten sich vehement gegen jede Art eines skalpellfreien Zugangs zum Körperinneren. Für sie war ihr Skalpell der exklusive Schlüssel. Dennoch gelang es Semm, in etwa 15 Jahren von Mitte der 1960er Jahre bis 1980 nahezu im Alleingang die Chirurgie des Körperstamms zu revolutionieren.[74] Der Begriff »Schlüssellochchirurgie« stammt allerdings gar nicht von ihm, sondern tauchte 1971 beim amerikanischen Neurochirurgen Donald Wilson (1927–82) auf.[75]

1980 entfernte Semm endoskopisch erstmals einen Wurmfortsatz und überschritt die Grenzen seines Fachgebietes. Die von ihm darüber eingereichte Publikation wurde erst einmal abgelehnt! Fünf Jahre später nahm bereits ein Bauchchirurg die erste Gallenblase über ein »Schlüsselloch« heraus.[76] Beide Vorgehensweisen wurden zum chirurgischen Standard, ebenso wie viele Eingriffe an der Lunge oder der Gebärmutter. Keine andere Modifikation in den vorhergehenden 2500 Jahren veränderte die chirurgische Technik stärker. Mehr als ein Viertel der heutigen Operationen beruht auf seiner Technik. Überflüssig zu erwähnen, dass Semm natürlich für den Nobelpreis nicht infrage kam.

Operieren ohne Skalpell

Eine weitere, heute nicht mehr wegzudenkende Interventionsmöglichkeit im Körperinneren entwickelte sich aus Gerätschaften, die Chirurgen ebenfalls lange nicht als dem Skalpell ebenbürtig erachteten: Kanülen, Drähte und Schläuche. Bis heute werden solche Katheter-Interventionen von vielen Chirurgen als »Anschlag« auf ihr Fachgebiet verkannt. Im Gegensatz zu Metallröhren, die einen direkten Einblick in das Körperinnere gewährten, sah man mit diesem Instrumentarium nur etwas, wenn ein Sichtverfahren zur Verfügung stand. Katheter-Interventionen konnten erst nach der Entdeckung von Röntgens X-Strahlen eine Rolle spielen. Aber es sollte danach noch mehr als ein halbes Jahrhundert vergehen, bevor mit Kathetern Krankheiten behandelt wurden.

Man glaubt es kaum: Vor den 1950er Jahren musste man ein Blutgefäß operativ freilegen, um nach Eröffnung der Gefäßwand über einen Schlauch einen stabilen Zugang zum Gefäßsystem herzustellen. Und dies, obwohl Aderlässe seit Tausenden von Jahren zur Alltagskultur zählten. Der legendäre Galen hatte schon einmal ergebnislos einen »metallischen Schlauch« in eine Arterie gesteckt, um den Puls zu erforschen.[77] Anzunehmen ist, dass dies im Rahmen eines Tierversuchs erfolgte. Es wird keine Besonderheit gewesen sein, da man in den frühen Kulturen für die Präparation von Leichen (Ägypten) oder zur Ableitung von Blut bei Tierschlachtungen sicher Röhren in die Blutbahn eingeführt hat. Spritzen, um Spülflüssigkeiten einzubringen, sind jedenfalls seit der Antike bekannt.

Noch für die ersten Infusionen und Transfusionen wurden oberflächliche Blutgefäße mit der Klinge einer Lanzette aufgeritzt, stumpfe Metallröhrchen, Vogelknochen oder Blasrohre eingeschoben und mit tierischen Schlagadern, Harnleitern oder Glasröhren verbunden. Als Reservoir dienten Klistierspritzen, Schröpfgläser oder Tierhäute. Eine Gefäßpunktion, luftsichere Abdichtung oder Steuerung der Durchflussrate war damit nicht zu machen.

Ein technischer Fortschritt war erst der Trokar des preußischen Chirurgen Carl Ferdinand von Graefe (1787–1840) im Jahr 1817. Mit dieser dreieckig geschliffenen Nadel, die umgeben von einer Hohlkanüle in eine Vene oder Arterie eingestochen werden konnte, gelang es wenigstens, die Wände großkalibriger Gefäße ohne operative Freilegung zu penetrieren und die Außenkanüle im Lumen zu belassen. Das System des irischen Chirurgen Francis Rynd (1801–61) von 1844 beruhte auf dieser Trokartechnik.[78] Das Reservoir mit Morphiumacetat entleerte sich nach Zurückziehen des Trokars mithilfe eines Schnappmechanismus automatisch über die Kanüle. Für eine Injektionsspritze fehlten Spritzenkolben und Stempelstange.[79] Kleinere Gefäße mussten jedoch weiterhin chirurgisch präpariert werden, da sie zu elastisch waren.

Mit einer Gefäßpunktion war jedoch nicht geklärt, wie man einen Schlauch sicher ohne Blutung in das Gefäßsystem einbringen und manövrieren kann. Der Assistenzarzt Werner Forßmann (1904–79) musste sich 1929 in der brandenburgischen Provinz immer noch eine Vene in der Ellenbeuge freilegen, um über einen Katheter, statt direkt ins Herz, lebensrettende Medikamente injizieren zu können. In seinem Selbstversuch schob er sich einen Harnleiterkatheter bis in seine rechte Herzkammer. Auch zehn Jahre später war dies beim ersten diagnostischen Herzkatheter durch den kubanischen Radiologen Pedro Fariñas (1892–1951) nicht anders. Nur wurde jetzt die Leistenarterie freigelegt. Das Problem blieb bis 1952 ungelöst.[80]

Eine Nadel, ein Draht und ein Katheter - aber in welcher Reihenfolge?

Es war wiederum ein Berufsanfänger aus der Provinz, den 1952 eine »plötzliche Attacke von gesundem Menschenverstand« traf.[81] Der schwedische Assistenzarzt Sven-Ivar Seldinger (1921–98) wählte die richtige Reihenfolge: Nachdem er eine Vene mit einer Trokarkanüle punktiert und den Trokar entfernt hatte, führte er durch die Außenkanüle einen flexiblen Draht in das Gefäßlumen ein, der als Leitschiene für jeden beliebigen Katheter dienen konnte.[82]

Seldinger hatte damit die Tür für alle Arten späterer Katheterinterventionen geöffnet. Jede oberflächennahe Arterie oder Vene in Leisten- oder Ellenbeuge beziehungsweise am Handgelenk konnte als Zugang für das gesamte arterielle oder venöse Gefäßnetz dienen, um diagnostische Darstellungen und Interventionen aller Art vorzunehmen. Er gab bereits mehrere der notwendigen Formen an, die die Katheterenden aufweisen müssen, um Gefäßaufzweigungen passieren zu können. Jetzt konnten ohne Skalpell verschlossene oder verengte Gefäße eröffnet, Stents zum Offenhalten von Gefäßen platziert, Blutungen gestoppt, Aneurysmen ausgeschaltet und Drainagen ohne Schnitt vorgenommen werden.

Kaum eine andere Technik hat die Gesundheitsrisiken von Patienten so vermindert und so viele Komplikationen erspart. Seine 1953 erschienene Arbeit wurde jedoch nicht einmal als ausreichend für einen Doktorgrad angesehen. Seldinger musste diesen dann mehr als zehn Jahre später mit einer anderen Arbeit erwerben. Im Gegensatz zu Forßmann mit seiner Selbstkatheterisierung erhielt er nicht einmal verspätet den Nobelpreis.

In den folgenden Jahrzehnten wurden zahlreiche technische Optimierungen wie J-förmige Führungsdrähte zur Vermeidung von Gefäßwandperforationen, hydrophile Beschichtungen von Drähten und Kathetern zur Verbesserung der Gleitfähigkeit sowie Modifikationen zur besseren Dirigierbarkeit realisiert. Von der diagnostischen Erreichbarkeit bis zur therapeutischen Intervention waren aber noch weitere Hürden zu überwinden.

Katheter statt Skalpell

Die Tradition der Rekanalisierung von eingeengten oder verstopften Röhren in unserem Körper reicht lange zurück. Vor Therapien über den Blutweg standen aber andere Transportrouten im Fokus: Am Anfang war die Harnröhre. Über 3500 Jahre sind Ableitungen für den Urin belegt, wenn aus der Harnblase nichts mehr abfließen konnte.[83] Um Verengungen zu beheben, muss man die Engstelle entweder sukzessive mit immer dickeren Kathetern überwinden (sogenannte Bougierung) oder einen aufblasbaren Ballon einbringen. Der englische Chirurg John Hunter (1728–1793) bougierte vor knapp 250 Jahren Harnröhrenverengungen auf. Der heute übliche Schlauch meist mit einem aufblasbaren Ballon nahe der Einflussöffnung (Foley-Katheter) datiert aber erst aus den 1930er Jahren.

Die Rekanalisierung verengter oder verschlossener Arterien begann mit einem Versehen. Der amerikanische Radiologe Charles Theodore Dotter (1920–85) stellte 1963 bei der Injektion des Kontrastmittels zur Arteriendarstellung fest, dass er seinen Katheter unwissentlich durch das geronnene Blut einer verstopften Beckenarterie vorgeschoben hatte. Danach konnte wieder Blut in der verschlossenen Arterie fließen. Dieses Ereignis gilt als der Beginn der sogenannten Interventionellen Radiologie, bei der bildgebende Verfahren für therapeutische Kathetereingriffe genutzt werden. Bis dahin war es Radiologen nicht in den Sinn gekommen, ihre Bilder aus dem Körperinneren für Behandlungen zu verwenden.

Ein neues Therapiefeld lag offen da, doch die Begeisterung blieb aus. Dotter wurde von den Gefäßchirurgen angefeindet. Niemand wagte es, die neuen Möglichkeiten aufzugreifen. Eines der wichtigsten minimalinvasiven Operationsverfahren wurde durch wirtschaftliche Verlustängste zehn Jahre blockiert. Erst zwei Radiologen aus der Alten Welt schafften es, der Technik Geltung zu verschaffen und das Vorgehen weiterzuentwickeln.

Das entscheidende Werkzeug, um Röhren wiederherzustellen, fehlte. Wie sollte das Material aus dem Gefäßlumen geschafft werden? Einmal mehr fiel der Startschuss nicht an einer Universität. Abseits der Zentren entwickelte der Assistenzarzt Andreas Grüntzig (1939–1985) mit wenigen Vertrauten einen Ballonkatheter. Ballone wurden seit Jahren über Führungsdrähte in natürliche und künstliche Körperöffnungen eingeführt, um Engstellen zeitweise oder dauerhaft zu erweitern, durch den Dehnungsdruck Blutungen zu stoppen, Konkremente und anderes Material zu entfernen oder Wehen auszulösen. Aber noch nie gab es einen aufblasbaren Ballon an einem so dünnen Katheter.

1974 beseitigte Grüntzig damit in Zürich erstmals die hochgradige Einengung einer Beinarterie und 1978 die einer Herzkranzarterie.[84] Zürich war kein Zufall. Nur dort gab es einen chirurgischen Lehrstuhlinhaber, dem wichtiger war, was gemacht wird, als wer es tut. Zudem war der Schwede Ake Senning (1915–2000) technisch vorgeprägt, da er 1958 den ersten Herzschrittmacher implantiert hatte. Grüntzig blieb trotz der lokalen Unterstützung in Zürich die Anerkennung auf dem Kontinent versagt. Seine Bewerbungen auf Lehrstühle in Deutschland scheiterten, obwohl er eine neue Therapie geschaffen hatte.

Grüntzig emigrierte mit seiner Technik in die USA und erlebte noch die weltweite Anerkennung, bevor er 46-jährig infolge eines dubiosen technischen Defektes mit seinem Privatflugzeug abstürzte.[85] Geschäftsanteile an der Katheterfirma könnten ihm zum Verhängnis geworden sein. Grüntzig hatte immer vor einer unkritischen Anwendung seiner Technik gewarnt, die weltweit zu massenhaft unsinnigen Katheteruntersuchungen führen sollte. Erst neun Jahre nach Grüntzigs Tod wurde mit entfaltbaren Metallstents zur Stabilisierung der aufgedehnten Gefäßwand die erste Weiterentwicklung der Ballondilatation vorgestellt.

Technik im Körper

Üblicherweise verwendet man Instrumente bei Eingriffen, um biologische Strukturen zu reparieren oder zu zerstören, ohne Fremdmaterial zurückzulassen. Nur um die vermeintlich heilsame Bildung von Eiter anzuregen, verblieben Gewebebänder eine bestimmte Zeit in Wunden oder Metall in gebrochenen Knochen. Als der deutsche Chirurg Themistocles Gluck (1853–1942) 1890 eine Endoprothese aus Elfenbein mit Kolophonium und Gips ins Knie und 1891 als Hüftgelenksersatz einbaute, war dies Neuland.[86] Anfeindungen waren für den Immigranten, der in Berlin nicht einmal an der Universität arbeitete, vorprogrammiert. Trotz weiterer Pionierleistungen in der Kehlkopfchirurgie und der Nerven- und Sehnennaht wurde Gluck in Deutschland ignoriert. Erst mit 70 erhielt er den Professorentitel. Nach seinem Tod dauerte es 58 Jahre, bis die deutsche Fachgesellschaft für Orthopädie und orthopädische Chirurgie einen nach ihm benannten Preis für Innovationen stiftete.

Gluck hatte die Basis für die moderne Endoprothetik geschaffen, die erst ein halbes Jahrhundert später zu Ergebnissen führte, die für die Operierten einige Jahre Bestand hatten. Die vom britischen Chirurgen John Charnley zusammen mit der schweizerischen Firma Müller in den 1960er Jahren entwickelte Hüftgelenksendoprothese, die mit Metallschaft und Polyethylenpfanne zum Standard zementierter Gelenkimplantate wurde, perfektionierte lediglich Glucks Innovation. Ausreichend haltbare Prothesendesigns für das Kniegelenk ließen noch länger auf sich warten.

Das erste aktive Implantat war der Herzschrittmacher, der mindestens zwei Väter hat: den australischen Anästhesisten Mark Lidwell (um 1928) und den amerikanischen Physiologen Albert Hyman (um 1932). Diese Pionierarbeiten fanden keine gesellschaftliche und medizinische Anerkennung und wurden bestenfalls als Spielerei abgetan.[87] Das Journal der American Medical Association schwieg die Arbeiten tot. Der erste batteriebetriebene Schrittmacher kam 1957 und der erste implantierbare Herzschrittmacher 1958. Der schwedische Chirurg Ake Senning (1915–2000) implantierte 1958 den ersten Herzschrittmacher eines Hobbybastlers.

Mikrochirurgie

Die Ausweitung der Chirurgie in das mikroskopische Blickfeld wird vielfach vergessen oder nur als Randerscheinung erwähnt. Dabei wäre die gesamte Wiederherstellungschirurgie an Händen und Füßen ohne ein spezielles Instrumentarium für Nähte sehr kleiner Blutgefäße und Nerven unmöglich. Die ersten Bemühungen einer experimentellen Gefäßchirurgie scheinen kurz nach 1900 erfolgt zu sein. Charles Claude Guthrie (1880–1963) und Alexis Carrel (1873–1944) replantierten bei Versuchstieren Gliedmaßen und transplantierten verschiedene Organe und Gewebe.[88]

Der Durchbruch kam mit der Triangulationstechnik von Carrels Lehrer Mathieu Jaboulay (1860–1913) und der Perfektionierung durch Guthrie. Carrel, der in Franreich zweimal durch die Facharztprüfung gefallen war, vereinnahmte die Technik aber für sich und erhielt 1912 allein den Nobelpreis! Funktionsfähige Anastomosierungen kleiner Gefäße und Nerven sind jedoch untrennbar mit der mikroskopischen Vergrößerungstechnik verbunden.[89] Die Resultate blieben daher über einen längeren Zeitraum unbefriedigend. Die Synthese von Heparin zur Gerinnungshemmung des Blutes durch William Henry Howell (1860–1945) und Jay MacLean (1890–1957) erhöhte ab 1918 immerhin die Erfolgsraten.

Der eigentliche Startschuss für die Mikrochirurgie fiel am Rand Europas – in Schweden. Der Schwede Carl Olof Nylén (1892–1978) setzte 1921 erstmals ein monokulares Mikroskop für die Ohrchirurgie ein. Gunnar Holmgren (1875–1954) verwendete ab 1922 das erste binokulare Mikroskop. Mikrochirurgische Techniken etablierten sich allerdings erst mit der Massenproduktion von Operationsmikroskopen durch die Firma Zeiss ab dem Jahr 1953 weltweit. Andere Firmen brachten dann mikrochirurgische Instrumente und Nahtmaterialien auf den Markt. 1958 gelang dem deutschstämmigen Chirurgen Harry Buncke (1922–2008) in Amerika die erste Mikrogefäßnaht. Abgetrennte Extremitäten werden weltweit seit den frühen 1960er Jahren wieder replantiert.[90] China entwickelte sich zum Zentrum der Mikrochirurgie. Ab den 1980er Jahren gelang es mit weiteren Verfeinerungen der Technik, verschiedenste Gewebelappen in allen Regionen erfolgreich zu verpflanzen.

Heilung durch biologische Ersatzteile

Wer gerne Geschichten unabhängig vom Wahrheitsgehalt erzählt, könnte die Organtransplantation mit Kosmas und Damian beginnen. Sollen beide heilgewerblich Tätigen doch im syrischen Aleppo etwa 300 Jahre nach Beginn der christlichen Zeitrechnung einem hellhäutigen Patienten den Unterschenkel eines dunkelhäutigen Mannes verpflanzt haben. Die Erzählung taugte nicht nur der katholischen Kirche, um die beiden Handwerkschirurgen heiligzusprechen. Das Narrativ war spektakulär genug, die beiden zu den Schutzpatronen sowohl der Ärzte als auch der Apotheker zu ernennen.

So weit, so unzutreffend. Sollte es die beiden Heiler und den hellhäutigen Mann mit einem schwarzen Unterschenkel gegeben haben, ist folgende Version wahrscheinlicher: Der Mann erlitt einen Verschluss der Beinarterie in Höhe des Kniegelenks, sodass Unterschenkel und Fuß von der Blutversorgung abgeschnitten waren. Eine sogenannte trockene Gangrän mit Schwarzverfärbung des Gewebes war die Folge. Scharf demarkiert vom durchbluteten Bein kann für einen ungeübten Betrachter der Eindruck eines transplantierten Unterschenkels entstehen, der von einem Dunkelhäutigen abgenommen wurde. Der Mann mag dies sogar einige Zeit überlebt haben. Ob Kosmas und Damian selbst eine publikumswirksame Inszenierung daraus machten oder dies die Nachwelt konstruierte, wird nicht mehr zu klären sein.

Völlig abwegig wäre die Vortäuschung einer Transplantation nicht gewesen, da schon Jahrhunderte vorher zur Rekonstruktion abgestorbener Nasen Eigenhaut genutzt wurde. Nasenplastiken bei Lepra sind bis in die Renaissance in Italien belegt. Nur eigentümlich, dass sich vor dem 20. Jahrhundert keine Berichte über Fehlschläge finden, denn Hautverpflanzungen konnten nur innerhalb derselben Person funktionieren, keinesfalls aber mit Gewebe anderer Menschen oder den im 19. Jahrhundert immer häufiger verwendeten Tieren.

Erst im Jahr 1869 stellte der französische Chirurg Jaques-Louis Reverdin (1842–1929) nach über 2000-jähriger Praxis fest, dass nur dünne Spalthauttransplantate ohne Gefäßanschluss einheilen konnten.[91] Allerdings war damit noch nicht die Erkenntnis verbunden, dass diese vom selben Menschen (»autologe Transplantationen«) stammen mussten. Sogar im 20. Jahrhundert behaupteten Ärzte weiterhin, dass ganze Nasen und Ohren verpflanzt werden könnten. Dies belegt, wie lange (Selbst-) Täuschung in der Medizin die Fakten verdrängen kann.

Sieht man von körpereigenen Hautlappen als Ersatz für zerstörte Nasen in Antike und früher Neuzeit sowie der Verpflanzung von Zähnen und einzelnen Hahnenkammzacken durch den englischen Chirurgen John Hunter im 18. Jahrhundert ab,[92] misslangen alle Transplantationen durchbluteter Gewebe bis in die 1960er Jahre. Das Streben nach einem Ersatz erkrankter oder beschädigter Organe war dennoch teilweise von einer suchtartigen Besessenheit geprägt. In der ersten Hälfte des 20. Jahrhunderts gab es kein Einhalten, obwohl ausschließlich Leichen diese Wegstrecke der Organtransplantationen pflasterten.[93] Die einzige Transplantation, die ausgenommen bei eineiigen Zwillingen erfolgreich sein konnte, war die der Hornhaut des Auges, da diese frei von Blutgefäßen ist. Sie erfolgte erstmals 1905.

Es ist eine unzulässige Verkürzung der Geschichte von Organtransplantationen, wenn diese erst ab den 1960er Jahren erzählt wird, als sich Erfolge einstellten. Transplantiert wurden ab 1906 an verschiedenen Orten mehrere Hundert tierische Nieren.[94] Andere Organe folgten im Wochentakt, als sich ein amerikanisch-französisches Chirurgenteam profilieren wollte. Die Organe funktionierten bestenfalls wenige Tage. Alle Patienten starben. Wie in Unkenntnis immunologischer Prozesse ohne Rücksicht auf den Tod der Organempfänger so viele Eingriffe vorgenommen werden konnten, macht heute noch fassungslos.[95]

Völlig verdrängt wird, dass in der Frühzeit der Transplantationen vor allem ein Organ hoch im Kurs stand: der Hoden! Als vermeintlichen

Jungbrunnen ließen sich ältere, gut betuchte Männer ab 1920 zu Hunderten Hoden von Affen in Form von Spänen einpflanzen und erhofften sich dadurch einen Hormonschub. Der französische Chirurg Serge Voronoff (1866–1951) wurde reich, die transplantierten Gewebespäne starben wirkungslos ab – über die gesundheitlichen Folgen schweigt sich die Medizingeschichte aus. Voronoff gilt als »Pionier der Xenotransplantation«!

Das Phänomen der Transplantatabstoßung wurde verkannt, obwohl der dänische Biologe Carl Jensen bereits 1903 die Abstoßung transplantierter Tumore bei Versuchstieren als Immunreaktion identifiziert und der deutsche Forscher Georg Schöne 1912 festgestellt hatte, dass Transplantate nichtverwandter Menschen nie funktionsfähig blieben.[96] Auch als 1901 der Wiener Arzt Karl Landsteiner (1868–1943) die drei Blutgruppen entdeckte, bemerkte er, dass es bei Personen verschiedener Blutgruppen zur Zerstörung der Blutzellen kam. 1907 konnte die erste blutgruppenbasierte Bluttransfusion in New York erfolgen, und 1914 verabreichte man die erste mit Zitratlösung haltbar gemachte Blutkonserve in Buenos Aires. Das Geschäftsmodell des ersten Bluttransfusionsdienstes – gegründet 1921 in London – basierte schon damals auf unbezahlten Spendern. Im Spanischen Bürgerkrieg erlebten Transfusionen als kriegsrelevante Technik ihre militärische Feuertaufe.

Spätestens 1937, nachdem Hauttransplantationen Gewissheit gebracht hatten, dass eine Gewebeverträglichkeit nur zwischen genetisch übereinstimmenden Zwillingen gewährleistet und die Funktion der Lymphozyten geklärt war,[97] musste man wissen, dass Transplantationen nur bei eineiigen Zwillingen funktionieren konnten und natürlich nur mit adäquater Organkonservierung und Logistik. Trotz Versuchen, die Abwehrreaktionen des Empfängerorganismus durch Ausschaltung des Empfängerknochenmarks mittels Röntgenbestrahlung, Entfernung der Milz oder Gabe des toxischen Benzols zu unterdrücken, funktionierten Transplantate allenfalls kurz, und die Empfänger verstarben an den Folgen des Eingriffs.[98] Die erste Nierentransplantation von Mensch zu Mensch im Jahr 1933 durch einen russischen Chirurgen musste scheitern.[99] An den desaströsen Verläufen änderte das immunsuppressive Kortison ab 1953 zunächst genauso wenig.[100] Das heute selbstverständliche Konzept eines Immunsystems kristallisierte sich erst über Jahrzehnte heraus. Blinder Aktionismus war wichtiger als Grundlagenforschung.

In den 1950er Jahren brachten Zwillingsbeobachtungen die Erkenntnis voran, dass eine Immuntoleranz bei eineiigen Zwillingen und über einen frühkindlichen Austausch von Zellen via Plazentakreislauf auch bei zweieiigen Zwillingen besteht.[101] 1955 wurde die erste Niere zwischen eineiigen Zwillingen verpflanzt.[102] Erfolgreiche Verpflanzungen ohne enge Verwandtschaft konnte es nur mit immunsuppressiven Medikationen, Gewebetypisierung und besserer Organkonservierung geben. Der erste Bericht über immunsuppressive Chemotherapeutika für transplantierte Empfänger datiert von 1959.[103] Aber erst ab 1963 konnte über länger anhaltende Überlebenszeiten mit funktionierenden Transplantaten berichtet werden (vgl. S. 181).[104]

Die Geschichte von Transplantationen ist keinesfalls vorrangig die Geschichte heroischer Operationen und geretteter Leben, die es natürlich auch gab! Bevor ab den 1970er Jahren die 5-Jahres-Überlebensraten von über 80 Prozent bei Nieren und etwa 50 Prozent bei anderen Organen erreicht wurden, ist es eine Geschichte des Grauens und von unendlichem Leid, Tierquälerei und Profilierungssucht – von der ethisch und medizinisch unhaltbaren Organentnahme bei angeblich »hirntoten« Menschen sowie Tieren gar nicht zu reden. Diejenigen sollten in den Geschichtsbüchern gewürdigt werden, die möglichst alle Schritte bedachten, um die ersten Eingriffe durchzuführen. Es waren nie die Ersttäter. Warum hat die erste Organtransplantation eines Lebendspenders keinen Ehrenplatz in den Annalen?

Wie viel Schmerz ist zumutbar? – Eine kurze Geschichte der Anästhesie

Schmerzfreie chirurgische Eingriffe erscheinen uns heute selbstverständlich. Daher herrscht sogar unter Ärzten die Überzeugung, dass es größere Operationen bis zur Einführung der Narkose nicht gegeben hätte. Gerne wird der 16. Oktober 1846 als der Tag kolportiert, an dem durch die angeblich erste erfolgreiche Äthernarkose der Startschuss für das »goldene Zeitalter« der Chirurgie fiel.[1] Allein – so war es nicht. Von der Antike bis in die Neuzeit wurde nicht nur Kleinkram operiert – und das meiste sogar mit Betäubung. Dennoch erduldeten Kranke in Europa seit der Christianisierung größere therapeutische Körperverletzungen bei vollem Bewusstsein. Ein Gebet musste reichen.

Als ein Königsberger Wundarzt im frühen 17. Jahrhundert erstmals eine riskante Eröffnung des Magens wagte, um in Gegenwart mehrerer akademischer Ärzte einen Fremdkörper zu entfernen, ging es »nach Anrufung Gottes des Allmechtigen« am stehend angebundenen Patienten ohne weitere Maßnahmen zu Werke.[2] Selbst ein Leibarzt begab sich im Jahr 1771 zu seiner eigenen Leistenbruchoperation »im Vertrauen auf Gott (...) schnell auf dieses Bett«, um dann »den heftigsten Schmerz« und »höllische Empfindungen« erleben zu müssen.[3] Musikalisch hat der französische Gambenvirtuose Marin Marais (1656–1728) die Entfernung seines Blasensteins 1720 mit Zweiunddreißigstel- und Vierundsechzigstelnoten in höchsten Tönen festgehalten. Längst nicht alle Operateure sehnten die Schmerzfreiheit für ihre Patienten herbei. Es gibt zahlreiche Dokumente, in denen Chirurgen vor der Einnahme schmerzunterdrückender Substanzen warnten.[4]

Schach dem Schmerz!

Aber gab es denn nicht längst wirksame Möglichkeiten, die Schmerzwahrnehmung zu mindern und das Bewusstsein einzutrüben? Archäologische Funde belegen Schlafmohn an verschiedenen Orten in Mitteleuropa bereits in der Zeit der Bandkeramik (ca. 6. Jt. v. u. Z.).[5] Im 3. Jahrtausend v. u. Z. ist der medizinische Gebrauch von Mohn auf Tontafeln der Sumerer verzeichnet. Schmerzstillende und berauschende Hanfpräparate wie Cannabis waren verbreitet, in Europa sogar sprichwörtlich: »In Düringen (Thüringen; Anm. d. Autors) sagt man auch von einem der schlaftrunken noch kein klares Bewusztsein von sich hat: er kann sich nicht aus dem Hanfe filtzen.«[6]

Die späte Einführung von Betäubungsmitteln ist umso verstörender, als bereits hippokratische Schriften und römische Autoren Maßnahmen zur Schmerzlinderung bei operativen Eingriffen vorsahen. Die milchige Flüssigkeit der Mohnkapseln wird ebenso erwähnt wie Wein und Schwämme, die mit den Flüssigkeiten von Alrauneblättern, Schierling und Bilsenkräutern getränkt bei Erwärmung anästhesierende Gase absonderten.[7] Celsus empfahl ausdrücklich Opium vor Operationen. Dioskurides (1. Jh.) bevorzugte die Alraune, die Skopolamin und Atropin enthält, gemischt mit Wein vor einer Amputation. Auch Eispackungen oder das Abbinden von Gliedmaßen wurden genutzt, um die Schmerzempfindung zu vermindern.

In Avicennas *Kanon der Medizin* sind »Schlafschwämme«, getränkt mit aromatischen und narkotischen Substanzen, beschrieben, die während einer Operation unter der Nase des Patienten platziert wurden. Das illustrierte dreißigbändige Chirurgielehrbuch des arabischen Arztes Abulcasis (936–1013) erwähnt sogar eine »Vollnarkose«. Zusammen mit der Übersetzung dieser Werke wurde ab dem 10. Jahrhundert Opium in größeren Mengen nach Mittel- und Westeuropa importiert. Diese Möglichkeiten waren Ärzten und den aus der Handwerkstradition kommenden Chirurgen in Europa bekannt.

Opium war in den verbreiteten Mischpräparaten des Mittelalters meist enthalten. In England verwendete man vom 13. bis 16. Jahrhundert als Hausmittel »dwale« mit Opium, Schmerzwurz, schwarzem Bilsenkraut und Schierling.[8] Dwale sollte langsam getrunken werden, bis Müdigkeit auftrat. Die Anweisung, dies am Feuer zu tun, lässt erkennen, dass ein Inhalationseffekt gewünscht war. So eine tiefe Bewusstlosigkeit hat William Shakespeare (1564–1616) in seinem Drama *Romeo und Julia* verewigt. Romeo hält Julia in diesem Zustand für tot und bringt sich um, obwohl Julia kurz danach wieder erwacht. Ähnliche Rezepturen dürften in vielen europäischen Ländern üblich gewesen sein. Dokumente fehlen wahrscheinlich, weil Opium und andere zentralnervös wirksame Kräuter von der katholischen Kirche mit dem Teufel in Verbindung gebracht wurden.

Muss Schmerz sein?

Angesichts dieser Vorgeschichte stellt sich die Frage, warum Operateure so lange auf Schnelligkeit und Überraschungseffekte setzten. Denn vergessen wir nicht: Lokalanästhetika gab es abgesehen von Opiumsalbe auch nicht. Was verhinderte die bewährte und bei Hebammen, Kräuterkundigen und anderen Heilern selbstverständliche Schmerzbekämpfung? Hatten Operateure Angst vor den atemlähmenden Effekten der Opiate und anderer psychoaktiver Substanzen? War es zu teuer und zu umständlich, die Substanzen zu besorgen? Fehlte ihnen einfach das Mitgefühl? Oder gab es ein Anwendungsverbot?

Spätestens nach der Reformation kann es nicht an der Verfügbarkeit von Opium und anderen Substanzen gescheitert sein. Chirurgen waren zwar nur eingeschränkt rezeptierfähig, aber es war ein Leichtes, als Kranker sogenanntes Laudanum von Ärzten verordnet zu bekommen (vgl. S. 174). Vielerorts war Laudanum sogar frei verkäuflich, wenngleich kostspielig. Als Auftragsdienstleister Kranker waren Chirurgen von deren Kundenzufriedenheit abhängig, die sich nicht nur am Erfolg, sondern auch daran maß, wie abschreckend und schmerzhaft die Dienstleistung war. Eine Droge gegen den Schrecken der Körperverletzung war für Chirurg und Patient willkommen.

Will man keinen menschenverachtenden Zynismus als Grundeigenschaft der Chirurgen annehmen, bleibt als Erklärung nur ein Anwendungsverbot, dem sich Chirurgen nicht widersetzen durften. Krankheit und Schmerz waren für die Kirche eine Strafe Gottes als zwingende Folge der menschlichen Erbsünde. Mohnsaft und empirisches Heilungswissen von Frauen galten daher als »Hexen«-Werk. Bereits mit dem Messerverbot für geistliche Ärzte hatte die Kirche deutlich gemacht, dass sie Operationen in Heilungsabsicht als unzulässige Eingriffe in die göttliche Vorsehung einstufte.[9]

Wenn schon chirurgische Schändungen der Schöpfung nur bei Ärzten, nicht aber bei Handwerkern aus dem Volk zu verhindern waren, dann musste die Anflehung des göttlichen Beistands für das Unterfangen ausreichen. Hatte nicht schon der Heiland für alle Sünder unendliche Schmerzen leiden müssen? Schmerz auszuhalten wurde als »Tugend« stilisiert und bei Männern mit Charakterstärke und Männlichkeit in Verbindung gebracht.[10] Anders ist der offizielle Totalausfall einer Anästhesie und Schmerztherapie in der akademischen Medizin vom 13. bis 19. Jahrhundert nicht zu erklären. 600 Jahre unnötige Schmerzen und Ängste sind Teil des unendlichen Sündenregisters der christlichen Kirchen.

»Off records« werden die Handwerkschirurgen von ihrem Wissen um schmerzstillende Mittel Gebrauch gemacht haben. Das ließ sich in privaten Absprachen in eigenen Räumen oder im Haus des Patienten ohne Zeugen realisieren. Aber in Dokumenten durfte dies nicht erscheinen. Und wenn Gäste der Operation beiwohnten, musste es bei der Fürbitte bleiben. Aus dem deutschen Mittelalter gibt es nur einzelne Belege über größere Operationen unter Einwirkung von »Schlafschwämmen«,[11] die zeigen, dass es in der Praxis doch menschlicher zuging. Schmerzfreie Eingriffe vor der Einführung von Narkosen waren keine Domäne chinesischer und japanischer Ärzte. Die angeblich erste Brustamputation in Vollnarkose durch einen japanischen Arzt von 1804 war sicher keine Premiere. Dennoch tauchte der Begriff »Anästhesie« (griechisch: »ohne Schmerz«) erst um 1850 auf.

Die Wiederkehr der Narkose

Es ist wahrscheinlich keine Laune der Geschichte, dass die vermeintliche Premiere schmerzfreier Operationen abseits der europäischen Medizinzentren im Nordosten der Vereinigten Staaten von Amerika passierte. Das Missverhältnis zwischen Häufigkeit und Umfang der Eingriffe und dem Leiden der Betroffenen war eklatant. Die Zeit war überreif. Rom war weit weg. Aber die Initiative kam nicht von Chirurgen. An der ersten Demonstration eines schmerzfreien Eingriffs nahm trotz Einladung nicht einmal ein Chirurg teil![12]

Neu waren die anästhesierenden Effekte der jetzt ins ärztliche Bewusstsein kommenden Substanzen keineswegs. Diäthyläther hatte bereits der Alchemist Ramon Llull (um 1232–1316) 1275 entdeckt und Paracelsus (1493–1541) dessen schmerzstillende Wirkung 1525 erwähnt. Sogar die Synthese von Äther durch Destillation aus Alkohol und Schwefelsäure war lange geklärt. Seit 1730 war Äther als Spiritus Vini Æthereus eingeführt. Lachgas (Distickstoffmonoxid) war seit 1772 bekannt. Der Apotheker und Chemiker Humphry Davy (1778–1829) hatte es nach Selbstversuchen zur Betäubung bei Operationen und Zahnextraktionen vorgeschlagen. Er wurde ignoriert. Lachgas diente lediglich als Partydroge und Attraktion auf Jahrmärkten.

Zwei Jahrzehnte bevor Ärzte auf die Inhalation dieser Gase zur Narkose aufmerksam wurden, experimentierte Henry Hill Hickman (1800–1830) in England mit Kohlendioxid als Narkosegas an Tieren. Die Royal Society klassifizierte seine Experimente allerdings als »chirurgischen Humbug«, obwohl eine Rückatmung von Kohlendioxid erwiesenermaßen narkotisierend wirkt und ein Anstieg von Kohlendioxid im Blut bei ruhiger Atmung müde macht. Lieber erzeugten Chirurgen in England zur »Anästhesie« Ohnmachtszustände durch ausgiebige Aderlässe![13]

Ärztlicherseits gab es kein gesteigertes Interesse an schmerzfreier Chirurgie. Operationen waren, wie Sektionen 250 Jahre früher, zu öffentlichen Spektakeln geworden, bei denen sich ein zahlendes Publikum an Brutalität und Geschwindigkeit von Chirurgen den gewünschten Nervenkitzel erkaufte und sich Skalpellschwinger bühnenwirksam in Szene setzten. Es kam dabei schon einmal vor, dass der chirurgische Unterhaltungskünstler bei einer Oberschenkelamputation in Höchstgeschwindigkeit seinem Assistenten aus Versehen mehrere Finger einer Hand und dem Patienten noch einen Hoden abtrennte.[14] Nicht umsonst heißen heute noch Operationssäle in England und Amerika »operating theatre«.

Die Anfänge der Anästhesie kamen aus dem Unterhaltungsgewerbe, und deren Pionieren ging es mehr ums Geld als um eine Wohltat für Kranke. Nach 1840 wurden auf »Ätherpartys« einige Ärzte und Dentisten aufmerksam: Unter dem Einfluss von Äther oder Lachgas konnte man sich ohne Schmerzwahrnehmung verletzen und sich nicht mehr daran erinnern.[15] 1842 entfernte man einem Mann unter Ätherdämpfen einen Tumor am Hals, was aber erst 1849 publik wurde. Noch im selben Jahr erfolgte die erste Zahnentfernung mit einer Äthernarkose durch einen Medizinstudenten, die ebenfalls zunächst unerwähnt blieb. Der Dentist Horace Wells (1815–1848) setzte ab 1844 zwölf- bis fünfzehnmal Lachgas ein, um Zähne schmerzfrei zu ziehen, bevor er an die Öffentlichkeit ging.[16]

Sein ehemaliger Auszubildender und kurzzeitiger Geschäftspartner Thomas Green Morton (1819–1868) hatte 1845 für Wells einen Kontakt mit prominenten Chirurgen vereinbart. Bei der Vorführung einer Zahnextraktion waren dann allerdings nur Studenten zugegen. Bis heute sind die Aussagen von Augenzeugen zu den Vorgängen widersprüchlich und unklar.[17] Warum waren nur Studenten anwesend, obwohl die Professoren informiert waren und Wells bei ihnen vorgesprochen hatte? Warum hat nur Morton ausgesagt, dass der Patient laut vor Schmerz geschrien hätte? War die Veranstaltung eine geplante Intrige?

Es scheint jedenfalls nicht so funktioniert zu haben, wie es sich Wells vorgestellt hatte. Vieles spricht dafür, dass Morton maßgeblichen Anteil zumindest an einer Negativpropaganda des Eingriffs hatte. Wells war düpiert und geriet in eine schwere psychische Krise. Er wurde chloroformsüchtig und beging Selbstmord, nachdem er unter Chloroform ein Säureattentat begangen hatte. Lachgas geriet ins Hintertreffen und hielt erst 1868 in Kombination mit Sauerstoff Einzug in den Operationssaal.

Keine zwei Jahre später konnte Morton mit Äther einen prominenten Bostoner Chirurgen bei einer Tumoroperation überzeugen und ging damit zu Unrecht in die Geschichte ein. Weder war Äther seine Entdeckung, noch der Einsatz von Äther eine Premiere. Morton hatte sogar versucht, die Natur des Äthers durch Manipulation von Farbe und Geruch zu vertuschen, um eine neue patentierbare Substanz vorzutäuschen. Es handelte sich bei der vermeintlich ersten Narkose lediglich um ein gut inszeniertes Ereignis, das die Chirurgen wieder in die Spur schmerzfreier Eingriffe zurückbrachte. Den Tribut hätte eher Horace Wells verdient gehabt …

Londons schnellster Chirurg Robert Liston (der, der die Finger seines Assistenten und den Hoden des Patienten abgetrennt hatte) verunglimpfte Narkosen mit Äther oder Lachgas zunächst als »Yankee-Trick«.[18] Trotzdem führte an Äthernarkosen in Europa bald kein Weg mehr vorbei. 1847 steuerte der schottische Geburtshelfer James Young Simpson (1811–1870) nach ausgiebigen Selbstberauschungen mit Freunden noch Chloroform als drittes Narkotikum der Neuzeit bei. Ungeachtet seiner toxischen Effekte auf alle Organe und eines ersten Todesfalls 1848[19] wurde es zum am meisten verbreiteten Narkosemittel in Europa und verdrängte in den USA bis 1890 zeitweise Äther.

Der Durchbruch kam allerdings erst, als sich die englische Königin Viktoria (1819–1901) unter Chloroform entbinden ließ. Die Kirche hatte bis dahin jede Schmerzlinderung bekämpft, da die Qualen einer Geburt als gerechte Strafe für Evas Sündenfall unerlässlich wären. Der Chirurg John Snow (1813–58) hatte eine verbesserte Apparatur zur Inhalation von Äther konstruiert und den ersten Todesfall bei einer Chloroformnarkose aufgeklärt.[20] Snow kann als Begründer der modernen Anästhesie gelten, da er als Erster in Europa die Gefährlichkeit beider Gase realisierte und forderte, dass die Narkose von einem eigenen Arzt – und nicht vom Chirurgen selbst – überwacht werden müsse. Im 20. Jahrhundert wurde wieder Äther bevorzugt und avancierte ab den 1930er Jahren neben Cyclopropan zum häufigsten Inhalationsnarkotikum. Ab 1956 ersetzte der nicht entflammbare halogenierte Kohlenwasserstoff Halothan beide Substanzen. In den 1960er Jahren kamen dann Flurane (halogenierte Äther) auf den Markt, die heute überwiegend als Narkosegase dienen.

Schmerzfreiheit ohne Risiko?

Bis 1913 unterschieden sich Narkosen mit Chloroform oder Äther kaum von den antiken Schlafschwämmen. Bei Spontanatmung wurde beides in eine Maske eingetropft, bis sich Bewusstseinsverlust einstellte. Die Dosis war Gefühlssache. Eine tiefere Narkose konnte tödliche Herzrhythmusstörungen oder einen Atemstillstand auslösen. Mindestens zwei von 1000 Narkosen verliefen tödlich.[21] Andere Möglichkeiten für Schmerzfreiheit wurden lange vernachlässigt und selbst später nicht in dem Umfang genutzt, der möglich gewesen wäre. Chirurgen waren mit ihrem bewegungs- und bewusstlosen »Patientengut« zufrieden. Carl Ludwig Schleich (1859–1922), einer der Pioniere der Lokalanästhesie in Deutschland, fand kein Gehör, als er Vorschläge unterbreitete, wenigstens die Toxizität der Narkosegase zu verringern, indem deren Verdampfungstemperaturen in Siedegemischen auf Körpertemperatur erhöht würden.[22]

Erst ein Vierteljahrhundert nach Einführung der neuen Narkoseverfahren gab es Anstrengungen, die Atemluftzufuhr über einen Schlauch in der Luftröhre sicherzustellen. Dies sollte nicht nur verhindern, dass Blut oder Erbrochenes aspiriert wurden, sondern bot die Chance, bei einem Atemstillstand künstlich zu beatmen. Zunächst wurden die Schläuche ohne jede Sicht in die Luftröhre manövriert. Chevalier Jackson (1865–1958) und Henry Janeway (1873–1921) begannen, unter Sicht zu intubieren. Die heute übliche Technik, mit einem Laryngoskop durch Anheben des Zungengrunds die Stimmritze direkt einzusehen, stammt von Robert Macintosh (1897–1989) und etablierte sich erst ab 1937. Ivan Magill (1888–1986) führte erstmals einen Tubus über die Nase ein. Ergänzt wurde die Inhalationsanästhesie ab etwa 1900 durch das Einspritzen örtlicher Betäubungsmittel und intravenös verabreichter Barbiturate, die ab 1903 zur Verfügung standen.

Es ist kein Zufall, dass die Perfektionierung der Technik durch englische und amerikanische Ärzte erfolgte: Spezialisierte Anästhesisten gab es vor dem Zweiten Weltkrieg nur in London und den USA. Überall sonst delegierten Chirurgen bis in die 1950er und 1960er Jahre Narkosen trotz ihrer Risiken an Jungärzte oder Pflegepersonal. Parallel verlief die Entwicklung von Beatmungsgeräten, die zunächst infolge von Atemlähmungen bei der »Polio« benötigt wurden. Ab den 1960er Jahren gehörten sie zur Standardausstattung von Operationssälen und Intensivstationen. Voraussetzung dafür war eine aufblasbare Manschette am Tubus, die es seit 1928 gab. Die für eine Überdruckbeatmung notwendige Muskellähmung wurde erst ab den 1940er Jahren zunächst mit Curare und dann mit anderen Substanzen vorgenommen. Bronchoskopien mit flexiblen Instrumenten werden seit 1967 durchgeführt.

Schmerzfreiheit und Schlaf ohne Gas

Aber warum musste man überhaupt immer den ganzen Menschen betäuben und hat nicht versucht, bei erhaltenem Bewusstsein nur die betroffene Region schmerzfrei zu bekommen? Die Schmerzleitung über Nerven war bekannt, und es gab Erfahrung mit lokaler Schmerzminderung ohne Bewusstseinstrübung. Jeder hat schon einmal erlebt, dass sich Taubheit einstellt, wenn Arme oder Beine in abgewinkelter Stellung »einschlafen«. Es brauchte also nicht einmal unbedingt Medikamente oder Einspritzungen, um eine Schmerzminderung zu erzielen.

Das erste schriftliche Zeugnis einer lokalen Betäubungswirkung stammt vom Jesuiten Bernabé Cobo (1582–1657), der 1653 erwähnte, dass Zahnschmerzen durch Kauen von Kokablättern gelindert wurden.[23] 1860 extrahierte der deutsche Chemiker Albert Niemann (1834–1861) das Alkaloid Kokain und bestätigte den Taubheitseffekt.[24] 1880 empfahl der russische Arzt Basil von Anrep in Würzburg nach Tier- und Selbstversuchen Kokain als chirurgisches Anästhetikum.[25]

Die Stunde der Regionalanästhesie kam aber erst über den Umweg der Augenheilkunde. Der Wiener Augenarzt Carl Koller (1857–1944) setzte Kokain 1884 bei einer Operation wegen grünem Star ein.[26] Koller hatte nicht durch wissenschaftliche Vorarbeiten auf sich aufmerksam gemacht, sondern war von seinem Kollegen Sigmund Freud zum privaten Selbstversuch animiert worden. Jetzt wurden über Umwege auch Chirurgen hellhörig. Wieder waren es Operateure in den Vereinigten Staaten, die das Potenzial zuerst erkannten. Der amerikanische Chirurg William Halsted (1852–1922) und sein Mitarbeiter Richard John Hall (gest. 1897) führten Ende 1884 die ersten Nervenblockaden im Gesicht aus. Die erste Spinalanästhesie am Menschen machten August Karl Gustav Bier (1861–1949) und sein Assistent August Hildebrandt im Selbstversuch mit Kokain 1898.

Allerdings war die prinzipiell weniger belastende Regionalanästhesie durch Kokainpräparate keinesfalls eine reine Erfolgsgeschichte. Wie so oft hatte der Aktivismus der Pioniere über sorgfältige Vorstudien von Dosis und unerwünschten Wirkungen gesiegt. Da das injizierte Kokain schnell über den Blutweg abtransportiert wurde, wählte man sehr hohe Konzentrationen, die alarmierende unerwünschte Wirkungen auslösten.[27] Zwischen 1884 und 1891 sind 200 Fälle mit Allgemeinintoxikation und 13 Todesfälle verzeichnet.[28] Zusätzlich traten bald Abhängigkeiten auf. Als Gegenreaktion forcierte man Narkosen mit Lachgas und Äther für Zahneingriffe und die kleine Chirurgie.

Erst jetzt kam es zu Bemühungen, die Einschwemmung von Kokain in die Blutbahn durch Kompression der Venen und niedrigere Konzentrationen zu minimieren. Maximilian Oberst (1849–1925), Ludwig Pernice (1863–1945) und Carl Ludwig Schleich (1859–1922) machten sich hierbei verdient.[29] Auch Halsted war zu niedrigen Konzentrationen übergangen, aber wegen seiner Kokainsucht nicht mehr in der Lage, seine Ergebnisse zu publizieren.[30] Den Begriff »Nervenblockade« prägte erst Charles-Émile François-Franck (1849–1921) 1892.[31]

Das synthetische Kokain von 1891 und weitere Varianten brachten kein besseres Sicherheitsprofil.[32] 1904 synthetisierte der deutsche Chemiker Alfred Einhorn (1856–1917) ein Lokalanästhetikum, das er Novocain nannte und das später in Procain umgetauft wurde.[33] Allerdings konnte man damit nur in Kombination mit Adrenalin zur Verengung der Blutgefäße einen ausreichenden Effekt erzielen. Anders als beim Naturprodukt gab es jetzt bisher unbekannte allergische Reaktionen. Präparate mit günstigeren Eigenschaften ließen noch jahrzehntelang auf sich warten. Erst nach 1940 waren mit Lokalanästhetika vom Amid-Typ weniger toxische Substanzen verfügbar.

Der Blutweg wurde erstaunlich spät entdeckt, um Schmerzfreiheit herzustellen. Es fehlten lange geeignete Präparate. Zwar erwähnte Pierre-Cyprien Oré (1828–89) bereits 1870 die Verwendung von Chloralhydrat zur intravenösen Analgesie während Operationen und begründete damit die intravenöse Verabreichung von Medikamenten, aber eine alleinige Narkose durch Medikamente über den Blutweg gab es erst nach 1930 mit dem kurzwirksamen Barbiturat Thiopental. 1939 kam das erste künstliche Opium (sogenanntes Opioid) hinzu. In der Folge wurden zahlreiche neue intravenöse und inhalative Anästhetika ab den 1950er Jahren auf den Markt gebracht. Seit 1977 ist das heute weit verbreitete Propofol in Gebrauch, das als Beruhigungsmittel in Prominentenkreisen zu unrühmlicher Bekanntheit kam. Der Popstar Michael Jackson war nicht das einzige Todesopfer.[34]

Mehr als ein Blick – Eine kurze Geschichte von Bildern aus dem Körper

Der Blick in das Körperinnere gilt seit Jahrhunderten als letztes Mittel, um das Geheimnis einer Krankheit oder des Todes zu lüften. Man konnte Krankheiten von außen sehen, ertasten oder an der Absonderung von Flüssigkeiten erkennen. Einblicke, ohne die Körperoberfläche zu eröffnen, blieben aber über Jahrhunderte fromme Wünsche. Man musste den Kranken in Lebensgefahr bringen. Es blieb bestenfalls die Autopsie. Für Italien sind Leichenöffnungen zur Ursachenklärung schon vor den ersten anatomischen Sektionen belegt. Selbst Laien schreckten davor nicht zurück. Vom Freibeuter Francis Drake (1540–96) ist überliefert, dass er zur Klärung der Todesursache seines Bruders bei einer Fieberepidemie in fremden Gewässern eine Obduktion veranlasste.[1]

Dieselbe Faszination wie der direkte Blick in das Innere eines Verstorbenen erregte im 20. Jahrhundert der zerstörungsfreie Blick in den Körper Lebender. Es verwundert dabei, dass es bis dahin keine zielgerichtete Forschung dafür gegeben hat, obwohl sich so mancher Arzt beim Abhören oder Abklopfen eines Kranken gewünscht haben wird, in das Innere sehen zu können. Bevor gewebedurchdringende Energie sichtbar gemacht werden konnte, war man darauf angewiesen, über die natürlichen Körperöffnungen Licht in das Innere zu bringen und dieses zu reflektieren.

Am Anfang war die Endoskopie

Der wenig bekannte Philipp Bozzini (1773–1809) kann als Pionier der Endoskopie gelten. Als niedergelassener Allgemeinmediziner in Frankfurt/Main konstruierte er 1804 abseits der Hochschulmedizin das erste Endoskop mit dem Ziel, in Gänge und Körperhöhlen sehen und innere Vorgänge beobachten zu können.[2] Sein »Lichtleiter« bestand aus einem gefensterten Rohr mit Rauchabzug, in dem eine Kerze brannte. Das Rohr war im Inneren zweigeteilt: Durch die eine Hälfte wurde das Kerzenlicht von einem Hohlspiegel reflektiert und über eine Sammellinse in eine horizontal vom Rohr abgehende Sehröhre geleitet; durch die andere Hälfte konnte man das beleuchtete Objekt betrachten. Je nach Anatomie der Körperöffnung gab es unterschiedlich geformte starre Sehröhren. Für Speiseröhre, Kehlkopf und Nasenrachenraum konnte man mit gegeneinander verstellbaren Hohl- und Planspiegeln um die Ecke sehen. Nicht nur Bozzinis früher Tod verhinderte, dass ein neues Kapitel in der Medizin aufgeschlagen wurde. Bozzini fehlte der universitäre Mentor. Seine Technik funktionierte.[3]

Erst ein halbes Jahrhundert später wurde seine Innovation aufgegriffen. 1853 ersetzte der Pariser Arzt Antonin Jean Desormeaux (1815–94) die Kerze durch eine Lampe, in der ein Alkohol-Terpentin-Gemisch verbrannte. Auch diese Lichtquelle war gefährlich heiß. Desormeaux verwendete statt eines Spekulums einen langen Schlauch und führte wie Bozzini Blasenspiegelungen durch. Eine Modifikation dieses Instruments benutzte der irische Chirurg und Urologe Francis Richard Cruise (1834–1912) für die ersten endoskopischen Behandlungen an der Harnröhre ab 1865. Der Chirurg Adolf Kussmaul (1822–1902) führte um 1870 Versuche durch, Speiseröhre und Magen zu spiegeln, die Theodor Billroth (1829–94) in Wien ausweitete: Das erste starre Gastroskop datiert von 1881. 1879 stellte Maximilian Nitze den Prototyp heutiger Zystoskope zur Blasenspiegelung vor.[4] Über eine Blasenspiegelung konnte 1910 erstmals mit Hitze (sogenannte Thermoablation) ein Tumor in der Blase ohne Skalpell entfernt werden.[5]

Eine für Arzt und Patient praktikablere und erträglichere Technik kam erst mit elektrischen Lichtquellen und semiflexiblen Gerätschaften. Das erste Endoskop mit Kaltlicht war ein Instrument zur Magenspiegelung von Rudolf Schindler (1888–1968) und dem Berliner Konstrukteur Georg Wolf.[6] Schindlers Instrument blieb für die nächsten drei Jahrzehnte der nur unwesentlich veränderte Standard der Magendiagnostik. Flexible Glasfaserinstrumente etablierten sich erst in den 1960er Jahren für die Spiegelung von Magen und Dickdarm. Die Sondierung des gemeinsamen Ausführungsgangs von Galle und Bauchspeicheldrüse über das Gastroskop gelang erstmals in den 1970er Jahren.[7] Über diesen Zugangsweg konnten nun Gallensteine aus dem Gallengang entfernt werden.

Aber warum sollte man nur über natürliche Körperöffnungen in das Innere sehen können? Es gab schließlich noch die virtuellen Räume in Bauchhöhle und Brustkorb. Wahrscheinlich als Erster schaute der deutsche Arzt Georg Kelling (1866–1945) 1901 mit einem Endoskop in den Bauchraum eines Hundes, den er vorher mit Raumluft entfaltet hatte. Der Schwede Hans Christian Jacobaeus (1879–1937) prägte den heutigen Begriff »Laparoskopie« und führte mit einem Zystoskop 1910 die ersten Spiegelungen von Bauch- und Brusthöhle beim Menschen durch. Heinrich Otto Kalk (1895–1973) in Berlin konstruierte 1928 – noch vor der heute üblichen Veress-Nadel – einen Federmechanismus, sodass die Spitze des Trokars nach dem Durchstechen des Bauchfells zurücksprang. Dann konnte er ein spezielles Endoskop mit einem Blickwinkel von 135 Grad einführen. Jetzt fehlte nur noch der Einblick in die soliden Organe und vor allem die Möglichkeit, in das Innere ohne jede invasive Maßnahme zu sehen.

Eine unscheinbare Beobachtung mit Folgen?

Die erste Innenansicht ohne Endoskop war purer Zufall. Ende 1895 fiel dem deutschen Physiker Wilhelm Conrad Röntgen (1845–1923) bei Experimenten mit einer evakuierten Kathodenröhre die Strahlung auf, die heute im deutschsprachigen Raum nach ihm benannt wird. Röntgen bemerkte, dass trotz Ummantelung der Röhre mit schwarzem Karton in der Nähe befindliche Kristalle fluoreszierten – ein Hinweis auf eine sehr energiereiche Strahlung. Bei Versuchen, diese Strahlung abzuschirmen, sah er sein eigenes Skelett auf einem Fluoreszenzschirm. Röntgen erfasste sofort die Tragweite. Schon drei Wochen danach lichtete er die rechte Hand seiner Frau ab und veröffentlichte das Abbild noch im Dezember 1895.

Nur wenig später entdeckte der französische Physiker Henri Becquerel (1852–1908) die radioaktive Strahlung bestimmter Elemente ebenfalls durch einen Zufall. Eine Fotoplatte war ohne Einwirkung von Licht in der Nähe von Uran geschwärzt worden. Aus der radioaktiven Strahlung bestimmter Elemente entwickelte sich zwischen 1934 und 1946 die Nuklearmedizin, als die ersten künstlichen Radionuklide erzeugt wurden.[8] Die Theorie der Radioaktivität stammte von der polnischen Physikerin Marie Curie (1867–1934). Sie machte erste Studien zur Krebstherapie mit radioaktiven Substanzen, die wie Röntgens X-Strahlen für zahlreiche Strahlenschäden sorgten. Die beiden Entdecker der Radioaktivität sollten daran erkranken und sterben.

Im Gegensatz zur nuklearmedizinischen Bildgebung, die erst in der Mitte des 20. Jahrhunderts in die Gänge kam, hat sich keine Innovation in der Medizin so schnell und ohne Widerstände etabliert wie Röntgens X-Strahlen. Schon wenige Tage nach der Veröffentlichung gingen in Europa und den USA sowie drei Monate später auch in Japan ähnliche Apparaturen in Betrieb. Keine Region des menschlichen Körpers, die nicht binnen Wochen abgelichtet war – und dies trotz erheblicher technischer Unzulänglichkeiten.

Das Vakuum aller Gasentladungsröhren war inkonstant, sodass es über Jahrzehnte immer wieder zu tödlichen Stromschlägen kam. Allein zwischen 1920 und 1940 sind durch die Hochspannung mehr als 100 Unfälle mit über 50 Toten unter Servicetechnikern und Röntgenpersonal dokumentiert.[9] Erst nach 1940 gab es hochspannungssichere Röhren. Und das war nicht der einzige Wermutstropfen. Die Einblicke euphorisierten die Menschen so sehr, dass Ärzten und Patienten jegliches Risikobewusstsein fehlte.

Bei den ersten Geräten im Jahr 1896 war die Strahlendosis 100- bis 10 000-fach höher als heute.[10] Wenige Wochen nach dem Bekanntwerden von Röntgens Entdeckung machten bereits »Röntgen-Sonnenbrand«, Haarausfall und Augenprobleme die Runde. Das Risiko, an Strahlenfolgen zu sterben, betrug 1896 10 bis 25 Prozent und zwischen 1900 und 1910 immer noch ein bis zwei Prozent. Das Strahlenrisiko sank erst nach 1935 auf das der Umgebungsstrahlung ab. Tausende von Ärzten, Forschern und Patienten starben an einer diagnostischen Technik, die ohne Austestung der Risiken kritiklos angewendet wurde. Strahlenschutzrichtlinien gab es erst 20 Jahre nach Röntgens Entdeckung.

Röntgenstrahlung war von Anfang an für viele Ärzte auch ein Geschäft. Alles, was man brauchte, waren eine Kathodenröhre und ein Fluoreszenzschirm. Die Zahl der Menschen, die Röntgenstrahlen medizinisch einsetzten, verdoppelte sich weltweit alle drei Jahre.[11] Zu den Schrittmachern der Kommerzialisierung der Röntgentechnik gehörte der Erfinder und Unternehmer Thomas Alva Edison, dessen Gesellschaft umgehend ein Röntgengerät als Spielzeug für jedermann auf den Markt bringen wollte. Edisons zuständiger Mitarbeiter sollte 1899 der erste Strahlentote werden. Die Entdeckung der X-Strahlung war nicht nur eine Erfolgsgeschichte.

Die sensationelle Aufnahme und rasante weltweite Verbreitung dürfen nicht darüber hinwegtäuschen, dass Röntgenaufnahmen zunächst nur für das Skelett und die luftgefüllte Lunge einen diagnostischen Fortschritt brachten. Die Stellung der Knochen an Lebenden zeigte Knochenchirurgen, wie schlecht häufig die Ergebnisse waren. Ein unmittelbarer Effekt blieb jedoch für Patienten ebenso aus wie durch den sichtbaren Nachweis einer Lungenentzündung, weil es keine besseren Therapien gab.

Die übrigen Weichteile und Flüssigkeiten unterschieden sich mit Ausnahme des Fettgewebes kaum in ihrer Strahlenabsorption. Röntgenbilder waren weit spektakulärer als ihr medizinischer Nutzen. Um den diagnostischen Wert zu erhöhen, begann man daher frühzeitig, röntgendichte Substanzen wie Wismut- und Bariumsalze über Mund und After zu verabreichen. Der Physiker Eduard Haschek (1875–1947) und der Arzt Otto Lindenthal (1872–1947) hatten 1896 in Wien sogar eine röntgendichte Mischung aus Kalk, Zinnober und Paraffin zur arteriellen Injektion präsentiert. Die Toxizität der Kontrastmittel wurde zunächst genauso wie die Schädlichkeit der Röntgenstrahlung missachtet. Ab 1910 setzte sich Bariumsulfat als einzig verträgliches positives Kontrastmittel für Magen und Darm durch.

Auch Gase brachten Ärzte bereits ab 1901 als negative Kontrastmittel in den Bauchraum, das Nervenwasser oder den Magen-Darm-Trakt ein, um die Oberflächen der Strukturen zu trennen und zu kontrastieren. Erst 1921 verwendete Walter Alvarez (1884–1978) in San Francisco wenigstens erstmals Kohlendioxid, das schneller resorbiert wurde und damit weit weniger unangenehm war. Der Informationszuwachs durch die Gase blieb jedoch bescheiden. Allenfalls konnten Größe und Lage von Leber, Milz, Magen und Darm objektiviert werden. Bei Verklebungen des Bauchfells blieb die Gasverteilung aus. Verletzungen und Schäden durch die Punktionskanülen traten immer wieder auf, wenn Gase in die Bauchhöhle und vor allem das Nervenwasser eingebracht wurden.

Die heute üblichen jodhaltigen Kontrastmittel verdanken ihre Existenz wiederum einem Zufall. Man röntgte schon ein Vierteljahrhundert, als einem englischen Arzt 1923 auffiel, dass Harnblasen bei Patienten dichter erschienen, die wegen einer Syphilis mit Natriumjodid behandelt wurden. Der Effekt musste auf dem Jod beruhen, da die Absorption der Röntgenstrahlen von der Stellung eines Elements im Periodensystem abhängig ist. In der Folge wurden wasserlösliche organische Jodverbindungen für die Darstellung der Blutgefäße, Gallen- und Harnwege zu Kontrastmitteln weiterentwickelt.

Erst mit diesen jodhaltigen Lösungen war an die von Anfang an favorisierte Kontrastierung der Blutgefäße zu denken. Allerdings machte man – wie so häufig in der Medizin – nicht den wichtigsten Schritt zuerst. Die Frage wäre vor der Anwendung am Lebenden gewesen, wie man Kontrastmittel in geringstmöglicher Dosierung mit ausreichend hoher

Flussrate in den Patienten einbringt und anschließend den Zugang ohne Operation wieder verschließen kann. Punktionslokalisation, Punktionstechnik, Injektionsmodalität, Konzentration und Dosierung des Kontrastmittels – nichts war geklärt.

Eigentlich hätte man wissen können, dass Kanülen weder sicher verankert werden konnten noch den nötigen Durchfluss boten, wenn sie dünn genug waren, um das Blutungsrisiko gering zu halten. Notwendig waren Schläuche, aus denen ausreichend Kontrastmittel über mehrere Löcher ausströmen konnte. Aber wie sollte man einen ausreichend dicken Katheter in jede gewünschte Arterie hinein- und herausbekommen, ohne das Gefäß freizulegen und das Loch operativ verschließen zu müssen? Es ist nicht nur im Rückblick verwunderlich, dass eine risikoarme Lösung ohne Skalpell bis 1952 auf sich warten ließ (vgl. S. 219).

Man legte lieber einfach los! Sobald nach der Punktion Blut aus der Hohlkanüle spritzte, wurde mit Druck injiziert. Die Hohlnadeln waren für die notwendige Durchflussrate großkalibrig. Das Loch im Gefäß musste meist operativ zugenäht werden. Die erste Darstellung der Arterien von Armen und Beinen am Lebenden erfolgte 1924 in den USA. 1927 jagte der portugiesische Neurologe António Egas Moniz (1875–1955) nach Direktpunktion der Halsschlagader erstmals eine 25prozentige Natriumjodidlösung in die Gehirnarterien und wurde berühmt, obwohl sein Patient im epileptischen Anfall verstarb. Für die Medizingeschichte war jedoch die »Machbarkeit« demonstriert. 1949 erhielt Moniz sogar für den ersten psychochirurgischen Eingriff ohne chirurgische Erfahrung (vgl. S. 100) einen Nobelpreis! Erst jetzt bemühte man sich um weniger toxische Kontrastmittel und eine verträglichere Einbringung.

Bei diesen Kontrastmittelopfern blieb es nicht. 1929 wurde Thorotrast® (kolloidale 25prozentige Suspension von Thoriumdioxid) als Kontrastmittel für die Angiografie eingeführt. Wieder war Moniz beteiligt.[12] Der Bildkontrast durch die hohe Ordnungszahl und die hohe Atommasse von Thorium hatte Vorrang vor der Tatsache, dass Thorium radioaktiv war! Trotz einer Halbwertszeit von $1{,}405 \cdot 10^{10}$ Jahren wurde es als harmlos eingestuft. Bis zum Verbot Mitte der 1950er Jahre waren mehrere Millionen Untersuchungen erfolgt. Zigtausende von Patienten erlitten durch die Speicherung des radioaktiven Thoriumdioxids in den Folgejahren Karzinome der Leber, der Gallenwege und der Blutzellen mit einer Verkürzung der Lebenserwartung um durchschnittlich 14 Jahre.[13]

Ein Bild sagt mehr als tausend Befunde

Ultraschall, Magnetresonanztomographie und die computerisierte Röntgentechnik haben ab den 1970er Jahren zunehmend den medizinischen Alltag geprägt. Kaum ein Arztbesuch vergeht heute, ohne dass Bilddokumente aus dem Körper angefertigt oder verordnet werden. Röntgenstrahlen gelten als spektakulärster Einschnitt. Seit dem Ende des 20. Jahrhunderts ist deren Stellenwert aber stark gesunken. Zwar machen Bilder auf der Basis von Röntgenstrahlen noch weltweit etwa die Hälfte der Aufnahmen aus, aber in der Patientenrelevanz haben Ultraschall und Magnetresonanz das Röntgen vielfach abgelöst. Informationen mit der Röntgentechnik gewinnt man heute vorrangig in Form der Computertomografie (CT).

Die beschränkte Aussagekraft von Röntgenbildern hatte sich schnell nach den ersten Anwendungen gezeigt. Die um 1930 vom italienischen Radiologen Alessandro Vallebona (1899–1987) entwickelte Technik, durch simultane Bewegung von Röntgenröhre und Film eine definierte Ebene im Körper abzubilden (Verwischungstomografie) konnte dies nicht entscheidend ändern. Es musste ein Weg gefunden werden, die geringen Absorptionsunterschiede verschiedener Weichteile sichtbar zu machen.

Die Grundlage stammt vom österreichischen Mathematiker Johann Radon (1887–1956), der 1917 gezeigt hatte, dass man ein Objekt aus Projektionen verschiedener Richtungen rekonstruieren kann (gefilterte Rückprojektion).[14] Aufgegriffen wurde die Technik erst in den 1960er Jahren vom englischen Ingenieur Godfrey Hounsfield (1919–2004), der unter Nutzung mathematischer Rekonstruktionsalgorithmen des amerikanischen Physikers Allan Cormack (1924–98) 1971 das erste Röntgen-Computertomogramm erstellte. Ab 1973 konnten die ersten Scanner zunächst nur für den Schädel und ab 1976 für den gesamten Körper installiert werden. Die Strahlendosis wurde wieder kritisch. Eine CT-Untersuchung verursacht etwa die 50- bis 100-fache Strahlenbelastung eines einfachen Röntgenbilds.

Das Phänomen der Kernresonanz in einem magnetischen Feld wurde 1938 entdeckt. In den 1960er Jahren erkannte der amerikanische Arzt Raymond Damadian (geb. 1936) das Potenzial für medizinische Anwendungen. Es dauerte allerdings noch bis 1977, dass Damadian das erste MRT-Bild eines Menschen gelang.[15] Entscheidend dafür war vor allem die vom amerikanischen Chemiker Paul Lauterbur (1929–2007) entwickelte Signallokalisierung aus den angeregten Wasserstoffprotonen im Körper durch schwache magnetische Wechselfelder. Die ersten Scanner gingen ab 1982 in Betrieb. Weder durch das dafür notwendige statische Magnetfeld bis drei Tesla noch durch die magnetischen Wechselfelder wurden bisher Gesundheitsschäden bekannt.

Die Ursprünge des Ultraschalls reichen länger zurück als bei der Magnetresonanz.[16] 1794 entdeckte der italienische Universalgelehrte Lazzaro Spallanzani (1729–99), dass Fledermäuse über unhörbare akustische Signale ihre Umwelt wahrnehmen. Obwohl detaillierte Erkenntnisse über die Ultraschallortung der Tiere erst um 1940 bestanden,[17] wurden schon im Ersten Weltkrieg Sonargeräte mit Echoortung eingesetzt, aus denen sich die medizinischen Ultraschallgeräte entwickelten.[18] Voraussetzung dafür war die Registrierung und Aussendung von Ultraschallsignalen durch piezoelektrische Kristalle, die von Pierre (1859–1906) und Jacques Curie (1855–1941) 1880 entdeckt wurden.

Die Pionierarbeit am Menschen stammt vom Wiener Neurologen Karl Dussik (1908–68), der ab 1942 versuchte, im Schädel Liquorräume und Hirntumore zu lokalisieren.[19] Der amerikanische Internist George Ludwig (1922–73) begann als Erster mit Patientenanwendungen ab den späten 1940er Jahren – zunächst eindimensional, dann mit 2-D-Bildern). Die Grundlagen für eine klinisch praktikable Anwendung wurden vom Engländer John Julian Wild (1914–2009) in den 1950er Jahren erarbeitet.[20]

Eine Schlüsselfigur war dann der Schotte Ian Donald (1910–87), der ab Ende der 1950er Jahre mithilfe eines technischen Unternehmens einsatzfähige Geräte entwickelte.[21] In den 1970er Jahren wurde Ultraschall auch als Sichtverfahren für Punktionen eingesetzt und mit zahlreichen technischen Erweiterungen wie der Dopplertechnik aussagekräftiger.

Die Medizin in ihrem Lauf halten schon die Ärzte auf

Eine immer wieder beschworene lineare Weiterentwicklung der Medizin ist eine Fata Morgana. Das Konzept der Säftelehre gab sich mit einer fehler- und lückenhaften Anatomie zufrieden und verhinderte über 2000 Jahre, dass selbst die elementarste Physiologie geklärt wurde. Die akademische Medizin, die immer nur einen Teil der Heilbehandlungen kontrollierte, hat mehr Entwicklung blockiert als befördert. Hippokratische Irrlehren bestimmten ärztliches Handeln bis zum Zweiten Weltkrieg! Noch 1922 verstarb der letzte österreichische Kaiser Karl I. (1877–1922) auch an den drei Ärzten, die ihn behandelten.[1] Bei einem grippalen Infekt mit Lungenentzündung, den er sich im Exil auf der Insel Madeira zugezogen hatte, injizierten sie Kampfer und Terpentin, worauf an den Beinen Abszesse auftraten. Sie setzten Schröpfköpfe und legten auf den von Injektionsnadeln zerstochenen Rücken Senfblätter, die zu Verbrennungen führten: Von wegen medizinischer Fortschritt!

Die Anatomie von Andreas Vesalius und die Identifizierung des Blutkreislaufs waren späte Errungenschaften, allerdings keine Meilensteine auf dem Weg zu einer heilsameren Medizin, denn Auswirkungen auf die Praxis am Krankenbett blieben aus. Es vergingen noch 300 Jahre, bis der Aderlass verschwand und operative Knochenbruchheilungen mehr nützten als schadeten. Im Nachhinein ist man zwar meist klüger, aber es waren keine einfachen Fehlschlüsse, die Erkenntnisse verhinderten, sondern die Verweigerung von Fakten und logischen Schlussfolgerungen.

Die Geschichte der Medizin ist vor allem eine Geschichte des Beharrens. Innovationen wurden um viele Jahre, manchmal mehrere Jahrhunderte verzögert, da ärztliche Meinungsführer Neuerungen ignorierten oder bekämpften. Schon im antiken Griechenland hatte Erasistratos von Keos (ca. 330–255 v. u. Z.) vor dem Aderlass gewarnt. Eine Überfülle an Blut könne man durch Diät ungefährlicher kurieren. Diese Ansicht blieb aber eine Minderheitenmeinung. Im 19. Jahrhundert war der Aderlass noch immer Standardtherapie und erfolgte weiterhin auch, um Krankheiten zu verhüten. Diese Überzeugung hält sich hartnäckig in den Köpfen zahlreicher Menschen, die regelmäßige Blutspenden weiterhin für gesundheitsförderlich halten.

Es waren Universitätsautoritäten wie Roger von Salerno (gest. 1119), die die Irrlehre des »lobenswerten Eiters« unter Verweis auf Galens Schriften erfanden, sodass bis in das 19. Jahrhundert in Millionen von Wunden durch Verunreinigungen Eiter erzeugt wurde, um vermeintlich eine Wundheilung zu befördern. Dabei hatte die chirurgische Praxis schon immer gezeigt, dass Wunden heilten, ohne zu eitern. Chirurgen, die sich im 13. und 14. Jahrhundert diesem Dogma widersetzten, wurden ignoriert.[2]

Lehrstühle zementierten jahrhundertelang den Status quo und dienten nicht der Suche nach Innovationen, trotz ihres Anspruches, als Speerspitze der Wissenschaft zu fungieren. Die Ursache ist schnell ermittelt: es lag an den Personen, mit denen Lehrstühle besetzt wurden. Es waren nur selten die innovativsten Geister ihres Faches. Querdenker waren unerwünscht und werden bis zum heutigen Tag von der Forschung ferngehalten. Über viele Jahrhunderte selektierte die Kirche ungefährliches Mittelmaß. Seit der medizinisch-industrielle Komplex gegen Ende des 19. Jahrhunderts deren Rolle übernommen hat, regieren kommerzielle Interessen. Neuerungen müssen schon einträgliche Profite in Aussicht stellen und dürfen bewährte Geschäfte keinesfalls gefährden.

Mikrobenjäger wurden mit Forschungsgeldern überhäuft, nicht jedoch Ärzte, die Faktoren für Infektionskrankheiten im Milieu und in der Gesellschaft suchten. Es waren Chemiker und nicht Naturheilkundler, die für die Suche nach Medikamenten die Universitäten bevölkerten. Biedere Skalpellschwinger hatten Vorrang vor Ärzten, die minimalinvasiv Krankheitsprozesse beseitigen wollten. Die Letzten bissen vielleicht die Hunde, aber den Ersten blies immer der Wind ins Gesicht, wenn sie nicht totgeschwiegen wurden. Einer der Pioniere der Lokalanästhesie in Deutschland charakterisierte die »akademische Burg« als »mit allen Bomben und Granaten geschützten Ringwall«.[3]

Chirurgen machten von sich aus keine Anstrengungen für schmerzfreie Operationen, obwohl seit der Antike narkotisierende und anästhesierende Substanzen bekannt waren. Amerikanische Dentisten mussten den Anstoß für die Allgemeinnarkose geben. Knapp ein halbes Jahrhundert später kam es dann wieder zum Eklat, als der deutsche Chirurg Carl Ludwig Schleich (1859–1922) 1892 Narkosen als Standard für alle Operationen infrage stellte: »Operationen in Narkose auszuführen, welche sicherlich auch mit dieser oder einer ähnlichen Form der lokalen Anästhesie durchführbar gewesen wären, das muß ich vom Standpunkte der Humanität und dem der moralischen sowie strafrechtlichen Verantwortlichkeit des Chirurgen (...) für durchaus unberechtigt halten.«[4] Lokalanästhetika blieben dadurch 15 weitere Jahre Patienten vorenthalten. Der Status quo wurde wieder mit aller Härte verteidigt.

Und wem ist bewusst, dass es Wirksameres als Antibiotika gegen bakterielle Infektionen gibt? 1898 hatte der russische Impfforscher Nikolai Fjodorowitsch Gamaleja (1859–1949) entdeckt, dass Bakterien von bestimmten organischen Lösungen zerstört werden. Knapp 20 Jahre später zeigte der Franzose Félix Hubert d'Hérelle (1873–1943), dass solche Phagenlösungen in Menschen Bakterien nebenwirkungsfrei vernichten können. Viren als Medizin und nicht als Krankheitserreger wurden trotz weltweiter Erfolge überraschend schnell vergessen. Erst seit wenigen Jahren gibt es in den westlichen Industrieländern dazu Forschungen. Könnte es sein, dass es keine Betriebsunfälle sind, wenn die industrielle Medizin nur selten heilt, sondern Krankheiten verlängert und neue schafft?

Das wenigste der Neuerungen entstammte seit der Gründung medizinischer Fakultäten im 13. Jahrhundert diesen Kaderschmieden. Daran haben hohe staatliche Zuwendungen seit dem Ende des 19. Jahrhunderts nichts geändert. Narkose und Endoskopie, Ultraschall und Gefäßrekanalisation, Computer- und Magnetresonanztomografie oder die Mehrzahl essenzieller Medikamente – nichts geht auf universitäre Forschungen zurück. Ein skalpellfreies Eindringen in den menschlichen Körper durch Kanülen und Katheter ermöglichten Ärzte und Ingenieure ohne staatliche Subventionen oder die Unterstützung industrieller Labors. Die Großindustrie verwandelte deren Ideen nur in Gold.

Die ersten Gefäßkatheter wurden nicht an Universitätskliniken, sondern in Provinzkrankenhäusern eingeführt. Tier- und Selbstversuche hatten ab 1905 Fritz Bleichröder und Ernst Unger in Berlin-Kreuzberg gemacht und 1912 publiziert.[5] Auch der Selbstversuch von Werner Forßmann (1904–79), der 1929 einen Harnleiterkatheter von der Ellenbeuge bis in seinen rechten Herzvorhof schob, fand in Eberswalde statt. Als seine Publikation erschien, während er eine unbezahlte Folgeanstellung beim Chirurgenpapst Ferdinand Sauerbruch innehatte, kündigte ihm dieser: »Mit solchen Kunststückchen habilitiert man sich in einem Zirkus und nicht an einer anständigen deutschen Klinik.«[6] Ein anderer Chefarzt quittierte Forßmanns weiteres Forschungsansuchen mit der Bemerkung, dass »junge Leute mit solchen Ideen meistens im Zuchthaus enden«.[7]

Paradigmenwechsel vor der Zeit haben immer wieder Karrieren zerstört. 27 Jahre später überraschte Forßmann der Anruf des Nobelpreiskomitees in seiner urologischen Praxis. Seine Co-Preisträger André Cournand und Dickinson Richards hatten im Gegensatz zu den deutschen Fachgesellschaften das Potenzial seiner Experimente erkannt und zwischenzeitlich Herzkatheter praxistauglich gemacht. Gleichermaßen hätten die Rekanalisierung von Arterien durch Ballonkatheter mindestens 20 Jahre vorher praxisreif und endoskopische Operationen mindestens 20 Jahre früher praxisreif sein können (vgl. S. 220).

Schon einige Jahrzehnte früher konstatierte ein orthopädischer Chirurg, der in der Lister-Ära statt Karbolsäure eigenmächtig Alkohol für die Antisepsis verwendete, dass »auf den Verstoß gegen eine in der Wissenschaft herrschende Mode die Todesstrafe steht«.[8] Es war selten nur Ignoranz, sondern es ging immer um Pfründe. Vorteile für die Kranken spielten für die ärztlichen Meinungsführer keine Rolle.

Hippokrates verachtet Zahlen – eine kurze Geschichte medizinischer Evidenz

Wissen kann man auf zwei Arten gewinnen: durch Ausprobieren und Beobachten (empirisches Vorgehen) oder indem man ein Konzept entwickelt und seine Beobachtungen im Blickwinkel dieses Denkmodells interpretiert (deduktives Vorgehen). Beide Strategien liefern nicht unmittelbar Evidenz. Wer nur Einzelfälle beobachtet und Schlussfolgerungen zieht, kann genauso fehlgehen wie jemand, der Beobachtungen nur in seinem Koordinatensystem wahrnimmt, ohne dieses an die Realität anzupassen. Man benötigt immer eine Mindestanzahl gleichartiger Krankheitszustände, deren Verläufe und eine unbefangene Auswertung.

Die akademische Medizin stand fast durchgängig im Bann von Denkmodellen. Unbewiesene oder sogar manipulierte Konzepte bestimmten meist die Therapien. Eminenzen statt Evidenzen waren angesagt. Empirisches Vorgehen gab es vorrangig außerhalb der Schulmedizin. Dieses beschränkte sich allerdings allzu oft auf Einzelfälle. Die Erfolglosigkeit vieler Therapien blieb daher im Nebel. Selbstheilungsmechanismen Kranker gaukelten Ärzten und Heilern Erfolge vor und begrenzten Behandlungsschäden. Der Tod war ohnehin alltäglicher als heute. Wirklich untersucht wurde der tatsächliche Nutzen von Maßnahmen für Diagnose und Therapie bis zum 20. Jahrhundert nur selten. Evidenz ist daher nicht mehr als eine Fußnote in der Medizingeschichte.

Evidenz gab es schon immer

Evidenzbasierte Vorgehensweisen verschafften durch die Klärung von Sachverhalten immer festen Boden unter den Füßen. Nur Menschen, die wissen wollten, wie die Dinge zusammenhängen, verhinderten unser Aussterben. In der Medizin handelte es sich dabei jedoch immer um Außenseiteraktivitäten. Unterschätzt werden hierbei die Gesundheitshandwerker, die aufgrund praktischer Evidenz entbanden, Wunden versorgten, Brüche und Luxationen einrichteten sowie operierten. Ohne empirische Fakten hätten sie zu viele Misserfolge gehabt, um ihr Auskommen zu bestreiten.

Natürlich kann man mit Versuch und Irrtum lange auf dem Holzweg sein, wenn man Äpfel mit Birnen vergleicht. Empirisches Vorgehen kann aber erfolgreich sein, wenn unbefangen beobachtet und der richtige Schluss gezogen wird. Selbst zu Zeiten der Säftelehre findet sich eine solche Sammlung von 22 Krankengeschichten mit Diagnosen, Verläufen und Sektionsbefunden vom italienischen Arzt Antonio Benivienius (1448–1502).[1] Er registrierte aufmerksam, korrelierte Symptome mit Obduktionsbefunden und handelte rational. Bei einer schweren Halsangina verhinderte er das Ersticken seines Patienten durch einen Luftröhrenschnitt. Ärzte, die empirisch vorgingen, galten trotzdem die meiste Zeit als Mediziner zweiter Klasse. Der erfolgreichen, aber unakademischen Ärztin Jacqueline Felicie erteilte man im Paris des 14. Jahrhunderts Berufsverbot, mit der Begründung, dass man Heilkunde nur aus Büchern, aber nicht durch Empirie lernen könne.[2]

Die älteste schriftliche Überlieferung einer Vergleichsstudie – wenngleich ohne zufällige Verteilung der Teilnehmer – ist in der Bibel nachzulesen. Es ist eine Untersuchung über die gesundheitliche Auswirkung verschiedener Diäten: »Da sagte Daniel zu dem Mann (…) Versuch es doch einmal zehn Tage lang mit deinen Knechten! Lass uns nur pflanzliche Nahrung zu essen und Wasser zu trinken geben! Dann vergleiche unser Aussehen mit dem der jungen Leute, die von den Speisen des Königs essen. Je nachdem, was du dann siehst, verfahr weiter mit deinen Knechten!

Der Aufseher nahm ihren Vorschlag an und machte mit ihnen eine zehntägige Probe. Am Ende der zehn Tage sahen sie besser und wohlgenährter aus als all die jungen Leute, die von den Speisen des Königs aßen.«[3] Die naturheilkundliche Medizin basierte stärker auf konkreten Erfahrungen, sodass schon in der Antike für Heilpflanzen und manuelle Therapien ein gesichertes Portfolio bestand.

In der Schulmedizin blieb dies die Ausnahme. Studien, die einen Vergleich verschiedener Behandlungen an mehreren Kranken oder Probanden zum Ziel hatten, ließen bis zum 18. Jahrhundert auf sich warten. Dabei hatte der Universalgelehrte Johannes Baptista van Helmont (1579–1644) bereits ein zukunftsträchtiges Studiendesign angeregt, um den eigenen Erfolg zu messen: »Wir wollen zweihundert oder fünfhundert arme Leute, die an Fieber, Brustfellentzündung und dergleichen leiden (…) in zwei Gruppen aufteilen und sodann die Würfel entscheiden lassen, welche Hälfte mir und welche euch zufällt (…).«[4] Die Festlegung kontrollierter Untersuchungsbedingungen zu Therapiebeginn mit zufälliger Verteilung der Studienteilnehmer, der sogenannten Randomisierung, sollte erst vier Jahrhunderte später zum Goldstandard wissenschaftlicher Erkenntnis werden.

Ohne Maß und Zahl

Über 2000 Jahre lang verzichteten hippokratische und naturheilkundliche Mediziner auf Maß und Zahl. Sie verließen sich ausschließlich auf ihre Sinneseindrücke. Augenschein, Geruch und Geschmackssinn reichten aus. Die Diagnose war von der subjektiven Wahrnehmung des Therapeuten geprägt: »Du wirst kein Gewicht, keine Form und auch keine Berechnung finden, auf die du dein Urteil über Gesundheit und Krankheit stützen kannst. In der ärztlichen Kunst gibt es keine Gewissheit, außer in den Sinnen des Arztes.«[5] Daran sollte sich in den nächsten Jahrhunderten nichts ändern. Die Geschichte der Medizin ist über lange Zeiten eine

Geschichte fehlender Messwerte. Kranke und deren Angehörige waren schon zufrieden, wenn die Vorhersage eines Arztes zutraf.

Die hippokratischen Lehren fürchteten Zahlen wie die katholische Kirche naturwissenschaftliches Vorgehen. Wie brandgefährlich es war, eins und eins zusammenzuzählen, musste der englische Arzt William Harvey ab 1628 erfahren, als er vorrechnete, dass das Blut nicht so schnell neu gebildet werden könne, wie es durch den Körper gepumpt werde. Die antike Vorstellung war dadurch genauso wenig aufrechtzuerhalten wie die Drehung der Sonne um die Erde. Bis zu seinem Lebensende wollten Diffamierungen seiner Person nicht verstummen.

Zwar hatte Herophilos von Chalkedon im 3. Jahrhundert v. u. Z. in Alexandria schon mit einer transportablen Wasseruhr die Pulsfrequenz gemessen, aber vor dem 16. Jahrhundert griff dies kein Arzt auf. Galens mehr als 1000 Seiten Pulsdiagnostik kommen ohne einen einzigen Messwert aus. Dafür werden die subjektiven Wahrnehmungen von Rhythmus, Anschlagstärke und Variationen bewertet. Schon damals hätte es Möglichkeiten gegeben, die Eindrücke zu objektivieren. Allein, es bestand kein Interesse.

Aus der Antike sind keine Studien irgendwelcher Art überliefert. Die Verbreitung oder Diskussion empirisch gewonnener Erkenntnisse galt 2000 Jahre lang als Sakrileg. Dies hat der englische Wissenschaftler und Philosoph Roger Bacon (um 1220–92) schon mit der Wiederbelebung der hippokratisch-galenischen Lehre an den neu gegründeten europäischen Universitäten gebrandmarkt.[6] In seinem Traktat »Über die Irrtümer der Ärzte« kritisiert er neben der Unterschätzung der Wirksamkeit vieler Heilkräuter, dass sich »die Mehrzahl der Ärzte in Disputen über nicht enden wollende Fragen und wertlose Argumente ergeht« und sich nicht »wie es sich gehörte, auf die Erfahrung verlässt«. Den gleichen Vorwurf erneuerte drei Jahrhunderte später Paracelsus: »In einem Kraut liegt mehr Tugend und Kraft als in allen Folianten, die auf den Hohen Schulen gelesen werden.«[7]

Die Säftelehre konnte 2400 Jahre lang keinen Wissenszuwachs bringen, weil das Konzept falsch war und nicht angepasst wurde. Gab es unerwartete Ergebnisse, wurden diese ignoriert oder weggesperrt. Namhafte Vertreter des ärztlichen Berufstandes waren fast immer Dogmatiker. Die Denkmodelle sollten vom praktischen Vorgehen bestätigt werden. Der Mangel an Evidenz in der akademischen Medizin wurde über Jahrhunderte kaschiert, indem man das eigene Tun als »ärztliche Kunst« narrenfrei stellte.

Der Urin Kranker wurde nach Augenschein, Geruch und Geschmack beurteilt. Allenfalls spielte indirekt dessen spezifisches Gewicht eine Rolle, wenn man beobachtete, ob gewisse Stoffe an der Oberfläche blieben oder versanken. Selbst als sich ab der Neuzeit chemische Analysemethoden herausbildeten, war das Interesse selbst für qualitative Objektivierungen gering. Es gab lediglich unvalidierte Tests wie das Übergießen von geronnenem Blut mit rohem Öl, um Lepra zu belegen oder auszuschließen. Die Säftemediziner waren im Kerker ihrer Dogmen gefangen.

Nur wenige Dokumente belegen, dass Verordnungen und Vorgehensweisen vergleichenden Praxistests unterzogen wurden. Beispiele aus den Jahren 1537/8 stammen vom damals legendären Chirurgen Ambroise Paré (1510–90), der Gesundheitshandwerker und kein gelehrter Arzt war. Als er nur bei einem Teil verletzter Soldaten die Wunden schulmedizinisch mit kochend heißem Holunderöl ausbrennen konnte, weil es ihm ausgegangen war, erhielten die übrigen Soldaten nur die als zweite Deckschicht vorgesehene Mischung von Eigelb, Terpentin- und Rosenöl. Dabei stellte er fest, dass die Wunden der nur provisorisch versorgten Soldaten schneller und besser heilten. Paré räumte 1545 in der Wundbehandlung mit dem Dogma auf, dass Schießpulver giftig sei.[8]

Paracelsus (1493–1541) versuchte diese Wende der Medizin zum empirischen Vorgehen auch auf der akademischen Ebene, als er zum ordentlichen Professor in Basel berufen wurde. Seine neuartige Heilkunde berief sich nicht auf überlieferte Vorschriften, sondern auf das, was er durch »kämpfende Bemühungen und durch lange Übung und Erfahrung«[9] erprobt hatte. Der Konflikt mit der Universität war vorprogrammiert. Nachdem er sich geweigert hatte, deren Statuten zu beschwören, ist er nie reguläres Glied des Lehrkörpers geworden. Schon zum Ende des darauffolgenden Wintersemesters musste er Basel Hals über Kopf verlassen.

Messen statt mutmaßen

Zu dieser Zeit begannen Ärzte schließlich doch, den menschlichen Körper zu vermessen. Iatrophysiker und Iatrochemiker holten Lebenszeichen in die Reichweite wissenschaftlicher Quantifizierungen. Der italienische Arzt Sanctorio Sanctorio (1561–1636) erfand das Thermometer, ein »Pulsilogium« zur Bestimmung der Herzfrequenz und eine Körperwaage. William Harvey nutzte zum Beweis der Blutzirkulation auch eine Berechnung des pro Minute umgepumpten Blutvolumens. Für die Praxis von Ärzten und Heilern spielten diese Messwerte allerdings bis in das 19. Jahrhundert keinerlei Rolle. Warum auch? Das therapeutische Spektrum war äußerst begrenzt und stand in keiner Beziehung zu Körpertemperatur, Herzfrequenz, Blutdruck oder Stuhlgewicht. Die unveränderten Therapieoptionen fasste der amerikanische Präsident Thomas Jefferson (1743–1826) 1807 treffend zusammen: »Völlegefühl des Magens können wir mit Brechmitteln erleichtern; Erkrankungen der Därme durch Abführmittel; entzündliche Erkrankungen durch Aderlässe; wechselnde Unpässlichkeiten durch Perubalsam; Syphilis durch Quecksilber; Agitiertheit durch Opium & Co.«[10]

Erst als Ärzte durch Obduktionen Krankheiten auf die Spur kommen wollten, entstand Interesse am Körperinneren und an einer objektiven Erfassung vitaler Prozesse. Mit der Gründung von Kliniken ab dem 18. Jahrhundert wurde durch Beklopfen (Perkussion) und Abhören (Auskultation) versucht, physiologische Vorgänge im Lebenden akustisch abzubilden und Veränderungen der Körperzusammensetzung festzustellen (vgl. S. 135). Unsere heutigen Kenntnisse belegen allerdings den geringen Aussagewert dieser akustischen Phänomene. Die in den folgenden Jahrzehnten zelebrierten Abhörbefunde waren wenig mehr wert als Galens Pulsqualitäten. Das kurze Zeit später konstruierte Stethoskop war dennoch der Auftakt für zahlreiche weitere physikalische Befunde und Messwerte, um den Zustand eines Patienten besser zu erfassen: Reflexstatus, Blutsenkung, Blutdruck. Kranke in der Klinik wurden objektiviert und mit spezifischem Gewicht von Blut und Harn, Körpertemperatur und Blutdruck quantifiziert.

Zahlen besiedeln die Medizin

Eine Impfaktion aus dem Jahr 1721 gilt als erste statistische Auswertung zur Wirksamkeit einer ärztlichen Maßnahme.[11] Mit dem Anlanden der Pocken in Boston forderte ein Arzt, die Menschen durch die damals erst jüngst bekannt gewordene Inokulation (vgl. S. 293f.) vor einer Erkrankung zu schützen. Wegen heftiger Widerstände unter seinen Kollegen und in der Bevölkerung sah er sich veranlasst, Krankheits- und Todesfälle bei den Inokulierten und Unbehandelten zu protokollieren. Von den Inokulierten verstarben 2,5 Prozent an der Impfung, den Pocken erlagen 15 Prozent der Erkrankten (vgl. S. 294f.).

Allerdings blieben derartige Versuche, das eigene Tun analytisch zu begleiten, weiterhin Außenseiteraktivitäten. Die immer wieder als wissenschaftliche Pioniertat angeführte Studie des britischen Marinechirurgen James Lind von 1747 erweist sich bei näherem Hinsehen als entbehrlich.[12] Um herauszufinden, wodurch bei Seeleuten ein Skorbut zu verhindern sei, rekrutierte er zwölf Skorbutkranke und bildete sechs Gruppen mit je zwei Personen. Gruppe 1 erhielt Cider, Gruppe 2 Vitriolessenz, Gruppe 3 Weinessig, Gruppe 4 Salzwasser, Gruppe 5 erhielt zwei Orangen und eine Zitrone und die letzte eine Mischung aus Knoblauch, Senf und Perubalsam. Die übrige Nahrung blieb für alle gleich. Innerhalb einer Woche waren die beiden geheilt, die Orangen und Zitronen gegessen hatten. Die Cidertrinker besserten sich, allen übrigen ging es schlechter. Seeleuten war allerdings bereits seit Jahrzehnten bekannt, dass Zitrusfrüchte Skorbut beseitigen konnten.

Nach der erfolglosen Anwendung von gekochtem Zitronensaft zog Lind seine Resultate sogar in Zweifel und schrieb 1772, dass Skorbut nicht nur ein Diätproblem sei und durch ganz verschiedene Arzneimittel geheilt werden könne. Hippokratisches Denken verhinderte bei ihm wie bei anderen Ärzten der Zeit die richtigen Schlussfolgerungen. James Lind war kein Pionier evidenzbasierter Medizin. Linds Andenken soll bis heute suggerieren, dass es in der Medizin eine Tradition naturwissenschaftlicher Methoden gegeben hätte.

Die verspätete Renaissance der Evidenz

Ein erster verblindeter Test einer Behandlung wird in dieser Zeit nicht von Ärzten durchgeführt. Es geht um die »magnetischen« Therapieerfolge des Scharlatans Franz Anton Mesmer. Eine königliche Kommission in Paris, der nur ein Arzt – der Designer der Guillotine! – angehörte, präsentierte 1785 einem Patienten fünf mit Wasser gefüllte Trinkgläser, von denen eines von einem Schüler des Meisters »mesmerisiert« worden war. Als der Patient reagierte, nachdem er von einem Glas unpräparierten Wassers getrunken hatte, sah es die Kommission als erwiesen an, dass Mesmers Behandlungen nur durch die Einbildungskraft Kranker wirkten.

1779 veröffentlichte Edward Alanson (1747–1823) eine Studie zur Amputation.[13] Dabei verglich er die Sterblichkeiten bei der bisherigen Amputationstechnik unter lediglich Hautdeckung des Knochenstumpfes mit der seiner Deckung mit einem dickeren Weichteillappen. Obwohl er seine Ergebnisse nur zu einer bereits bestehenden Auswertung in Beziehung setzte, waren seine Daten überzeugend: Mit der alten Technik starben zehn von 46 Amputierten, bei seinem Vorgehen keiner von 35. Seine Diskussion zeigt, dass er sich der methodischen Problematik sehr wohl bewusst war. Ausgenommen von Frankreich etablierte sich Alansons Technik in England und auf dem Kontinent schnell.

Zur gleichen Zeit führte der Arzt und Botaniker William Withering (1741–99) Studien zur Wirkung von Fingerhut bei Herzschwäche durch, die modernen Maßstäben genügten.[14] Für einige Jahrzehnte wurden die im Fingerhut enthaltenen Digitalisglykoside zur Standardbehandlung bei

Wasseransammlungen infolge einer verminderten Pumpleistung des Herzens. »Nicht philosophieren, sondern experimentieren« war auch der Leitspruch des Begründers der wissenschaftlichen Chirurgie in England, John Hunter (1728–1793). Das Bedürfnis nach Evidenz in der Medizin brauchte nicht unbedingt die Französische Revolution! Der Begriff »Evidenz« ist allerdings nicht vor 1793 verbürgt: Der schottische Arzt und Chemiker George Fordyce (1736–1802) publizierte seinen »Versuch, die Evidenz in der Medizin zu verbessern«.[15]

Die erste kontrollierte Vergleichsstudie mit einer unbehandelten Kontrollgruppe, die ein Placebo erhielt, fand nicht an einer Universitätsklinik, sondern 1835 in einem Nürnberger Wirtshaus statt.[16] Es ging dabei um die Homöopathie. Kritisch eingestellte Ärzte hatten folgendes Studiendesign ersonnen: 100 gereinigte und durchnummerierte Gläser wurden vermischt auf zwei Tische verteilt. Die eine Hälfte enthielt destilliertes Schneewasser, die andere 30-fach potenzierte Kochsalzlösung aus destilliertem Schneewasser mit gereinigtem Salz. Das Gläschen, das jeder Versuchsteilnehmer erhielt, wurde mit Nummer und Namen des Empfängers in einem zweiten Verzeichnis vermerkt. So war sichergestellt, dass der tatsächliche Inhalt anhand eines versiegelten Verzeichnisses der Gläser ohne Wissen der Teilnehmer oder des Versuchsleiters zugeordnet werden konnte. Das Ergebnis soll zwar nicht eindeutig gewesen sein, aber es handelte sich um eine kontrollierte Studie mit doppelter Verblindung, wenngleich ohne zufällige Verteilung der Versuchsteilnehmer.

Währenddessen begannen Ärzte immer mehr biometrische Daten zu erheben. Nach 1860 wurde mit der Verfügbarkeit kompakter Thermometer die Ermittlung der Körpertemperatur zu einem Fetisch, der bis heute zelebriert wird. Ab 1881 folgte die Messung des Blutdrucks zunächst mit sogenannten Sphygmometern und nach 1900 mit der heute üblichen Manschette. Der »ärztliche Blick«[17] sah in Kranken Träger bestimmter Untersuchungsmerkmale und reduzierte Menschen immer mehr auf die Summe ihrer Befunde.

In dieser Zeit registrierte man die ersten elektrischen Signale aus dem Körperinneren. Es ist unklar, ob der Physiologe Augustus Desiré Waller (1856–1922) 1887 oder der Elektrotechniker Alexander Muirhead (1848–1920) das erste menschliche Elektrokardiogramm (EKG) aufzeichneten. Vom niederländischen Physiologen Willem Einthoven (1860–1927) stammt jedenfalls die spätere Technik und Standardisierung, für die er den Nobelpreis verliehen bekam. Nachdem der Engländer Richard Caton (1842–1926) 1875 elektrische Ströme aus der Hirnrinde von Tieren abgeleitet und festgestellt hatte, dass sich diese durch Sinnesreize beeinflussen ließen, zeichnete der Neurologe Hans Berger (1873–1941) 1924 das erste Elektroenzephalogramm eines Menschen in Jena auf.

Gerne wird das 19. Jahrhundert als der Beginn einer naturwissenschaftlichen Medizin inszeniert. Es trifft aber nicht zu. Die mit Zahlen und Verrechnungen garnierten Arbeiten eines Pierre-Charles-Alexandre Louis (1787–1872) und anderer Kliniker enthalten keine Auswertungen, die einer statistischen Analyse standhielten.[18] Tests auf statistische Signifikanz oder Schwankungsbreiten finden sich nirgends. Nach diesen »Studien« hätten Aderlässe die Krankheitsdauer bei Entzündungen der Lunge, der Rachenmandeln und dem Rotlauf verkürzt ... Auch andere Ärzte dieser Zeit verzichteten auf eine solide mathematische Analyse ihrer Daten. Mit einem Brett vor dem Kopf nützen selbst vergleichende numerische Auswertungen von Behandlungen nichts.

Eine der wenigen Ausnahmen war die Datenaufarbeitung des englischen Anästhesiepioniers John Snow (1813–58) während der Londoner Choleraepidemien.[19] Durch sie konnte die Seuche auf private Trinkwasserversorger zurückgeführt werden. Snows Erkenntnisse basierten auf unbefangenen Wahrnehmungen und statistischen Analysen des Alltagslebens. Er identifizierte den Choleraerreger nicht unter dem Mikroskop und führte keine Studien durch. Er war nur einer der ersten Epidemiologen, ohne sich so zu nennen. Doch als er 1849 seine Daten und logischen Schlussfolgerungen publizierte, glaubten ihm seine Standeskollegen nicht. Selbst eine erweiterte Neuveröffentlichung, die die Hypothese belegte, fand keine Akzeptanz.

Es waren diese und andere valide Statistiken, die der Medizin Fortschritte brachten. Die hippokratischen Lehren konnten nur 2400 Jahre bestehen, weil keine Fakten erfasst wurden. Evidenzen führten zum Ende des hippokratischen Humbugs. Dennoch blieben Qualitäten für die Einschätzung von Krankheiten bis ins 20. Jahrhundert wichtiger als Quantitäten. Keine der zahlreichen Massenimpfungen von den Pocken bis zum Typhus wurde unter Studienbedingungen durchgeführt und von statistischen Auswertungen begleitet.[20] [21] Die bis heute kolportierten Erfolge stehen auf tönernen Füßen oder wurden schon damals als Betrug entlarvt.

Garantieren Zahlen Evidenz?

Mit dem Einzug von Zahlen in medizinische Veröffentlichungen und der Entdeckung der Mikroorganismen würden wir im Zeitalter einer naturwissenschaftlich basierten Medizin leben. So steht es überall zu lesen. Allerdings ist dies weit mehr Wunsch als Wirklichkeit. Die Menge wissenschaftlicher Journale mit jährlich Zehntausenden von Artikeln garantiert keine Naturwissenschaft. Unzutreffende Ergebnisse sind sogar noch gefährlicher als abwegige Dogmen, denn Ergebnisse gaukeln Evidenz vor, während Dogmen diese erkennbar nicht beinhalten. Es ist keine Laune unserer Zeit, dass Berichterstattungen inzwischen in Zahlen ersticken, von denen die wenigsten zutreffen. Es handelt sich um gezielte Desinformation.

Maß und Zahl suggerieren eine scharfe Trennung zwischen »krank« und »gesund«, die es nicht gibt. Alle biometrischen Messungen haben Schwankungsbreiten, die von zahlreichen Faktoren und auch dem Alter abhängig sind. Meist entspricht die Messwertverteilung gesunder Individuen einer Glockenkurve. Abnormal sind erst Messwerte, die mehr als drei Standardabweichungen vom Mittelwert nach beiden Seiten entfernt sind. Diese natürliche Schwankungsbreite ist meist so groß, dass sich Messwerte Kranker mit denen Gesunder überlappen. Ein alleiniger Messwert besagt wenig.

Wenn heute biochemische Nachweise, Quantifizierungen und Bilddokumente den subjektiven Einschätzungen der Behandler den Rang abgelaufen haben, ist dies nicht unbedingt ein Vorteil. Ärzte können dann Krankheiten ohne Symptome attestieren, wenn Messwerte von einer nicht einmal validierten Norm abweichen. Mit der zunehmenden Zahl biometrischer Parameter, die ab der zweiten Hälfte des 20. Jahrhunderts bestimmt wurden, musste die Gefahr wachsen, Gesunde für krank zu erklären, vor allem, wenn die Empfindlichkeit der Nachweisverfahren stieg und als normal erachtete Toleranzen enger gesteckt wurden. Im Jahr 2020 erklärte man schließlich Menschen unabhängig von Symptomen und anderen Befunden zu »Infektiösen«, nur weil ein extrem empfindlicher, aber unvalidierter und leicht manipulierbarer Test Spuren von Erbgutpartikeln auf Schleimhäuten nachwies.

Trotz aller Parameter, die man inzwischen aus Körperflüssigkeiten bestimmen lassen kann, Bildern aus dem Körperinnern, Gewebeproben und Befunden elektrophysiologischer Untersuchungen bleiben Symptome, deren zeitliche Entwicklung und der mit allen Sinnen wahrgenommene Zustand des Kranken das A und O einer zutreffenden Diagnose. Der renommierte amerikanische Kardiologe Bernard Lown (1921–2021) schätzte, dass trotz aller Technik 85 Prozent einer Diagnose auf Befragung und körperlicher Untersuchung des Kranken beruhen und nur 15 Prozent technische Verfahren benötigen.[22]

Gastspiel der Evidenz

Die vermutlich erste placebokontrollierte wissenschaftliche Studie erfolgte 1931 mit einem Medikament zur Behandlung der Tuberkulose gegen destilliertes Wasser.[23] 1937 erschien dann eine Studie, bei der weder die Patienten noch die Behandler unterrichtet waren (doppelte Verblindung), ob bei einer Angina pectoris sogenannte Xanthine oder ein Placebo verabreicht wurden.[24] Nach dem Zweiten Weltkrieg etablierte der britische Epidemiologe und Statistiker Austin Bradford Hill (1897–1991) diese

Art der kontrollierten klinischen Studien mit zufälliger Gruppenzuordnung der Studienteilnehmer als Goldstandard für die Wirksamkeit von Therapien. Von zwei vergleichbaren Patientengruppen mit derselben Diagnose erhält eine Gruppe eine Scheinbehandlung, die andere die neue Therapie, ohne dass Teilnehmer und Behandler Kenntnis von der Zuordnung haben. Hill postulierte neun Kriterien, um bei den Ergebnissen zwischen puren Korrelationen und Ursache-Wirkungs-Beziehungen zu differenzieren.[25]

Zur treibenden Kraft wurde in der Folge der schottische Epidemiologe Archie Cochrane (1909–88). Er forderte: »Du musst randomisieren, bis es schmerzt!«[26] Aufsehen erregte 1971 der Vergleich von häuslicher Behandlung und klinischer Intensivtherapie bei Herzinfarkten, der den Nutzen intensivmedizinischer Maßnahmen infrage stellte.[27] Cochranes Credo war der bedingungslose Patientennutzen: »Alle kostenlose Behandlung muss wirksam sein.«[28] In seinem Grundlagenwerk von 1972 kritisierte er die weiterhin mangelnde Evidenz nahezu aller Therapien.[29] Er führte Wirksamkeit (»effectiveness«) und Wirkungsgrad (»efficiency«) in die Medizin ein.

Auf seine Aktivitäten gehen die »Cochrane Library of Systematic Reviews«, das »Cochrane Centre« in Oxford und die 1993 gegründete, international agierende »Cochrane Collaboration« (heute: Cochrane) zurück, die als »Gewissen der Medizin« gilt. Von ihr werden Metaanalysen der wissenschaftlichen Literatur erstellt, die unter Integration der Daten verschiedener Studien am besten erkennen lassen, ob ein Nutzen medizinischer Maßnahmen tatsächlich belegt ist. Die eigentliche Begriffsprägung »evidenzbasierte Medizin« wird dem Arzt Gordon Guyatt (geb. 1953) von der McMaster University in Hamilton (Kanada) zugeschrieben.[30] Allerdings etablierte sich dieses Vorgehen sehr zögerlich und wurde erst ab den 1980er Jahren zum wissenschaftlichen Standard. In Deutschland nahm man nicht vor 1995 darauf Bezug, während in Großbritannien schon Ende der 1980er Jahre Kolumnen zur evidenzbasierten Medizin erschienen waren.[31]

Das Zeitfenster einer wenigstens in Ansätzen evidenzbasierten Medizin währte nach dem Ende des Zweiten Weltkriegs nur ein halbes Jahrhundert. Dennoch blieb Evidenz trotz sich exponentiell vermehrender wissenschaftlicher Studien immer die Ausnahme. Die wenigsten Studien genügten tatsächlich den Mindeststandards mit klar formulierter Hypothese, unbehandelter Kontrollgruppe mit Placebo, dem Ausschluss von Studienverfälschungen und einer validen statistischen Datenanalyse.

Die Ergebnisse von 80 Prozent dieser Veröffentlichungen waren nicht reproduzierbar und damit Fake News.[32] Eine Metaanalyse von Cochrane offenbarte 2016, dass nur für vier Prozent von 612 untersuchten Therapieverfahren einwandfreie Studien deren Nutzen erwiesen hatten.[33] Für die übrigen 96 Prozent gab es entweder überhaupt keine Studien, oder diese waren grob fehlerhaft. Viele Therapieverfahren hätten nach entsprechenden Studien umgehend eingestellt werden müssen.[34] Die therapeutische Wende blieb aber aus!

Zwar müssen seit über 20 Jahren neue Medikamente in der Europäischen Union auf der Basis wissenschaftlicher Studien zugelassen werden, aber diese legen die Hersteller vor. Eine Überprüfung von Wirksamkeit und unerwünschten Wirkungen durch staatliche Stellen erfolgt erst während der Anwendung. Neue Medizinprodukte können überhaupt ohne jede Studie über ihren Nutzen zugelassen werden. Alle operativen Fachgebiete sind von jedweder Studienevidenz freigestellt. Kein Wunder, dass nur wenige Eingriffe ihren Nutzen im Vergleich zu einem Therapieverzicht unter Beweis stellen können.

So evidenzfrei, wie die Schulmedizin 2400 Jahre lang erfolglos behandelte, könnte es trotz der Proklamation einer evidenzbasierten Medizin in den 1990er Jahren weitergehen. Wer sich die Mühe macht, die Zeichen zu sehen, stellt fest, dass seit etwa 15 Jahren immer mehr Entwicklungen versuchen, Evidenzen auszuhebeln:

- Beschleunigte Zulassung von Medikamenten und Impfungen
- Zunahme von Studien ohne unbehandelte Kontrollgruppen

- Einführung von Medizinprodukten ohne Evidenz des Nutzens und ausreichende Evaluierung der Risiken
- Ethikkommissionen, die sich überbieten, Studien aus ethischen Gründen zu unterbinden

Im Zeitalter des medizinisch-industriellen Komplexes sollen Diagnosen und Therapien evidenzfrei vorgegeben werden können, um Gewinnaussichten unwirksamer Behandlungen nicht zu torpedieren. Natürliche Substanzen und Strukturen, die man nicht patentieren kann, sind unerwünscht, selbst wenn sie wirksam sein sollten.

Die Studienmedizin befindet sich im Zeitalter der Korrelationen. Eine Naturwissenschaft kann sich aber nicht ausschließlich auf Korrelationen zwischen einer unabhängigen und irgendwelchen abhängigen Variablen stützen. Ohne die Klärung einer Kausalität besagen Korrelationen nichts. Wie das Denken dadurch fehlgeleitet wird, zeigt die Korrelation zwischen Lebenserwartung und Zahl medizinischer Behandlungen. Die Medizin wird als kausal für eine steigende Lebenserwartung angesehen, obwohl das nur zutreffen könnte, wenn gleichzeitig weniger Menschen bei konstanter Bevölkerung sterben würden. Dies ist jedoch seit Jahren nicht der Fall! Ein positiver Effekt auf die Lebenserwartung ist damit gar nicht plausibel.

Seit einigen Jahren wurden bereits Stimmen laut, die ein Ende des »Evidenzkults« fordern. Verbrämt wurde dies, indem man sich sogar auf eine höhere Stufe der Evidenz (»die 4. Stufe der Evidenz«[35]) berief, um reproduzierbare Studienergebnisse zugunsten kommerziell motivierter »real world data« abzuschaffen. Es sieht so aus, als ob die jahrhundertelang dominierenden Entleerungstherapien mit Aderlass, Brech- und Abführmitteln nur ihr Gesicht gewandelt hätten. Heute heißen sie: Entwässerung, Cholesterin- und Blutdrucksenkung.

Wir könnten, ja wir müssten heute die beste Medizin aller Zeiten haben. Wäre nur das alles erhalten geblieben, was nachweislich half, und würden nur evidenzbasierte Behandlungen erfolgen. Aber in 2500 Jahren ist viel an Erkenntnissen blockiert und verschüttet worden. Interessengruppen, die Heilung verhindern oder verzögern wollten, haben zumeist das Feld bestellt, ob es die Fürsprecher der Säftelehre, die katholische Kirche, profitgetriebene Ärzte oder die Medizinindustrie waren oder sind.

Heilung war allzu oft unerwünscht und fand meist nur dann statt, wenn man Kranke nicht daran hinderte. Hatte die katholische Kirche jahrhundertelang heilende Behandlungen als unzulässige Eingriffe in die Festlegungen des allmächtigen Gottes blockiert, ist im Zeitalter des medizinisch-industriellen Komplexes der stetig behandlungsbedürftige chronisch Kranke das Ziel. Heilungen sollte früher allenfalls die Kirche befördern können – durch Wunder. Heute sollen es gentechnisch erzeugte Antikörper, »Impfungen« mit Nukleotidpartikeln oder Zauberschnitte an den Genen sein, die nur Big Pharma liefern könnte.

Ist Evidenz überhaupt erwünscht?

Aber woher soll Evidenz in der Medizin kommen, wenn es eine durchgängige Tradition gibt, Qualitätskontrollen durch Leichenschau und Feststellung von Todesursachen zu verweigern? Zuerst wurden jahrhundertelang überhaupt keine Leichenöffnungen vorgenommen. Und als sich diese ab dem 16. Jahrhundert allmählich etablierten, nahm man es mit den Befunden nicht so genau. Trotz regelmäßiger Obduktionen der in den Kliniken Verstorbenen blieb der Effekt auf die Diagnosen an den Lebenden gering. Noch im Jahr 1863 klagte der Pathologe Rudolf Virchow über die »große Nachlässigkeit, mit welcher auf den Totenscheinen die Krankheiten von den Ärzten angegeben werden«.[36] Heute wird nicht einmal mehr ein Prozent der Verstorbenen obduziert.[37] Mindestens jeder dritte Totenschein ist weiterhin grob falsch.[38] Und auf den übrigen sind Todesarten an die Stelle von Todesursachen getreten (vgl. S. 152).

25 Jahre nach Gründung von Cochrane dokumentierte der Herauswurf eines der beiden Gründer und die anschließende Auflösung des »Nordic Cochrane Center« durch die dänische Regierung den Anfang

vom Ende dieser Institution als »Gewissen der Medizin«.[39] Seither werden Impfungen gegen Gebärmutterhalskrebs als wirksam und nebenwirkungsfrei dargestellt, obwohl der vorgegebene Effekt gar nicht bewiesen sein kann und Todesfälle in Zusammenhang mit dieser Impfung dokumentiert sind. Der Präventionseffekt könnte für geimpfte Mädchen erst nach 40 Jahren belegt sein, wenn tatsächlich Krebserkrankungen ausgeblieben wären!

Spätestens mit der Inszenierung der »Corona-Pandemie« im Jahr 2020 schloss sich das Zeitfenster einer evidenzorientierten Medizin. Ganz ungeschminkt wurden von der durch die Gesundheitswirtschaft unterwanderten Weltgesundheitsorganisation (WHO)[40] evidenzwidrige Maßnahmen verfügt, nicht genehme Studien unterdrückt und Tests ohne Validierung freigegeben. Wenn zur Eindämmung einer vermeintlichen Pandemie »Testen, testen, testen« als Strategie ausgegeben wurde, belegte dies nicht die Wissenschaftlichkeit heutiger Medizin, sondern das Gegenteil. Selbst Messwerte und Bilder aus dem Körperinneren sind nur Momentaufnahmen, die nur im Kontext interpretiert werden dürfen.

Als von der WHO am 23.3.2020 die Todesursache »Covid-19« verpflichtend vorgeschrieben wurde, wenn ein Verstorbener unabhängig von der wahren Todesursache innerhalb von 30 Tagen vor dem Ableben einen positiven Test für RNA-Fragmente auf der Rachenschleimhaut hatte, war das Ende einer evidenzbasierten Medizin vorläufig besiegelt.[41] So wichtig Maß und Zahl waren, zeigte sich jetzt, dass Zahlen die Gesundheit stärker gefährden können als die Säftelehre.

Mythos Placebo – kurze Geschichte einer heilsamen Täuschung

Die Schulmedizin konnte bis ins 20. Jahrhundert eigentlich nur dann Erfolge verbuchen, wenn die Selbstheilung Kranker durch Placeboeffekte begünstigt wurde. Eine Geschichte der Medizin kann daher auf eine »Placebologie« nicht verzichten. Für wirkliche Placebos fehlte den Verordnungen allerdings durchweg eines: die Unschädlichkeit.

»Placebo« gehört zu den skurrilsten Begriffen in der Medizin: »Ich werde gefallen« – ein lateinisches Verb in der ersten Person Futur aus dem Psalm 116 der lateinischen Bibelübersetzung als Bezeichnung für eine Behandlung. Bevor es in der zweiten Hälfte des 18. Jahrhunderts mit der (negativen) Bedeutung »jemandem einen Gefallen tun« in den medizinischen Sprachgebrauch gelangte, hatte »Placebo« eine völlig andere Bedeutung. Gemeint war der Gesang bezahlter Sänger zur Betrauerung Toter im Mittelalter, der auf den Betrauerten kein schlechtes Licht werfen sollte. Dies drückt ein deutsches Sprichwort aus: »Wo man das Placebo singt, da muss die Wahrheit zurückbleiben.«[1] Die Bezeichnung stand für eine »heuchlerische Ersatzhandlung durch Schmeichler und Lügner«.[2]

Die medizinische Verwendung von »Placebo« ist erst in der zweiten Hälfte des 18. Jahrhunderts belegt. Die älteste Erwähnung findet sich beim englischen Arzt Alexander Sutherland (geb. vor 1730 – gest. nach 1773).[3] Die Überlieferung in Schriften des schottischen Arztes und Chemikers William Cullen (1710–90) ist allerdings präsenter. In Zusammenhang mit einem Patienten, dem er ein Senfpulver verabreichte, schrieb er 1772: »Ich war von der Wirkung des Medikaments nicht besonders überzeugt, aber ich verabreichte es, weil es notwendig ist, eine Arznei zu geben. Ich nenne das ein Placebo.«[4] Cullen verordnete nicht unbedingt wirkungslose Substanzen, sondern auch niedrig dosierte oder wenig wirksame Medikamente. Die Tatsache, dass Cullen dieses Vorgehen erwähnenswert fand, deutet jedenfalls darauf hin, dass der Begriff »Placebo« relativ neu war. 1811 findet sich in einer englischen Enzyklopädie erstmals eine heute noch gültige Definition: »Eine Bezeichnung für jede Medizin, die mehr gefallen soll, als sie dem Patienten nützt.«[5]

Der Hintergedanke, durch eine positive Erwartungshaltung Kranker Gesundungen zu befördern, war nie ein ärztliches Monopol. Die Kirche vereinnahmte psychosomatische Behandlungen für sich und die Herrschenden. Gläubige sollten sich »gesundbeten«, um ihre eigenen Selbstheilungskräfte immer als Geschenk Gottes misszuverstehen. Religiöse und weltliche Würdenträger nutzten Placeboeffekte durch rituelle Handlungen über Jahrhunderte. 1775 brachte der englische Bischoff John Douglas (1721–1807) die Wirkung von Placebos zu Papier.[6] Von König Charles II. von England (1630–85) ist bekannt, dass er mehr als 90000 Kranken seine königliche Hand auflegte, um sie zu heilen.[7] Kirchenobere nutzten Placebo-Reliquien, um unautorisierte Exorzisten zu entlarven, die Teufelsaustreibungen gegen Entgelt vornahmen. In der universitären Medizin tauchten Begriff und Prinzip erst im 20. Jahrhundert auf.

Hochstapelei als Therapie

Es ist anzunehmen, dass Therapien, von deren Wirksamkeit Behandler nicht überzeugt waren, bereits bei Schamamen, Druiden und Medizinmännern verbreitet waren. Bei Platon (428/7–348/7 v. u. Z.) ist folgender Dialog nachzulesen: »Doch als er mich fragte, ob ich das Mittel wider das Kopfweh wisse, (…) erwiderte ich, daß es ein Blatt sei, zu dem Mittel aber noch ein Spruch gehöre, (…) ohne den Spruch aber sei das Blatt nichts nütze.«[8] Der Einfluss der Psyche auf den Verlauf einer Krankheit war auch dem aus Griechenland stammenden und in Rom zu Prominenz gelangten Arzt Galen (ca. 130–200) sehr bewusst: »Meine Behandlungen waren bei den Kranken erfolgreicher, die daran glaubten, dass sie wieder geheilt würden.«[9] Schilderungen, die den Faktor Patient für den Genesungsverlauf thematisieren, finden sich in der Geschichte immer wieder. Der französische Philosoph Michel de Montaigne (1533–92) berichtete, dass ein Kranker, der vom Arzt regelmäßig Scheineinläufe mit lauwarmem Wasser erhielt, die gleiche Wirkung verspürte wie bei Klistieren, die Arzneisubstanzen enthielten.[10]

Placebos wurden von Ärzten also frühzeitig nicht nur eingesetzt, um den Wünschen der Patienten nach einer Therapie zu entsprechen, sondern auch, um eine Besserung des Gesundheitszustandes zu beschleunigen und Therapieerfolge für sich zu verbuchen. Dafür hatten Ärzte jahrhundertelang magische Heilpraktiken im Repertoire. Mit »Verbohren« versuchte ein deutscher Stadtphysikus im 18. Jahrhundert beispielsweise, einen Gastwirt von der Lähmung seiner Beine zu befreien.[11] Dabei wurde das Leiden auf einen Gegenstand übertragen, in diesem Fall ein Holzscheit, das dann in das Innere eines Baumes genagelt wurde. Das Ritual sollte die Krankheit für den Patienten erkennbar »wegsperren«.

Die therapeutische Hochstapelei war dabei nicht ohne finanzielle Hintergedanken: Nur wer etwas verordnet, kann Heilung für sich beanspruchen und seinen Ruf vermehren. Der französische Theaterdichter Molière (1622–73), der reichlich Erfahrungen mit Ärzten sammelte, lässt den Titelhelden in einem Theaterstück zu seinem als Arzt verkleideten Diener sagen: »Sie (die Ärzte) tun nichts andres, als die Ehre eines glücklichen Erfolges für sich zu verbuchen; und du kannst so gut wie sie dir das Glück eines Patienten zunutze machen und deinen Arzneien all das zuschreiben, was günstige Umstände oder die Kräfte der Natur bewirken.«[12]

Selbst Umstürzler medizinischer Lehrgebäude bedienten sich therapeutischer Vorspiegelungen. Der homöopathische Pionier Samuel Hahnemann (1755–1843) muss ein Kenner der menschlichen Psyche gewesen sein. Was blieb übrig, wenn man mit wirkungsarmen bis -freien Substanzen behandelte? Seine hochverdünnten Präparate, die noch dazu der Krankheit ähnliche Wirkungen zur Stimulation der Selbstheilung entfalten sollten, konnten keinesfalls Symptome schnell zum Verschwinden bringen. Entsprechend setzte er zur Überbrückung der ersten Behandlungsphase Placebos ein: »So kann auch der homöopathische Arzt nicht umhin, einen neuen chronischen Kranken täglich wenigstens ein Pülverchen einnehmen zu lassen. (...) Bei diesem täglichen Einnehmen eines Pülverchens nach der Nummer ist es eine große Wohlthat für den armen (...) Kranken, daß er weder wisse, ob in jedem Pulver eine Arznei-Gabe sey, noch auch, in welcher? Wüßte er das letztere, und wüßte, daß die heutige Nummer die Arznei enthielte, von welcher er soviel erwartet, so würde ihm oft seine Phantasie einen übeln Streich spielen und er sich einbilden, Empfindungen und Veränderungen in seinem Körper zu fühlen, die nicht da sind.«[13]

Hahnemann handelte damit ganz im Sinne des französischen Philosophen Voltaire (1694–1778), der einige Jahrzehnte früher überzeugt gewesen war, dass die ärztliche Kunst nur darin bestehe, Kranke mit irgendwelchen Prozeduren und Verordnungen bei Laune zu halten, bis die Natur die Krankheit geheilt hätte. Hahnemanns Himbeersaft und Brotpillen waren sicher weniger spektakulär als die schulmedizinischen »Streitkräfte« Aderlass, Brechmittel und Opium, aber verträglicher. Therapeutischer Humbug reichte aus, damit sich Kranke besser oder gesund fühlten. Die Selbstheilungskräfte machten es immer möglich, mit untauglichen Mitteln Erfolg zu haben.

»Gut gemeinter Betrug« oder Geschäft?

Scheinbehandlungen beinhalteten nicht nur unwirksame Medikamente, sondern auch manuelle Therapien und sogar Scheinoperationen. Bereits um 900 vermerkte der persische Arzt Rhazes (um 865–925): »Einige der Wunderheiler behaupten, die Fallsucht zu heilen und machen eine kreuzförmige Öffnung am Hinterkopf und geben an, etwas herauszunehmen, was sie vorher in der Hand gehalten hatten!«[14] Aus der frühen Neuzeit sind Gemälde solcher Eingriffe überliefert, die nahelegen, dass zumindest die Maler den Betrug entlarvt hatten.[15]

Übrig geblieben ist davon heute noch die Redensart, dass jemandem ein Stein vom Herzen fällt. Hintergrund dafür war die – zumindest in Europa – verbreitete Annahme, dass Krankheiten von Göttern oder Zauberern in den Körper hineingebracht wurden. Verhärtungen durch Ansammlungen von Wasser oder Eiter, geblähte Darmschlingen oder Tumore wurden analog ihrer Haptik Steinen zugeordnet, die für eine Heilung entfernt werden müssten. Dank der Selbstheilungsmechanismen mussten nach solchen Scheineingriffen immer wieder »Heilungen« eingetreten sein.

Als Geschäftsmodell kamen Täuschungsbehandlungen in betrügerischer Absicht im 18. Jahrhundert so richtig in Fahrt. Manche Historiker nennen diese Zeit das Jahrhundert der Scharlatane. 1799 entlarvte der englische Arzt John Haygarth (1740–1827) die Heilmethode seines amerikanischen Kollegen Elisha Perkins (1741–99), der Kranken schädliche Energie mit zwei Metallstäben entziehen wollte. Ein Vergleich der originalen Metallstäbe mit täuschungsechten Holzduplikaten zeigte aber, dass die »Behandlungserfolge« an zwei Gruppen Kranker ungefähr gleich waren.[16]

Auf dem europäischen Festland wirbelte der gelernte Arzt Franz Anton Mesmer (1734–1815) Wien und Paris mit seinem »thierischen Magnetismus« durcheinander. Die Effekte, die er durch das Bestreichen des Kranken mit einem Magneten erzielt hatte, traten auch dann ein, wenn er seine unbewaffneten Hände benützte oder sich nur auf den Kranken konzentrierte. Mesmer legte frühzeitig sogar selbst dar, dass es nicht der Magnetismus, sondern sein eigener Einfluss war.[17] Er war sich der »Droge Arzt«, die erst 200 Jahre später so benannt wurde, bereits voll bewusst.[18]

Wie verbreitet Placebos im ärztlichen Behandlungsrepertoire waren, zeigt ein Schreiben des amerikanischen Präsidenten Thomas Jefferson (1743–1826): »Einer der erfolgreichsten Ärzte, die ich je kennengelernt habe, hat mir versichert, dass er Brotpillen, Tropfen von gefärbtem Wasser, Pulver aus Asche von Hickorybäumen häufiger als alle anderen Arzneien zusammengenommen verwendet. Es ist sicher ein frommer

Betrug.«[19] Bis zum Zweiten Weltkrieg hat sich daran dank der mehrheitlich unwirksamen Therapien nichts geändert. Der pharmazeutische Betrug war als Mittel zum Zweck salonfähig geworden. Wenn man nicht schade und nur eine vage Aussicht auf eine Beförderung des Heilungserfolges bestehe, sei jedes Mittel recht – eine Einstellung, die bis zum heutigen Tag ärztliches Handeln prägt, impliziert sie doch in jedem Falle einen finanziellen Vorteil für den Behandler.

Frei von jeder geschäftlichen Absicht war sicher der »fromme Betrug« eines Jesuitenpaters, der im Ersten Weltkrieg in einem Lazarett Kochsalzinjektionen bewusst als Placebo einsetzte: »Es kam nun jeden Abend der Kampf ums Morphium, das die Kranken verlangten. (...) Wenn das Geschrei nicht aufhören wollte, gab es oft kein anders Mittel, als sie durch eine Kochsalzeinspritzung zu täuschen.«[20] Wissenschaftlich belegt wurde die Wirksamkeit im Jahr 2001.[21] Und dies kann und sollte der therapeutische Beitrag von Placebos sein: Placebo-Medikamente oder Placebo-Operationen können das Befinden verbessern, ohne die mit wirksamen Substanzen beziehungsweise Körperverletzungen verbundenen unerwünschten Effekte zu provozieren.

Die akademische Karriere von Placebos

Die mutmaßlich erste Publikation, die eine »psychotherapeutische Wirkung« von Medikamenten als Placeboeffekt bezeichnet, stammt von 1920.[22] Die Ergebnisse ab den 1950er Jahren zeigten, dass Geschmack, Form und Farbe von Tabletten deren Wirkung ebenso beeinflussen wie der Preis, Markennamen oder die Applikationsform als Kapsel, Pulver oder Injektion. In deutschsprachigen Publikationen erscheint die Bezeichnung »Placebo« bei klinischen Studien erstmals Ende der 1950er Jahre.[23] »Placebo« und »doppelter Blindversuch« tauchen 1968 in einem Lehrbuch auf.[24] Man unterschied jetzt drei Typen von Placebos:

- Inaktive Substanzen wie Laktose (»reine« Placebos)
- Pseudomedikamente wie Kräuterextrakte

- »Unreine« Placebos mit wirksamen Substanzen ohne Bezug zur Krankheit

Unabhängig von physikalischen Unterschieden der Placebos wurde bewiesen, dass der Erfolg medizinischer Maßnahmen immer von der Qualität des Kontakts zwischen Arzt und Patient abhängt: »Das am allerhäufigsten verwendete Heilmittel ist der Arzt.«[25]

Nach der Entdeckung der Endorphine Ende der 1970er Jahre fand man endlich etwas Fassbares. Placebos konnten deren Ausschüttung provozieren und Schmerzrezeptoren blockieren.[26] Für einen verminderten Schmerz hatte man damit eine plausible Erklärung. Bei Mäusen war Zuckerwasser als Placebo in der Lage, Überreaktionen des Immunsystems zu unterbinden.[27] Placebos verloren das Stigma nebulöser psychischer Reaktionen ohne messbare Effekte.

Die größte akademische Aufmerksamkeit erfuhr eine Veröffentlichung des amerikanischen Anästhesisten Henry Beecher (1904–76) unter dem Titel »The Powerful Placebo« von 1955.[28] Obwohl er lediglich die Ergebnisse 15 früherer Placebostudien referierte, deren Besserungen gar nicht auf Placeboeffekte zurückzuführen waren, behauptete Beecher, dass jeder Dritte auf Placebos reagieren würde und Placeboeffekte bei allen Krankheiten sowie in allen Behandlungssituationen aufträten.[29] [30] Beechers Annahmen wurden bis in die 1990er Jahre kritiklos abgeschrieben. Erst eine Metaanalyse von Cochrane (vgl. S. 269) relativierte 2010 das Ausmaß von Placebo-Effekten.[31] Die Erfolgsaussichten sind für den einzelnen Patienten in keiner Weise vorhersagbar und beschränken sich überwiegend auf subjektive Symptome (Schmerzen, Übelkeit) bei nichttödlichen chronischen Erkrankungen.

Die wissenschaftliche Degradierung von Placebos

Lange vor der wissenschaftlichen Erforschung von Placeboeffekten begann eine neue Karriere für Placebos. Der erste kontrollierte Vergleich zur Wirkung der Homöopathie 1834 in einem Nürnberger Wirtshaus beinhaltete nämlich ein Placebo als Erfolgsmaßstab (vgl. S. 265). Nicht ein möglicher Behandlungserfolg durch ein Placebo, sondern die Enttarnung des Patientenanteils an einer beobachteten Wirkung war die Funktion. Die akademische Welt brauchte dann bis 1931 für die erste wissenschaftliche Placebostudie eines Tuberkulosemedikaments gegen destilliertes Wasser.[32] Seither führte an Placebos für kontrollierte Doppelblindstudien in der Pharmaforschung kein Weg mehr vorbei.[33] [34] Beechers Überschätzung ihrer Häufigkeit trug maßgeblich dazu bei, dass Placebos von einem vielleicht gut gemeinten Betrug zur Referenz der Medikamentenbewertung verkamen.

Und raus bist du! – Eine kurze Geschichte ärztlicher Stigmatisierung

Kranke sind gesunden Menschen immer unterlegen. Im Tierreich erkennen Artgenossen ganz intuitiv die Schwäche anderer. Bei Menschen kann die eingeschränkte Leistungsfähigkeit länger durch Kleidung, Verhaltensstrategien oder Hilfsmittel maskiert werden. Sobald jedoch Krankheit von anderen Menschen wahrgenommen wird, ist der Kranke stigmatisiert. Dies gilt für häufiges Husten oder einen Rollator wie früher für ein Holzbein oder die verstümmelte Nase einer Lepra.

Man hält zumindest Abstand, da die Angst mitschwingt, man könnte sich anstecken. Auf jeden Fall hat man meist weniger zu besprechen. Krankheit mindert immer die soziale Stellung. Diagnosen sind auch Machtinstrumente – ob Klinikaufenthalt, Arbeitsunfähigkeitstestat oder Quarantäneverfügung. In Zeiten von »Corona« scheint dieses Wissen vielen Menschen abhandengekommen zu sein. Sonst würden sie die für diagnostische Zwecke gar nicht zugelassenen PCR-Tests zur vermeintlichen Feststellung von Krankheit meiden.

Mit der Inanspruchnahme einer Untersuchung oder der Konsultation eines Behandlers hört Krankheit auf, Privatsache zu sein – einerlei, ob eine Diagnose gestellt wird und ob diese zutrifft. Da hilft es wenig, wenn Arzt oder Heiler zum Stillschweigen verpflichtet sind. Nicht nur Familienangehörige registrierten Arztkontakte. Blieb dann trotz angeschlagener Gesundheit eine Therapie aus, ahnten andere Menschen, dass es um den Betreffenden nicht gut stand. Da musste kein Arzt die Schweigepflicht brechen. Der Beginn einer Behandlung, ein Therapieverzicht, Auflagen für eine soziale Distanzierung oder Einschränkungen der Bewegungsfreiheit – das Leben Kranker tritt in eine andere Phase ein.

Krankheit als Unterwerfung

Wer Hilfe sucht und sich in Obhut begibt, unterwirft sich zumindest für einen bestimmten Zeitraum, akzeptiert er doch Weisungen und verzichtet auf Autonomie. Es liegt nicht nur an den Gesundheitsrisiken jeder Behandlung oder daran, dass Behandler Krankheiten verkennen und eine falsche Therapie verordnen. Nein, es liegt an der Preisgabe der Selbstbestimmung. Wer sich be-*handeln* lässt, handelt nicht mehr. Bereits derjenige, der Tests zur Früherkennung akzeptiert, bringt sich in Gefahr. Schon weisen ihn Messwerte wenigstens als Mitglied einer sogenannten Risikogruppe aus. Damit können Auflagen und Einschränkungen verbunden sein, die gar nicht mehr individuell verordnet werden müssen.

In der griechischen Tempelmedizin oder bei rituellen Heilbehandlungen anderer Völker lagen die Zuordnung eines Krankheitsbildes, Behandlung und soziale Konsequenzen in den Händen von Priestern und Schamanen. Diese Rolle übernahmen im Früh- und Hochmittelalter zunehmend Geistliche der katholischen Kirche. Bis zum 14. Jahrhundert traf dies auch für die Diagnose der mit den Kreuzzügen aus dem Nahen Osten eingeschleppten Lepra zu. Priester entschieden allenfalls unter Zuziehung erfahrener Leprakranker, ob ein Mensch aus der Gemeinschaft ausgestoßen wurde. Die Diagnose war der soziale Tod. An Leprakanken wurden rituelle Beerdigungen vollzogen, da sie die Gesellschaft verlassen mussten und ihres Besitzes beraubt wurden.

Mit der Entstehung einer eigenen akademisch ausgebildeten Ärzteschaft ab dem 13. Jahrhundert übernahmen Ärzte diese Einstufung. Das älteste deutsche Leprazeugnis stammt von 1357.[1] Die Beschau erfolgte nun in einem Konsil von drei Ärzten, um nicht nur das Risiko von Irrtümern zu vermindern, sondern vor allem um Bestechlichkeit zu erschweren. Ein Arzt inspizierte die aussatzverdächtige Person von Kopf bis Fuß, ein anderer begutachtete den ausgewaschenen Blutkuchen des Aderlasses, und der dritte prüfte den Harn. Sah der Blutkuchen eine Stunde nach Übergießen mit rohem Öl wie gekocht aus und versank Bleiasche im Harn, galt die Diagnose als gesichert. Neben der Begutachtung von Hautläsionen erfolgten also noch zwei nicht evidenzbasierte Tests, die das Testat zur Lotterie werden ließen. Zynischerweise konnten sich »Diagnosen« sogar im Verlauf bestätigen, da eine fälschlich attestierte Lepra bei Verbannung in die Quartiere der Aussätzigen eine Erkrankung vorprogrammierte. Der Missbrauch physikalischer oder chemischer Vorgänge als Gottesurteil oder »Test« ist nicht erst in unserer Zeit entstanden.

Dies war der Einstieg von Ärzten in eine unselige Gutachterrolle, die sie über die folgenden Jahrhunderte zu den Erfüllungsgehilfen der Mächtigen werden ließ. Es waren Ärzte, die Personen – oft unzutreffend – als »Tuberkulosekranke« stigmatisierten, »Euthanasie« und Zwangssterilisationen im Dienste faschistischer Regime ausführten, Personen wegen angeblicher Unzurechnungsfähigkeit in geschlossene Psychiatrien sperrten.

Am 5. November 1766 erließ die österreichische Kaiserin Maria Theresia (1717–80) ein Edikt, das Hofärzte verpflichtete, Beschuldigten die Tauglichkeit zur Folter zu bescheinigen.[2] Ärztlicher Widerstand dagegen ist nicht bekannt – ebenso wenig im Jahr 2020, als Ärzte mit untauglichen Tests, manipulierten Zahlen und willfährigen Fehldiagnosen »Covid-Kranke« und »Covid-Tote« vortäuschten, die es nie gab.[3] Massenweise wurden gesunde Menschen in Hausarrest geschickt oder ihnen die Eignung für eine unsinnige Impfung bescheinigt. In allen Fällen musste Ärzten die hohe Irrtumsquote ihres Testats bewusst sein.

Mit der Pandemie-Inszenierung kehrte 2020 das Schuldstigma von Krankheit in die Medizin zurück, das sich im 20. Jahrhundert mit dem schwindenden Einfluss der Kirchen verflüchtigt hatte. Ein potenziell Kranker wurde nicht mehr in erster Linie als Hilfsbedürftiger, sondern als Gefährder für andere Menschen eingestuft, erkennbar daran, dass mit kostenintensiven und aufwendigen Maßnahmen einschließlich eines Personen-Tracings potenziell infektiöse Menschen unter Aufkündigung aller

Verfassungsrechte aufgespürt wurden – Freiheitsentzug inklusive. Selbst elektronische Fußfesseln wie für terroristische Gefährder wurden für testpositive Personen ins Spiel gebracht.[4]

Kranke sind immer unfrei

Es kann kein Wohlergehen geben, wenn jemand im Namen der Gesundheit gegen seinen Willen therapiert, hospitalisiert, eingesperrt oder irgendwie belästigt wird. Gesundheit beinhaltet immer Freiheit und Rechte. Masken- und Impfzwang, Immunitätsausweis, verpflichtende Händedesinfektion und soziale Distanzierung: Die steigende Intensität der Gesundheitsbetreuung durch vermeintliche Präventionsmaßnahmen, diagnostische Tests und verbindliche Behandlungsprogramme unter dem Deckmantel »Gesundheitsschutz« beeinträchtigt das Wohlbefinden und damit die Selbstheilungskräfte. Auch torpedieren unwirksame Zwangsbehandlungen die notwendige Gewöhnung an irreparable Einschränkungen, indem sie falsche Hoffnungen auf Wiederherstellung schüren.

Es ist uns viel zu wenig bewusst, dass es keine Gesundheit ohne Freiheit gibt. Jeder Versuch, selbst in bester Absicht, Gesundheit oder was man dafür hält, verpflichtend zu befördern, schlägt ins Gegenteil um. Keine Therapie ist frei von unerwünschten Wirkungen. Impfungen können akute und chronische Krankheiten verursachen. Dies gilt umso mehr, als die unter dem Label »Corona« geplanten Gesundheitspflichten von skrupelloser Profitgier getrieben sind. Die Gesundheitsindustrie dient in erster Linie sich selbst.

Dies desavouiert auch eine immer wieder geforderte Führungsrolle der »Wissenschaft« für alle medizinischen Entscheidungen. Wissenschaft bewegt sich im Rahmen von Experimenten und Modellannahmen. Medizin ist dagegen immer konkret mit *einer* Person verknüpft. Was für einen Menschen eine akzeptable Nutzen-Risiko-Abwägung darstellt, ist für einen anderen inakzeptabel. Wissenschaftliche Dogmen kennen jedoch keinen Handlungsspielraum – weder für den Arzt noch für den Patienten.

Wer alle gesundheitspolitischen Entscheidungen wie das Impfgesetz »der Wissenschaft« unterwirft, hat die Freiheitsrechte irreparabel beschädigt. Nicht wenige zu ihrem Schutz weggesperrte Bewohner von Altenheimen haben die Isolation mit ihrem Leben bezahlt.

Erst durch eine flächendeckende ärztliche Kollaboration mit manipulierten Diagnosen und unsinnigen Behandlungen konnte 2020 eine alljährliche Viruserkrankung ohne besonderes Gefährdungspotenzial zum Motor eines gesellschaftlichen Umsturzes werden.[5] Entgegen der Genfer Deklaration des Weltärztebundes war Selbstbestimmung der Kranken nicht mehr oberstes Gebot. Ohne das Selbstbestimmungsrecht der Menschen führt die Medizin aber das Ende der Gesundheit herbei. Wer vorgibt, die Menschen von der Bedrohung durch Krankheit beschützen zu können und zu müssen, beendet ein unbeschwertes Leben in Bewegungs- und Entscheidungsfreiheit – eine Erkenntnis, die schon Benjamin Franklin, einer der Gründerväter der Vereinigten Staaten von Amerika, formuliert hatte: »Jene, die die notwendige Freiheit aufgeben würden, um eine kleine zeitweilige Sicherheit zu erwerben, verdienen weder Freiheit, noch Sicherheit.«[6]

Vorbeugen oder behandeln? – Eine kurze Geschichte der Prävention

Seit mindestens 2500 Jahren ist bekannt, dass es besser ist, Krankheiten vorzubeugen, als sie nach ihrem Auftreten zu behandeln. Dennoch genoss Prävention nur selten Priorität. Auch heute belaufen sich die Aufwendungen für den Gesundheitserhalt in den OECD-Staaten auf nicht einmal drei Prozent der Gesamtausgaben im Gesundheitssektor.[1] Therapie geht unmissverständlich vor. Bücher von Ärzten, die eine präventive Lebensweise, aber nicht die Medizin als Mittel zur Lebensverlängerung sahen, wie das des Arztes Christoph Wilhelm Hufeland von 1797, sind jedenfalls die Ausnahme geblieben.[2]

Dies war nicht immer so. Im alten China und im antiken Griechenland gab es Zeiten und Orte, da bezahlte man Ärzte nur so lange, wie ihre Klienten gesund waren. Beratung und Optimierung des Lebensstils müssen das Kerngeschäft gewesen sein. Hippokratische Ärzte waren überzeugt, dass mit dem richtigen Lebensstil ein Ungleichgewicht der Säfte gar nicht aufkam. Ihre Aufgabe war es, auf gesundheitsförderliche Verhaltensweisen hinzuwirken.

Ob diese Philosophie mehr den erfolglosen Therapien oder einer grundsätzlichen Einsicht geschuldet war, wird sich nicht mehr klären lassen. Dem Heilgott Asklepios wurden jedenfalls zwei Töchter angedichtet. Eine war Hygieia, die Göttin der Vorsorge. Die zweite, Panakeia, war für die Genesung zuständig. Neben dem hohen Stellenwert der Prävention lässt dies erkennen, dass den Selbstheilungsvorgängen eine weit größere Bedeutung zugemessen wurde als in der späteren Schulmedizin. Nicht der Arzt bekämpfte die Krankheit, sondern der Kranke. Der Arzt war nur sein Verbündeter.[3]

Prävention durch eine gesundheitsfördernde Lebensweise hätte mangels heilsamer Therapien bis heute einen hohen Stellenwert behalten müssen. Dies war und ist aber nicht der Fall. Offenbar wurden und werden therapeutische Möglichkeiten von der Mehrzahl der Ärzte über- und deren krank machende Wirkung unterschätzt. Diese Fehlwahrnehmung verstärkte sich, als in der Neuzeit ärztliche Leistungen unabhängig vom Erfolg der Maßnahmen bezahlt wurden. Die bei Infektionskrankheiten notwendige Prävention durch Hygiene und die Isolierung Kranker vernachlässigte die Ärzteschaft dagegen bis zum Jahr 2020. Vergütungsfähige Maßnahmen hatten immer Vorrang – ob fragwürdige Impfungen gegen Infektionen, prophylaktische Medikationen gegen Herzinfarkte und Schlaganfälle oder Operationen bei Krebs.

Gift als Verhütung von Krankheit?

Darüber hinaus gab es aber damals schon Versuche, sein Leben durch den regelmäßigen Genuss bestimmter Pflanzen oder anorganischer Stoffe zu verlängern. Aristoteles und Theophrastos haben im 4. Jahrhundert v. u. Z. vielleicht als Erste das Prinzip der Toleranz von Giften durch Gewöhnung mit geringen Dosen aufgestellt.[4] Berühmt geworden ist dafür der kleinasiatische Herrscher Mithridates VI. Eupator von Pontus (ca. 132–63 v. u. Z.), der durch tägliche, sich steigernde Dosen den geläufigsten Giften trotzen wollte. Nach der Besetzung durch die Römer soll er gezwungen gewesen sein, seinen Leibwächter zu veranlassen, ihm die Kehle durchzuschneiden, da ihm kein Gift das Leben nehmen konnte.

Sein Name ist zum Inbegriff für einen Schutz vor Vergiftungen durch Einnahme von Giften in nichttödlicher Menge geworden: Mithridatisation. Dieses Prinzip ist Teil der Hormesis (vgl. S. 167). Paracelsus und die Alchemisten propagierten ebenfalls diese Gedanken: »All Ding' sind Gift und nichts ohn' Gift; allein die Dosis macht, dass ein Ding kein Gift ist.«[5]

In der allgemeinen Bevölkerung erkauften sich die Arsenikesser – vor allem Rossknechte in der Steiermark und in Tirol im 19. Jahrhundert – durch den regelmäßigen Konsum von Arsen für eine beschränkte Zeit Vitalität und ein jugendlicheres Aussehen.[6] In der Medizin ist der Immunisierungsgedanke nur noch in Form von Impfungen zur Verhütung von Infektionskrankheiten erhalten geblieben.

Jedes Behandlungsangebot mit Gesundheitsrisiken muss aber nicht nur unter Beweis stellen, wie sicher es eine bestimmte Krankheit verhindern kann, sondern auch, ob der präventive Effekt besser ist als eine risikoarme beziehungsweise -freie Lebensstiländerung Einzelner oder einer Gemeinschaft. Eine Impfung etwa muss deutlich wirksamer sein als nebenwirkungsarme Maßnahmen der sozialen Distanzierung.

Schutz und Sicherheit im Zeichen der Tradition?

Verfechter von Impfungen verweisen gerne auf eine 300-jährige Erfolgsgeschichte. Triebfeder waren die Pockenepidemien: zuerst in Form der sogenannten Inokulation von Pockenlymphe und am Ende des 18. Jahrhunderts durch die Jenner'sche Vakzination. Seither gelten Impfungen als Musterbeispiel einer erfolgreichen Krankheitsprävention. Aber was haben Impfungen wirklich bewirkt? Kann man überhaupt davon sprechen, dass es ein gesichertes Impfprinzip gibt? Eine Spurensuche.

Die meisten heutigen Impfungen haben mit ihren Vorläufern kaum etwas gemeinsam. Ein Verweis auf die lange Impfgeschichte als Garant für Impfsicherheit ist daher fehl am Platz. Nicht nur, dass sich das Spektrum der Krankheitserreger verändert hat, nein, selbst bei den gleichen Krankheiten unterscheiden sich Aufbereitungen der Erreger, Beistoffe und zum Teil auch das Immunisierungsprinzip fundamental. Der Wandel ist weniger Ausdruck neuer immunologischer Erkenntnisse, sondern reflektiert vor allem unbefriedigende Eigenschaften, die stete Nachbesserungen erforderten. Impfungen sind weit von einem 90-prozentigen Schutz entfernt, und mindestens jede zehnte Impfung wird subjektiv schlecht vertragen.[7] [8] Für lebensbedrohliche oder tödliche Reaktionen liegt das Risiko zwischen etwa 1:10 000 und 1:1 000 000.[9] Die neuen »Impfungen« mit der sogenannten Boten-RNA (vgl. S. 293) weisen noch weit häufiger unerwünschte Reaktionen auf. In Norwegen wurden schwere und tödliche Krankheiten in engem zeitlichem Zusammenhang zur Injektion in einer Häufigkeit um 1:2000 festgestellt![10] Vorhersagbar ist es im Einzelfall nicht.

Es geht zwar bei Impfstoffen immer darum, eine Immunreaktion gegen einen Krankheitserreger zu erzwingen, die in weiterer Zukunft eine Erkrankung und eine Weitergabe des Erregers verhindert. Allerdings wird der simulierte Kontakt mit dem Erreger auf ganz unterschiedliche Art und Weise durchgeführt. Altgediente Verfahren bieten inaktivierte oder abgeschwächte Erreger, Oberflächenproteine der Keime oder harmlose Impfviren mit »aufgepflanzten« Hüllproteinen als Antigene an. Die Anwesenheit sogenannter Wirkverstärker (Sammelsurium unphysiologischer, oft giftiger Substanzen in kleinen Mengen) soll eine Immunreaktion mit Bildung von neutralisierenden Antikörpern und spezifischen T-Zellen (bestimmte Art weißer Blutkörperchen) gegen diese Antigene auslösen oder anheizen. Zumindest diese Adjuvanzien entsprechen den niedrig dosierten Giften einer Hormesis (vgl. S. 167).

Inwieweit diese Immunreaktion gegen eine zukünftige Infektionskrankheit schützt, ist in der Regel schlecht belegt. Als Erfolgskriterium gilt meist die gemessene Immunreaktion und nicht das Ausbleiben der Erkrankung. Dabei dienen Antikörpernachweise als Indikator, um einen Schutz zu postulieren, obwohl die zelluläre Immunantwort unberücksichtigt bleibt und Antikörper im Blut nicht repräsentativ für andere Gewebe sind. Ob Impfstoffe mit inaktivierten Erregern überhaupt schützen können, wird selbst von überzeugten Impfbefürwortern bezweifelt. Zahlreiche Impfstoffe dieser Kategorie sind inzwischen aus dem Repertoire der Hersteller verschwunden.

Da alle Impfstoffe mit inaktivierten oder abgeschwächten Erregern zunächst eine Anzüchtung in großen Mengen unter hohen Sicherheitsanforderungen notwendig machen, ist die Produktion zeitraubend und kostspielig. Daher setzen die Hersteller heute auf andere Konzepte. Bei Vektorimpfstoffen wird Genmaterial eines Erregers in ungefährliche Trägerviren (z. B. Impfmasernvirus) eingebaut und injiziert. Das Antigen soll dann vom Körper erkannt werden und die Immunreaktion hervorrufen. Außerdem werden noch Viruspartikel (Hüllproteine ohne Nukleinsäuren) eingeschleust.

Und dann gibt es noch eine neue Klasse von Substanzen, die Antigene eines Erregers in den körpereigenen Zellen durch eingeschleuste Nukleinsäure (Boten-RNA und DNA) produzieren sollen. Die ausgewählten Sequenzen kodieren für Proteine des Erregers und veranlassen Körperzellen zu deren Herstellung. Ob diese in uns fabrizierten Antigene tatsächlich schützende Antikörper und spezifische T-Zellen induzieren, ist ebenso unklar wie die Auswahl der Sequenzen, deren Verteilung und Aktivitätsdauer. Diese Substanzen werden als „Impfstoffe“ vermarktet, obwohl keineswegs gesichert ist, dass die maßgeblichen Ziele eines Impfstoffes überhaupt erreicht werden können.

Aber wie begann eigentlich alles mit den Impfungen?

Am Anfang war die Eitelkeit

Impfungen, die die Ärzteschaft heute als Teil ihrer »DNA« deklariert, waren keine Pioniertaten von Ärzten. Sie mussten den Ärzten im 18. Jahrhundert regelrecht aufgezwungen werden. Inokulationen als erste Form der Immunisierung wurden erst akzeptiert, als ersichtlich war, dass Wohlhabende viel Geld bezahlten, um einer Pockenerkrankung zu entgehen, und die Nachfrage nach den bisherigen Behandlungsangeboten nicht litt. Eine vergleichbare Abwehrhaltung war später auch beim Paradigmenwechsel zur risikoärmeren Jenner'schen Impfung zu beobachten. Prävention musste für die Schulmediziner schon das Einkommen steigern und durfte bisherige Krankheiten als Geschäftsmodell nicht gefährden.

Die ersten Impfungen entwickelten sich in der naturheilkundlichen Volksmedizin und erfolgten wahrscheinlich in China, Indien und den Gegenden des Kaukasus. Dort grassierten die Pocken frühzeitig und rafften nicht nur zahlreiche Menschen dahin, sondern zeichneten alle Überlebenden. Ein Drittel erblindete, fast alle behielten Narben im Gesicht. Möglicherweise war die äußerliche Stigmatisierung der größere Anreiz für eine Abhilfe als die Todesfälle; denn meist verstarb höchstens einer von fünf Erkrankten.[11] Äußerliche Unversehrtheit hatte bei den als besonders schön geltenden Kaukasierinnen einen hohen Marktwert, da sie die Harems der Sultanshöfe bevölkerten. Die Inokulationen erfolgten im Kindesalter bei Mädchen im Intimbereich, um sichtbare Narben zu vermeiden.

Fälschlicherweise werden diese Inokulationen oft mit späteren Impfungen in einen Topf geworfen, obwohl sie nicht vergleichbar sind. Dabei wurde wenig Material aus einer Pockenpustel in die Haut eines Gesunden eingeritzt. Trotz fehlender Kenntnis immunologischer Prozesse erhoffte man sich durch die Übertragung des Materials eine spezifische Stimulation der Abwehrreaktion, um eine künftige Ansteckung zu verhindern. Die Maßnahme funktionierte bei kundiger Ausführung. Das Risiko, eine tödliche Pockeninfektion zu verursachen, blieb allerdings nur bei entsprechender Technik und Isolierung der Inokulierten gering.

Über Konstantinopel erreichte diese Immunisierungsmethode durch die Frau des dortigen englischen Botschafters, Lady Montagu (1689–1762), London. Erst nach erfolgreichen Demonstrationen an Mitgliedern des englischen Königshauses wich die Skepsis der Ärzteschaft. An den Auflagen für die Durchführung ist erkennbar, dass für Ärzte nicht die Angst im Vordergrund stand, tödliche Pockenerkrankungen zu verbreiten. Londoner Ärzte wollten Inokulationen und später die Jenner'sche Impfung erst durchführen, als sie erzwungen hatten, dass die Impflinge vorher gebührenpflichtig das gesamte Spektrum der Entleerungstherapien über sich ergehen ließen sowie für einen Monat körperliche Ruhe und eine spezielle Diät einhielten.[12]

Die Zahl der Impfungen war dadurch erst einmal eingebremst, da sich die wenigsten Menschen einen derartig langen Einkommensausfall leisten konnten, selbst wenn die Kommunen die Kosten übernahmen.

Gleichzeitig hatten sich die Ärzte durch diese vermeintlich notwendigen Maßnahmen einen Freibrief ausgestellt, falls die Inokulation schiefging: Es lag dann immer an der mangelnden Compliance der Impflinge, die gegen eine der Auflagen verstoßen hätten.

Inokulationen verbreiteten sich dennoch rasch im britischen Empire, obwohl das Risiko tödlicher Impfkrankheiten mindestens ein bis zwei Prozent betrug.[13] Aus einer Statistik der Pockenepidemie in Boston im Jahr 1721 ist bekannt, dass an den Pocken 15 Prozent verstarben, aber auch 2,5 Prozent der Inokulierten.[14] Da beide Gruppen allerdings nicht vergleichbar waren, ist die rechnerische Senkung der Sterblichkeit auf ein Sechstel ein Fehlschluss. Man müsste für die Sterblichkeit bei der Pockeninfektion als Bezugsgröße nicht die Erkrankten, sondern *alle* nicht-inokulierten Personen heranziehen. Hätte nur ein Drittel der ungeimpften Bevölkerung die Pocken bekommen, wäre deren Todesrate fünf Prozent gewesen!

Todesfälle hätten ohne Inokulationen allein durch konsequente Isolation Infizierter um die Hälfte bis drei Viertel gesenkt werden können.[15] Denn die Impflinge waren eine Zeit lang infektiös. Ohne Abstandsregeln ging ein Drittel aller Pockenfälle auf Inokulierte zurück.[16] Der englische Arzt John Haygarth (1740–1827) zeigte, dass Inokulationen nur einen positiven Nettoeffekt haben konnten, wenn strenge Auflagen zur Distanzierung Geimpfter eingehalten wurden.[17] Mit seiner Bestimmung einer Mindestdistanz von 18 Inches (ca. 45 Zentimeter), die einzuhalten war, um eine Ansteckung zu verhindern, war er seiner Zeit weit voraus. Bis zum heutigen Tag werden geimpfte Personen nicht für den erforderlichen Zeitraum isoliert, sodass Impfungen mit abgeschwächten Krankheitserregern für mindestens ein Drittel der Neuerkrankungen verantwortlich sind. Dies räumen inzwischen Impfbefürworter wie der amerikanische Impfpapst Stanley Plotkin ein.[18]

Da viele Ärzte die Ansteckungsgefahr unterschätzten, es an der peniblen Akkuratesse bei der Sekretübertragung mangeln ließen und an ihren schwächenden Aderlässen und Klistieren zur Behandlung festhielten, starben durch Immunisierungsversuche mehr Menschen als durch die Pocken![19] Vor allem in Frankreich und Deutschland wurden durch unsachgemäße Inokulationen immer wieder Epidemien verursacht.[20] Auch diese ärztlich verursachten Pockentoten, die in vielen Darstellungen der Impfgeschichte fehlen, gehören zur Wahrheit über die Zahl der Seuchenopfer im 18. und 19. Jahrhundert.

Die Mär vom Milchmädchen

Wenn man immunisieren wollte, war jedenfalls eine risikoärmere Impfmethode erforderlich. Der Durchbruch schien Ende des 18. Jahrhunderts mit der Kuhpockenimpfung gekommen. So macht es jedenfalls die Impfpropaganda glauben, die über Jahrzehnte selbst vor den Schulbüchern für den weltweiten Englischunterricht nicht haltmachte. Über Generationen wurde das Märchen vom Milchmädchen zelebriert, das dem englischen Landarzt Edward Jenner (1749–1823) verraten haben soll: »Ich kann keine Pocken bekommen, weil ich schon die Kuhpocken hatte.« Umgehend hätte dieser beschlossen, Kinder mit Flüssigkeit von Kuhpockenblasen zu immunisieren. Zu passend, um wahr zu sein.

Tatsächlich war der Landbevölkerung lange bekannt, dass eine Kuhpockenerkrankung vor Pocken schützte,[21] als Jenner 1796 dem Sohn seines Gärtners Sekret von Kuhpockenblasen einritzte. Jenner hatte nachweislich als Praktikant in der Landarztpraxis der Brüder Ludlow erfahren, dass ein in der Nachbarschaft tätiger Dr. Fewster 1768 über diese Immunität berichtet hatte.[22] Das Milchmädchen ist eine Erfindung von Jenners erstem Biografen. Seine kurze Mitteilung an die Royal Society war 1797 also Schnee von gestern. Mindestens 6 Personen hatten in 25 Jahren vor ihm Inokulationen mit Kuhpockensekret vorgenommen.[23]

Die von Jenner zum Beweis der Wirksamkeit sechs Wochen nach der Immunisierung herbeigeführte Pockeninfektion stellte außerdem ein unethisches Experiment am Kind eines abhängig Beschäftigten dar. Es war ja keineswegs sicher, dass seine Inokulation tatsächlich genauso immunisierte wie eine natürliche Kuhpockenerkrankung. Entsprechend reserviert reagierten die Herren der Royal Society in London. Jenner erhielt sein Manuskript mit der eindringlichen Mahnung zurück, seinen Ruf als Wissenschaftler nicht zu gefährden, den er sich durch seine Beobachtung erworben hatte, dass Kuckucksküken durch andere Vögel aufgezogen werden.[24]

Jenner ließ sich dadurch von seinem Vorhaben nicht abbringen und publizierte wenig später seine *Untersuchung der Ursachen und Effekte der Kuhpocken* (Variolae Vaccinae), die noch 24 weitere Fälle beinhaltete, im Selbstverlag.[25] Sein Verdienst liegt also in erster Linie in seiner Hartnäckigkeit, einer gegenüber der Inokulation risikoärmeren Immunisierung zum Durchbruch verholfen zu haben. Seine »Vakzinationen« (abgeleitet von vacca = Kuh) zeigten außerdem, dass die Lymphe jedes infizierten Menschen als Impfsubstrat taugte. Neu war weder die Erkenntnis, dass Kuhpocken einen Schutzeffekt gegen Pocken hatten, noch, dass man Inokulationen Kuhpockenkranker vornehmen könne.[26] Jenner zollte den Pionierarbeiten seiner Kollegen John Fewster und zahlreicher Laien keinen Tribut.

Die Vakzinationen verbreiteten sich im Vereinigten Königreich schnell. Aber erst 1840 wurden Inokulationen aus Pockenblasen in England verboten.[27] Heutige Untersuchungen in noch erhaltenem Material aus Jenners Produktion haben übrigens gezeigt, dass in seinem Impfstoff gar keine Kuh-, sondern Pferdepockenviren enthalten waren.[28] Der Schutzeffekt resultierte aus einer Kreuzimmunität gegen diese eng verwandten Viren. Jenners »Vakzine« verdiente eigentlich ihren Namen nicht. Das menschliche Pockenvirus wurde erst mehr als 100 Jahre später identifiziert.

Die positiven Berichte aus England führten diesseits und jenseits des Atlantiks zu einer starken Nachfrage nach Jenners Impfstoff. Aus dem ländlichen Gloucester wurden Abstriche mit »Vakzine« in alle Welt versandt. Wenig wahrscheinlich, dass das, was nach mehreren Wochen im eingetrockneten Zustand ankam, noch immunisieren konnte. Vielerorts wurde daher nach Jenners Vorgaben Vakzine aus Lymphe Kuhpockeninfizierter von Arm zu Arm weitergegeben. Von diesen weltweiten Aktivitäten sind nur wenige, teils widersprüchliche Statistiken über die

Schutzwirkung und das Auftreten von Impfkrankheiten beziehungsweise Todesfällen überliefert.

Ausrottung der Pocken durch Impfungen?

Im Laufe des 19. Jahrhunderts etablierte sich die Vakzination weltweit, obwohl die Erfolge bescheiden blieben.[29] Selbst wirksames Sekret immunisierte nur für acht bis zehn Jahre. Um die ansonsten auftretende Variolois – eine weniger schwere Form der Pocken – zu verhindern, waren Wiederholungen unabdingbar. Die Notwendigkeit dafür wurde aber von den tonangebenden Ärzten in den meisten europäischen Staaten verkannt. Außerdem verimpfte man immer wieder unwirksame Chargen.

Die Pocken blieben jedenfalls in den kriegerischen Auseinandersetzungen der zweiten Hälfte des 19. Jahrhunderts unverändert eine gefürchtete Seuche, die die Franzosen 1870/71 zu Kriegsverlierern gegen Deutschland werden ließ. In der Folge von Migrationsbewegungen nach dem Deutsch-Französischen Krieg starben dann in der deutschen Zivilbevölkerung viermal so viele Menschen an den Pocken wie Soldaten im vorangegangenen Krieg.[30] Dazu kam, dass vielerorts für die Pockenimpfungen Lymphe von Waisenkindern verwendet wurde, die an anderen übertragbaren Krankheiten litten. Reihenweise wurden Menschen mit der Syphilis infiziert, bevor eine Umstellung auf Kälberlymphe erfolgte.

Nach der indirekten Identifizierung der humanen Pockenviren im frühen 20. Jahrhundert ersetzte man das Kuhpockensekret durch einen über Tierpassagen künstlich abgeschwächten Erreger mit Beistoffen. In den 1920er Jahren wurde diese Impfung dann erneut modifiziert.[31] Die Abschwächung des Erregers erfolgte auf chemischem Weg, ohne dass sich Wirksamkeit und Sicherheitsprofil verbesserten. Im Gegenteil, selbst in Ländern mit Impfpflicht kam es immer wieder zu Erkrankungswellen. Und es trat eine bis dato unbekannte Impfkrankheit auf: Hirnhautentzündung.[32] In der englischen Stadt Leicester, die sich zeitweise der zwangsweisen Pockenimpfung widersetzte, blieben im Gegensatz zum übrigen

Vereinigten Königreich diese Impfschäden aus, obwohl es auch kaum Pockenerkrankungen gab.[33]

Zwei Drittel aller Impfkomplikationen entfielen auf die Pockenimpfung. Allein in der Bundesrepublik Deutschland sind bis 1979 mindestens 360 Todesfälle und 984 Dauerschäden dokumentiert.[33] Dem stehen in diesem Zeitraum lediglich sieben Todesfälle durch die Pocken gegenüber.[34] In Großbritannien war der Impfzwang bereits 1948 entfallen. Zwar sind die Pocken derzeit verschwunden, aber es gibt gar keinen zulassungsfähigen Impfstoff! Dabei hatte es mit der Lymphe von Kuh- oder Pferdepocken schon einmal eine risikoarme Variante gegeben.

Impfungen – eine Erfolgsgeschichte?

Impfungen, die noch immer als eine der großen Errungenschaften der Medizin gelten, erweisen sich bei genauer Betrachtung nicht als Erfolgsgeschichte. Zur Erhöhung der Lebenserwartung haben Impfungen entgegen der Propaganda der Gesundheitsbehörden nirgendwo beigetragen.[35] Die »Impferfolge« des 19. und frühen 20. Jahrhunderts lösen sich beim Studium von Zeitzeugenberichten in nichts auf.[36]

Alle heute empfohlenen Impfungen richten sich ausschließlich gegen sehr seltene und nur in Einzelfällen schwer verlaufende Krankheiten wie Masern, Mumps oder Röteln. Dazu gehört auch der gefürchtete Tetanus, für den 2001 in Deutschland die Meldepflicht abgeschafft wurde, da pro Jahr keine zehn Menschen erkranken und diese ausnahmslos alt und gebrechlich sind. Impfpflichten in zahlreichen Ländern haben Krankheiten weder reduziert noch zum Verschwinden gebracht. Die Häufigkeiten hatten immer schon vor deren Einführung drastisch abgenommen.[37] Es ist anhand der Zahlen sogar erkennbar, dass die vorbestehende Abnahme der Fallzahlen durch Massenimpfungen verzögert wurde.[38]

Für relevantere Erkrankungen fehlen dagegen funktionierende Impfungen, allen voran für die Tuberkulose mit weltweit jährlich etwa zehn Millionen Neuerkrankungen und einer Letalität von etwa 15 Prozent.

Seit 140 Jahren ist es nicht gelungen, einen wirksamen Impfschutz zu entwickeln. Die sogenannte BCG-Impfung, die diesen vor 100 Jahren bewerkstelligen sollte, wurde zwar als »Schutzimpfung gegen Tbc« angepriesen, hat aber nie vor der Lungentuberkulose bewahrt.[39]

Bei den im Kindesalter am häufigsten tödlichen Infektionen, den Hirnhautentzündungen, gibt es nur für wenige Erreger ein Impfprodukt.[40] Lediglich sieben Prozent der in der Europäischen Union an Infektionskrankheiten verstorbenen Kinder weisen keinen vorgeschriebenen Impfstatus auf.[41] Die anderen 93 Prozent waren nach den jeweils geltenden Bestimmungen immunisiert, verstarben aber trotzdem. Entweder gibt es keine Impfung, oder die Impfungen sind wegen ihrer Risiken nicht empfehlenswert.

Die Fakten genau anzusehen lohnt sich gerade bei der sogenannten Polio (»Kinderlähmung«) oder was darunter alles subsumiert wurde. Das Poliovirus lebt vermutlich seit Jahrtausenden in unserem Magen-Darm-Trakt, ohne dass bis zum 19. Jahrhundert Fälle von Polio mit Lähmungserscheinungen belegt sind. Eine Beinlähmung des englischen Schriftstellers Walter Scott (1771–1832) von 1773 und eine Sammlung kindlicher Lähmungsfälle von 1789[42] lassen keine eindeutige Zuordnung zu. Der erste belegte Fallbericht stammt von 1840.[43] Zwei der frühesten Ausbrüche – in Europa und Vermont – traten kurz nach der Einführung von Insektiziden auf Arsenbasis auf.[44] Diese Insektizide wirkten auf die Vorderhornzellen des Nervensystems und bewirkten Lähmungen, wie sie der Polio zugeschrieben wurden. Diese Lähmungen häuften sich bei Kindern dort, wo die auf Arsen basierende Chemikalie eingesetzt wurde.

Von 1915 bis 1918 konzentrierten sich die Poliofälle auf die Ostküste der USA, vor allem auf Long Island. Dies wurde von einem amerikanischen Journalisten ähnlich minutiös kartografisch aufgearbeitet wie seinerzeit die Cholerafälle in London durch John Snow (vgl. S. 266).[45] Auf Long Island wurde zuerst der Zucker aus hawaiianischen Plantagen eingeführt, die beim Anbau eine bestimmte Form von Arsen zur Unkrautbekämpfung einsetzten. Wie sich herausstellte, konzentriert sich Arsen im Zucker. Wo immer dieses Zuckerrohr landete, kam es zu Ausbrüchen von

Kinderlähmung. Tendenziell entstanden die Epidemien im Umfeld von Süßwarenläden.

Eine weitere Chemikalie mit einer besonderen Affinität zu den Vorderhornzellen des Nervensystems ist Dichlordiphenyltrichlorethan (DDT). Beim Vergleich der sommerlichen DDT-Sprühungen und der Polioquoten in denselben Gebieten stellte man eine unglaublich enge Korrelation fest.[46] Je mehr DDT gesprüht wurde, desto mehr Poliofälle wurden gemeldet. Die Kurven für das Auftreten von Krankheiten mit Lähmungserscheinungen sind mit der Anwendungshäufigkeit des Pestizids nahezu deckungsgleich und passend zur Krankheitslatenz zeitlich gering verschoben. Das Virus konnte nur bei der Hälfte der an paralytischer Kinderlähmung Verstorbenen nachgewiesen werden. Und selbst im Krankheitsfall bestätigt der Nachweis eines symptomlos häufig vorhandenen Virus keine Kausalität!

Dennoch wurden bis zur Einführung einer Impfung gegen das Poliovirus undifferenziert alle Erkrankungen mit Lähmungen als »Polio« klassifiziert. Schlagartig mit der Einführung von Impfstoffen wurde der Krankheitsbegriff eingeengt, sodass allein dadurch die Fallzahlen drastisch zurückgehen mussten. Tatsächlich kam es mit der Einführung des Totimpfstoffes nach Salk zu massiven Impfschäden (»Cutter Incident«),[47] die erst einmal die Opferzahlen hochschnellen ließen. Als der Einsatz von DDT, das man in den 1940er und 1950er Jahren sogar in Kindergärten und Schulen vernebelte, beendet wurde, verschwand die »Polio« umgehend von der Bildfläche. Es waren keine erfolgreichen Impfkampagnen, die das Poliovirus fast ausgerottet hätten.

Polio gibt es im Gegensatz zu den Pocken weiterhin in Entwicklungsländern, wo – bei uns verbotene – Pestizide eingesetzt werden und Impfkampagnen der WHO erfolgen. Vor wenigen Jahren erlitten etwa 500 000 Kinder Lähmungen, weil das in der Vakzine enthaltene Virus virulent war.[48] Etwa 70 Prozent der weltweiten Poliofälle sollen 2018 auf Impfungen zurückgehen. Impfstoffe brachten mehr Kinder um als die Krankheiten, vor denen sie schützen sollten.[49] Polio ist nicht das einzige Beispiel, wo ein harmloses Virus als Sündenbock für Umweltgifte zu einem Krankheitserreger stilisiert wird. Auch das Virus, das Genitalwarzen erzeugen kann, wurde zum Verursacher von Gebärmutterhalskrebs aufgebauscht (sogenannte HPV-Impfung). Ein Beleg für die Kausalität steht seit mehr als 20 Jahren aus.[50]

Schutz ohne Reue?

Eine Sensibilität für Impfschäden ist beim ärztlichen Berufsstand nur gering ausgeprägt bis nicht vorhanden. Kein Wunder, dass es keine jährlichen Statistiken über Todesfälle und Impfkrankheiten gibt. Eine faktenbasierte Nutzen-Risiko-Analyse ist nicht möglich, da weder die Häufigkeit impfbedingter Krankheiten und Todesfälle noch die tatsächlichen Schutzwirkungen von Impfungen bekannt sind.[51] Die Impfstoffhersteller sind seit 32 Jahren einen Nachweis über die Sicherheit ihrer Produkte schuldig geblieben. Vor diesem Hintergrund ist es nicht verwunderlich, dass die anlässlich der Pandemie-Inszenierung des Jahres 2020 als vermeintliche Impfungen eingeführten gentechnisch wirksamen Substanzen zum größten Schadensereignis der Medizingeschichte wurden. Möglich wurde dies nur mit tätiger Mithilfe zahlreicher Ärzte, die die Stoffe trotz unzureichender und manipulierter Herstellerstudien zuließen, die Anwendung propagierten und die Gesundheitsschäden monatelang vertuschten.

Es muss immer wieder schwere unerwünschte Reaktionen geben, da alle Impfstoffe massenweise biologisch inkompatible und unabbaubare Fremdkörperpartikel in ungewöhnlicher Zusammensetzung beinhalten.[52] Diese undeklarierten Inhaltsstoffe ähneln Partikeln bei der Müllverbrennung(!) und sollten keinesfalls in Medikamenten enthalten sein, die jemandem injiziert werden. Erreichen diese Partikel das Gehirn, ist mit schnellen toxischen Reaktionen zu rechnen. Gelangen sie in unser Mikrobiom, sind langfristige Beeinflussungen unseres Immunsystems wahrscheinlich. Es ist nur kommerziell erklärbar, dass sich der Impfgedanke in den Köpfen der Ärzte als Massendienstleistung etablieren konnte.

Früherkennung statt Verhütung

Erst im 20. Jahrhundert betrat eine neue Spielart der Krankheitsprävention die Bühne: die Früherkennung. Sie eröffnete mit der vagen Aussicht, ein Fortschreiten bereits vorhandener Erkrankungen zu verhindern, die Möglichkeit, geldwerte medizinische Dienstleistungen an der gesamten Bevölkerung zu erbringen. Prävention musste Aussicht auf Einkünfte bieten. Das Szenario ist durch das Theaterstück *Knock oder Der Triumph der Medizin* bereits 1923 vorgezeichnet (vgl. S. 109).[53] Der Paradigmenwechsel wurde aber erst ab den 1970er Jahren zur flächendeckenden Realität.

Im Zeitalter des medizinisch-industriellen Komplexes hat Prävention jenseits von Impfungen ihren Bedeutungsgehalt still und heimlich ausgetauscht. Es geht jetzt nicht mehr darum, Krankheit durch eine Veränderung der Lebensweise oder die Einnahme irgendwelcher Substanzen zu verhindern. Unter dem Label »Prävention« werden vorrangig Dienstleistungen angeboten, die Abweichungen von einer unterstellten Normalität aufdecken sollen. Früherkennung von als »krank« postulierten Abweichungen ist die Basis des Geschäfts.

Seit den 1970er Jahren wurden überall Screeningprogramme mittels Entnahme von Körperflüssigkeiten, Gewebe- und Stuhlproben oder bildgebender Verfahren installiert, die ein längeres Leben durch eine frühere Erkennung von Krankheiten verheißen – ungeachtet der Tatsache, dass bei keiner Erkrankung stichhaltig nachgewiesen werden konnte, dass eine frühere Diagnose die Prognose verbessert.

Prävention ist von der Hilfe zur Selbsthilfe zum Geschäftsmodell verkommen, das besonders gut funktioniert, wenn die Screeningtests möglichst viele Fehlalarme produzieren. Jeder Mensch hat seine Gesundheitsrisiken, die man nur glaubhaft machen muss. Die nötige Angst befeuerte dann das Geschäft. Fehlalarme gefährdeten das Geschäftsmodell nicht einmal, da die Erleichterung beim Screeningopfer überwiegt, wenn die weitere Abklärung den Verdacht nicht bestätigen konnte. Die Kollateralschäden aller Screeningprogramme haben bisher den Umsätzen nicht geschadet.

Seit dem Ende des 20. Jahrhunderts hat sich mit der Verheißung »Prävention« ein Missbrauch riesigen Ausmaßes in die Medizin eingeschlichen: Die Verhütung von Krankheiten, die man gar nicht bekommen hätte! Risiken werden herbeigeredet oder -getestet, um durch Medikamente, Impfungen oder sogar Operationen das Auftreten von Krankheiten zu verhindern: Cholesterinsenker, Gerinnungshemmer und Blutdrucksenker zur Prophylaxe von Herzinfarkten und Schlaganfällen, die prophylaktische Entfernung von Organen, die man nicht unbedingt benötigt, als Lebensversicherung gegen Krebs, und als idealer Tummelplatz für skrupellose Geschäfte mit Impfungen gegen Bakterien, Viren, Krebs, Rheuma und vielleicht auch Demenz. Wenn die Wahrheit ans Licht kommt, dass die Maßnahmen unwirksam oder unnötig waren, haben sich die Profiteure längst aus dem Staub gemacht.

Wer oder was heilt? – Eine kurze Geschichte ärztlicher Selbstkritik

Bis zum 20. Jahrhundert konnte die gelehrte Medizin bestenfalls Symptome lindern oder zeitweise beseitigen. Nur Zufallstreffer verkürzten die Krankheitsdauer oder verzögerten das Ableben. Naturheilkundliche und manuelle Medizin waren erfolgreicher – schon weil sie selten schadeten. Aber warum konnten unwirksame und oft sogar schädliche Behandlungen überhaupt so lange angewendet werden? Hätten nicht Ärzte oder spätestens frustrierte Kranke beziehungsweise deren Angehörige sich den Therapien verweigern müssen? Wie steht es in der Medizin mit der kritischen Bewertung des eigenen Tuns?

Die Mehrzahl der Krankheiten heilt aus oder bessert sich ohne Zutun. Selbstheilungskräfte sind immer aktiv. Wenn Behandler nicht schaden, liegt die Erfolgsquote bei mindestens 70 Prozent.[1] Dies erklärt, warum unwirksame und unsinnige Behandlungen von ihren Anwendern und Kranken nicht entlarvt werden. Ist der Verlauf nach Beginn einer Therapie günstig, ist die Verführung für Behandler und Kranke groß, Besserung oder Gesundung den Maßnahmen zuzuschreiben. Das Prinzip ist in das Ärztelatein eingegangen: »Post hoc, ergo propter hoc« (»Wenn etwas danach passiert, wird es deswegen gewesen sein«). Der Behandler ist von seinem Instrumentarium überzeugt und beschränkt sich ohnehin auf verrechenbare Dienstleistungen. Der Kranke vertraut dem Behandler und hegt Heilserwartungen. Woher sollen Zweifel rühren? Warum sollten sich Ärzte gegen Dogmen ihres Standes auflehnen?

Seriöse Behandler sollten wenigstens annehmen, dass ihre Verordnungen zumindest die Selbstheilung unterstützen. Aber wie häufig kann dies in der

Medizingeschichte überhaupt der Fall gewesen sein, wenn fast durchweg untaugliche Therapien erfolgten? Die Frage ist eher, wie zynisch sich Behandler auf Selbstheilung und Placeboeffekte verließen. Denn auch wer den Dogmen seiner Ausbildung verfallen war, musste als Arzt, Schamane, Kräuterkundiger oder Handwerkschirurg immer wieder zweifeln, wenn er seinen Wahrnehmungen traute. Doch selbstkritische Stimmen sind in erhaltenen Quellen selten. Selbstkritik gehört nicht zu den Tugenden von Therapeuten.

Es waren fast immer Stimmen abseits der Lehrkanzeln, die die Gretchenfragen stellten und nüchtern bilanzierten. Abweichler mussten immer auf Karriere und Anerkennung verzichten, wenn sie der Wahrheit zu nahe kamen. 1657 behauptete der unter Pseudonym publizierende Universalgelehrte George Starkey (1628–65), dass ein Drittel der Erkrankungen ausheilten, ärztliche Behandlungen aber nicht einmal bei zehn Prozent dafür ursächlich wären.[2] Starkey hatte erkannt, dass Selbstheilung weitaus wichtiger war als alle Behandlungen. Der berühmte Schweizer Arzt Eugen Bleuler (1857–1939) kam über 200 Jahre später zu keiner besseren Einschätzung: »(...) daß wirklich für eine ziemliche Zahl der gewöhnlichen Krankheiten – numerisch genommen die Mehrzahl (...) – das Nichtsmachen oder wenigstens das Nichtmedizinieren gar nicht unzuträglich ist«.[3] 2016 konnte eine Metaanalyse von Cochrane lediglich vier Prozent von 612 untersuchten Therapien einen wissenschaftlich erwiesenen Nutzen attestieren.[4]

Die erste Veröffentlichung, die sich ausschließlich mit der Selbstheilung auseinandersetzte, datiert von 1835 und ist aus der Feder des amerikanischen Arztes und Botanikers Jacob Bigelow (1787–1879).[5] Für ihn waren Therapien nur gerechtfertigt, wenn körpereigene Mechanismen Krankheiten nicht eindämmen konnten. In Deutschland hatte vorher der Arzt Johann Benjamin Erhard (1766–1827) schon darüber spekuliert: » (...) so wartet der Patient, bis es von selbst vergeht, welches der am häufigsten vorkommende Fall sein möchte«.[6] Sogar der einflussreichste Arzt zu Erhards Zeit, Christoph Wilhelm Hufeland (1762–1836), verglich Medizin mit einer »Gärtnerey«, die nur »Hindernisse einer Heilung wegnehmen und sie unterstützen kann«.[7]

Ab 1860 knöpfte sich der Schriftsteller und Arzt Oliver Wendell Holmes (1809–94) die Trugschlüsse der Medizin vor und attestierte seinem Berufsstand eine Neigung zur Selbsttäuschung. Allein, es änderte sich nichts. Eine Generation später beklagte Eugen Bleuler ein »autistisch-undiszipliniertes Denken« der Ärzte, das unbeirrbar auf Mutmaßungen beruhe: »Massenhaft (...) sind die Anwendungen, die vor nicht zu langer Zeit empfohlen und oft als geradezu notwendig vorgeschrieben worden, jetzt aber vergessen sind – und mit Recht vergessen.«[8]

Willkür innerhalb eines evidenzfreien Sammelsuriums an Behandlungen und die vermeintliche Komplexität der Einflussfaktoren ließ Ärzten der Säftemedizin jede Menge Raum, sich Kunstfehlervorwürfen zu entziehen. Wenn sich im Frankreich des 18. Jahrhunderts Therapiealternativen meist auf Aderlassen oder Wassertrinken beschränkten, starb der Kranke nie an der falschen Therapie. Entweder hatte er »nicht genug Wasser getrunken« oder er war »nicht genug zur Ader gelassen worden«.[9] Ohne Logik und zwingende Schlussfolgerungen konnte man nichts falsch machen. Dies verbot jede Schuldzuweisung an den Arzt bei einem ungünstigen Verlauf. Wenn es eng wurde, konnte man außerdem noch auf eine gerade ungünstige Konstellation der Gestirne verweisen ...

Da man bis zur Mitte des 19. Jahrhunderts die Körpertemperatur nur fühlte, aber nicht objektivierte und vor Ende des 18. Jahrhunderts nicht einmal die Herzfrequenz zählte, konnte es allenfalls Fehleinschätzungen, aber keine dokumentierten strafbaren Fehler geben. Intransparenz war der Selbstschutz eines Berufsstandes, der im Trüben fischte. Studienevidenz hätte nur angreifbar gemacht. Da beließ man es doch besser bei der Mär von der ärztlichen Kunst, die nun einmal ganz im subjektiven Empfinden des Künstlers liegt.

Und war nicht immer der Kranke an seiner Misere schuld? Die hippokratische Medizin und ihre Interpreten führten die Entstehung von Krankheiten auf eine verfehlte Lebensführung zurück. Und auch in der heutigen Medizin, in der Kausalitäten durch Korrelationen ersetzt wurden, verzichtet man auf Ursachenforschung. Äußere Krankheitsursachen einschließlich der eigenen Behandlungen fanden bei Ärzten selten Beachtung. Die Verantwortung für schlechte Verläufe wälzten Ärzte auf die Kranken ab, wenn sie sich nicht mit dem Schicksal oder einem Achselzucken zufriedengaben. Krankheit und Tod als Folge von Behandlungen? Das kam nur wenigen Therapeuten in den Sinn oder gar über die Lippen. Einer war der niederländische Arzt und Chirurg Antonius de Heide (1646–1702), der Medizin mit Mord gleichsetzte.[10]

Die kritische Analyse des eigenen Tuns war immer eine Tugend von Minderheiten. Die Mehrheit des Berufsstandes hatte die Mentalität von Glücksrittern, für die desaströse Verläufe durch Behandlungen »Zwischenfälle« oder »Zufälle« blieben. Einzelne glückliche Fügungen rechtfertigten die Fortführung katastrophaler Therapien über Jahrhunderte. Wie anders ist es zu erklären, dass über 200 Jahre Bluttransfusionen zum Behandlungsspektrum gehörten, obwohl mindestens jeder dritte Patient die Maßnahme nicht überlebte?[11]

Wie gering im späteren Medizinbetrieb die Sensibilität für das Schadenspotenzial der eigenen Tätigkeit blieb, zeigte die Geburtshilfe, die die Ärzteschaft seit dem 18. Jahrhundert zunehmend usurpierte. »Kindbettfieber« diente als Schutzbehauptung für selbst erzeugte Krankheit und Tod. Es war die Unbelehrbarkeit für Hygiene der Ärzteschaft sowie deren Unverständnis für Geburtsvorgänge, die mehr als drei Jahrhunderte lang Mütter und Säuglinge scharenweise das Leben kostete.[12] Allein in Preußen starben in der zweiten Hälfte des 19. Jahrhunderts 365 000 Mütter nach der Geburt.[13] Durch die Schuldzuweisung an das »Kindbett« wird die behandlungsbedingte Ursache vertuscht. Nicht einmal heute spricht man wahrheitsgetreu von einer behandlungsbedingten Sepsis der Mütter.

Dabei hatte der schottische Arzt Alexander Gordon (1752–99) 1795 die infektiöse Genese, deren Verursachung durch Geburtshelfer und Übertragung durch Pflegepersonal von Patientin zu Patientin klar herausgearbeitet. Mehr als ein halbes Jahrhundert später scheiterte Ignaz Semmelweis (1818–65) in Wien immer noch an seinen Kollegen, als er diese Kausalkette durchbrechen wollte. Gerne wird auch verschwiegen, dass die Sterblichkeit am »Kindbettfieber« bis zu 80 Prozent betrug, weil deren Verursacher als Therapie noch Aderlässe verordneten. Sogar Gordon forcierte Aderlässe ...

»Whistleblowern« erging es nicht gut. Gordon musste seine Tätigkeit aufgeben, als ein Sturm kollegialer Entrüstung über ihn hereinbrach.[14] Semmelweis wurde von seinen Kollegen in die Isolation getrieben und landete in der Psychiatrie, wo er unter übler Nachrede nach ungeklärten Gewalteinwirkungen verstarb.[15] In Amerika gab der Internist Oliver Wendell Holmes unter dem Dauerfeuer seiner Kollegen seine ärztliche Tätigkeit auf und beschränkte sich auf Vorträge und Belletristik, weil auch er die behandlungsbedingten Ursachen klinischer Fieberkrankheiten aufgezeigt und Konsequenzen gefordert hatte.

Fälschlicherweise wird Hebammen noch immer die hohe Mütter- und Säuglingssterblichkeit bis zum Ende des 19. Jahrhunderts angelastet.[16] Die in den USA im Vergleich zu Deutschland doppelt so hohe Kindersterblichkeit und die dreimal so hohe Müttersterblichkeit belegen jedoch die höhere Gefährdung ärztlicher Geburten, denn dort erfolgen mehr als 92 Prozent der Geburten durch Ärzte.[17] Hierzulande verflüchtigt sich mit der Explosion der Haftpflichtprämien für Hebammen die unliebsame Konkurrenz und lässt für die Häufigkeit von Damm- und Kaiserschnitten nichts Gutes ahnen.

Dies war nicht die einzige Unbelehrbarkeit der Ärzteschaft. Obwohl Lungenembolien bereits Mitte des 19. Jahrhunderts als »Geißel der Chirurgie« beklagt wurden,[18] gehörten sie über 100 Jahre später immer noch zum Alltag. Sie galten als schicksalhaft und kosteten vielen Menschen trotz gelungener Operationen das Leben. Die Mehrzahl der Embolien ist aber hausgemacht: unnötig lange Trinkverbote (»nüchtern«) vor und nach Operationen, viel zu lange Bettruhe, vermeidbare Blutverluste bei Operationen sowie die Ignoranz gegenüber einer Thromboseprophylaxe durch Kompressionsstrümpfe.

Bis heute sind Chirurgen auf das Gelingen einer Operation fixiert und betrachten das Umfeld der Eingriffe als »Kürprogramm«. Der Spruch »Operation gelungen, Patient tot« hat nicht zufällig Eingang in die Alltagssprache gefunden. Dabei ist die Betreuung eines Kranken vor und nach der Operation für den Erfolg der Maßnahme nicht weniger wichtig. Ein Blackout für den tatsächlichen Nutzen ist für Chirurgen eine der Voraussetzungen für eine hohe Operationsfrequenz, die innerhalb der Zunft immer noch zu Unrecht das Ansehen reflektiert. Verglichen mit der Luftfahrt als Branche mit hoher Fehlerkultur wären die jährlich 300 000 Behandlungstoten allein in Deutschland gleichbedeutend mit dem täglichen Absturz eines voll besetzten Airbus A380.[19]

Noch bis zum 17. Jahrhundert konnten Therapien für Ärzte und Gesundheitshandwerker nicht nur Honorarverluste, sondern auch empfindliche Strafen nach sich ziehen, wenn ein Kranker zu Schaden kam. Nach einer missglückten Operation mit Todesfolge wurde ein Württemberger Chirurg zu drei Jahren Zwangsarbeit verurteilt, obwohl die Schuld vom Gericht nicht bestätigt wurde.[20] In Russland war es üblich, dass Ärzte beim Ableben ihrer Patienten leer ausgingen.[21] Mancherorts mussten sie beim Tod ihrer Patienten sogar um ihr Leben fürchten. Im Königreich Jerusalem wurden Ärzte mit dem Harnglas in der Hand durch die Straßen gepeitscht und danach aufgehängt.[22] In Persien mussten sie zumindest noch im 18. Jahrhundert mit einer Strangulation rechnen.[23] Diese zeitweiligen Sanktionen für schädliche Therapien reichten nicht aus, um Selbstkritik oder eine Fehlerkultur zu entwickeln. Honorarkürzungen oder -rückzahlungen waren für Ärzte spätestens ab dem 17./18. Jahrhundert in Mittel- und Westeuropa kein Thema mehr. Bei Streitigkeiten entschieden ärztliche Kommissionen über Patientenbeschwerden …[24]

Die rückläufige Frequenz von Sektionen in allen europäischen Ländern belegt, dass Qualitätssicherung weiterhin nicht als vorrangig erachtet wird. Europaweit wird bestenfalls noch ein Prozent der Verstorbenen obduziert.[25] Selbst im Zeitalter der technischen Medizin mit multiplen Daten aus den Körpern Kranker kommen viele Fakten erst durch Obduktionen ans Licht. Die alte Maxime, dass die Lebenden auch von den Toten lernen, hat nichts von ihrer Gültigkeit verloren.

Reine Männersache? – Eine kurze Geschichte der Frauen in der Medizin

Frauen spielten weltweit in allen Kulturen eine zentrale Rolle in der Gesundheitsversorgung.[1] Dennoch wird die Geschichte der Medizin noch immer als eine Geschichte von Männern erzählt. Die heutige Geschlechterparität im Arztberuf und die überwiegend weibliche Studentenschaft erscheinen als Sonderphänomene. Allerdings gab es vorher nicht nur Ausnahmen wie die legendäre Agnodike im antiken Griechenland, die Ärztinnen in Salerno oder Dorothea Erxleben im Deutschland des 18. Jahrhunderts. Seit der Antike sind für Frauen fast durchgängig selbstständige ärztliche Tätigkeiten und formale Ausbildungen belegt. Therapeutisch tätige Frauen tauchen nicht erst im letzten Drittel des 19. Jahrhunderts auf, als sie schließlich überall zum Studium zugelassen wurden.

Die untergeordnete Stellung von Frauen im Gesundheitswesen deckt sich weitgehend mit den Zeiträumen der griechischen Antike und der christlich überformten Säftelehre vom 12. bis 20. Jahrhundert. Eigenständige Behandlungen durch Frauen waren in diesen Denkkorsetten nicht vorgesehen. Kräuterkundige und Hebammen, Heilerinnen und Ärztinnen konnten nur mit staatlichen und kirchlichen Auflagen ihr Gewerbe ausüben und wurden oft aktiv bekämpft.

In der vorchristlichen Medizin außerhalb Griechenlands dominierten aber Frauen die Heilbehandlungen. Sie führten magische Rituale und naturheilkundliche Anwendungen eigenständig aus. Nach dem Paradigmenwechsel zur Säftelehre wurde ihre Tätigkeit stark reglementiert. Weder Sklaven noch Frauen war es gestattet, Medizin zu studieren. Frauen wurde lediglich Kompetenz für die Betreuung Schwangerer, die Entbindung und für weibliche Erkrankungen zugestanden. Ihre Rolle beschränkte sich zunehmend auf die Pflege und Assistenztätigkeiten für männliche Ärzte.

Ärztinnen, Hebammen und Arzthebammen in der Antike

Selbst in der Männergesellschaft des antiken Griechenland verblieben die Betreuung Schwangerer und die Unterstützung einer Geburt in weiblichen Händen. Bei Entbindungen durften nur Frauen zugegen sein.[2] Hebammen konnten durch Substanzen und Zaubersprüche Schmerzen mildern sowie Abtreibungen auslösen. Untersuchen und behandeln durften sie aber nicht einmal kranke Frauen.

Eine gewisse Agnodike erschlich sich deswegen im 3. Jahrhundert v. u. Z. in Alexandria in Männerkleidung ein Arztdiplom bei dem berühmten Herophilos.[3] Danach kehrte sie nach Athen zurück und praktizierte dort aufgrund der diskriminierenden Gesetzeslage ebenfalls in Männerkleidung, bis ihr der Prozess gemacht wurde. Dieser führte allerdings dazu, dass in Athen die Gesetze geändert und frei geborene Frauen Medizin studieren und wenigstens Frauen behandeln durften.

In arabischen Manuskripten sind dagegen immer wieder Ärztinnen abgebildet.[4] Auch in Rom genossen Frauen infolge einer ungebrochenen naturheilkundlichen Tradition höheres Ansehen als in Griechenland. Hebammen erhielten ihr Honorar nicht nur bei einer erfolgreichen Geburt. Der römische Jurist Domitius Ulpianus (170 – um 225) verlangte die Bezahlung, selbst wenn eine Hebamme eine Medizin verabreichte, an der die Gebärende verstarb. Manche Hebammen besaßen weiteres Fachwissen und wurden als »Arzthebammen« bezeichnet. Der Arzt Theodorus Priscianus (4./5. Jh.) erwähnt eine Victoria als »liebste Gehilfin seiner Kunst«, der er das dritte Buch über Gynäkologie seiner Heilkunde in vier Bänden widmete. Galen (um 130 – um 200) empfahl Salben und Wachspflaster einer Antiochis von Tlos (2./1. Jh. v. u. Z.), die sich als Stadtärztin in Galens kleinasiatischer Heimat schon eine eigene Statue hatte finanzieren können.[5] Archäologische Funde bestätigen die Tätigkeit von Ärztinnen in freier Praxis. Sie kamen meist aus angesehenen Patrizierfamilien.

Es überrascht daher nicht, dass im vermeintlich »finsteren« Mittelalter Frauen weiterhin ärztlich tätig waren. In der Schule von Salerno, die als älteste Medizinschule im poströmischen Europa gilt, waren Frauen als Studentinnen und Dozentinnen zugelassen.[6] Unterrichtet wurde auch Chirurgie, die andernorts unakademisches Handwerk war. Überliefert ist die Lehrtätigkeit einer gewissen Trotula (auch Trotta oder Trota) im 11. Jahrhundert. Ihr Lehrbuch *Über die Leiden der Frau vor, während und nach der Entbindung*, zählte lange zu den Standardwerken der Gynäkologie in Europa. Sie vertrat bereits die Meinung, dass es legitim sei, Opiate zur Erleichterung der Geburt zu verabreichen. Bei komplizierten Geburten soll Trotula Damm- und Kaiserschnitte durchgeführt haben.

Weitere überregional bekannte Ärztinnen in Salerno waren in verschiedensten Fachbereichen unter anderem als Chirurginnen tätig und verfassten Abhandlungen.[7] Einer gewissen Abella (14. Jh.) werden die Bücher *Über die schwarze Galle* und *Über die Natur des menschlichen Samens* zugeschrieben. Constantia Calenda gilt als letzte heute noch bekannte Ärztin, die in Salerno tätig war. Doch wie sah es später im übrigen Europa aus?

Heilerinnen und Hebammen nördlich der Alpen

Die naturkundliche Medizin nördlich der Alpen war bis zur Installierung der römisch-katholischen Kirche im Frankenreich eine weibliche Domäne. Druiden, die im Westen Europas mit ihren magisch-religiösen Funktionen auch für die Gesundheit zuständig waren, beeinträchtigten die zentrale Stellung der Frauen bei Heilbehandlungen nicht. Mit der Christianisierung konnte man diese weibliche Heilertradition nicht einfach übergehen. Die Kirche versuchte daher zur besseren Akzeptanz in der

Bevölkerung, ihren Heilungsanspruch auch mit Frauengestalten zu besetzen. Seither gibt es zahlreiche weibliche Schutzheilige für alle möglichen Krankheiten in der katholischen Männerkirche.

Als bekannteste Heilerin im kirchlichen Einflussbereich gilt heute die Nonne Hildegard von Bingen (1098–1179). Im Gegensatz zu anderen Frauen erhielt sie durch die klerikale Geschichtsschreibung frühzeitig Anerkennung und Erwähnung.[8] Es gab aber zahllose weitere Ordensschwestern und Beginen, die in das Gesundheitssystem der Kommunen eingebunden waren.[9] Im Krankheitsfall durften sich Nonnen nicht von Mönchen behandeln lassen, sodass ihnen nichts anderes als Selbstmedikation übrig blieb. Medizinische Texte hatten auch deswegen seit den Klostergründungen im frühen 6. Jahrhundert einen festen Stellenwert im Klosterleben.

Im Mittalter entstanden überall Spitäler und Hospize für Arme. Unter dem Deckmantel einer Verpflichtung zur tätigen Barmherzigkeit stellten sie einen profitablen Geschäftszweig kirchlicher Orden dar. Gepflegt haben fast durchgängig Nonnen. Die Betreuung Schwangerer und Gebärender sowie Frauenkrankheiten blieben weibliches Privileg. Die scholastische Medizin beschäftigte sich nur theoretisch mit der Frauenheilkunde. Jede Objektivierung beziehungsweise Kontrolle der Befunde am Körper der Patientin war skandalumwittert.

Da Männer bis zum 16. Jahrhundert keinen direkten Einfluss auf die Gynäkologie hatten und selbst Geistlichen der Zutritt zu Schwangeren und zu Geburten verwehrt war, setzte die Kirche eine restriktive Aufsicht über das Hebammengewerbe durch. Alle Verrichtungen mussten mit Gebeten statt mit vorchristlichen Gepflogenheiten kombiniert werden. Bei Geburtskomplikationen waren Hebammen gehalten, Berufskolleginnen, einen Physikus oder einen Pfarrer hinzuzuziehen. Ärzte hatten allerdings nur teilweise eine Zusatzausbildung als sogenannter »Accoucher«, der mit Wendemanövern bei Fehllagen und der Zerstückelung von nicht lebensfähigen Feten im Mutterleib Erfahrung hatte.

Hebammen führten auf Druck der Kirche auch Kaiserschnitte aus – allerdings nicht, um das Leben von Mutter und Kind zu retten, sondern nur um das Kind taufen zu können (sogenannte Nottaufe). Den Dokumenten kann man entnehmen, dass der Kaiserschnitt fast immer das Todesurteil für die Mutter war. Nach den kirchlichen Vorgaben stand die Nottaufe eines nicht lebensfähigen Fetus über dem Leben der Mutter. Kaiserschnitte, die von Gebärenden überlebt wurden, sind 1264 in Deutschland und in England nicht vor 1790 dokumentiert.[10]

Neben ausgebildeten Hebammen führten sogenannte geschworene Frauen Entbindungen durch, die lediglich selbst schon geboren haben mussten. Aber auch diese wurden den kirchlichen Vorgaben verpflichtet. Sie wurden von einer zugelassenen Hebamme angeleitet und abschließend vom vorgesetzten Stadtarzt geprüft. Im 18. Jahrhundert dürfte nur etwa die Hälfte der Geburtshelferinnen eine Ausbildung durchlaufen haben.[11] Viele waren auf weitere Nebentätigkeiten als Leichenfrauen oder »Leichensägerin« angewiesen. Die Ausbildung selbst bestand vor allem in der praktischen Unterweisung bei einer zugelassenen Hebamme, die durch eine Prüfung beim vorgesetzten Stadtarzt abgeschlossen wurde.

Das gynäkologische Lehrbuch des Frankfurter Stadtarztes Eucharius Rösslin (1470–1526) war das erste in deutscher Sprache, basierte aber noch ganz wesentlich auf den antiken Ausführungen des Soranos von Ephesos. Ansonsten kursierte noch die Schrift der Trotula, die jedoch wenig über konkrete Handgriffe bei der Entbindung enthält. Zeitgenössische Hebammenlehrbücher mit eigenen Erfahrungen gab es erstmals in Frankreich 1608 von der königlichen Hebamme Louyse Bourgeois (1563–1636) und in England 1671 von einer gewissen Jane Sharp. Das lange einzige Lehrbuch einer deutschen Hebamme stammt von der an deutschen und niederländischen Höfen tätigen Autodidaktin Justine Sieg(e)mund (1636–1705).[12] Noch 1689 musste ihr Buch nicht nur der medizinischen Fakultät, sondern auch den Berliner Hofpredigern zur Zensur vorgelegt werden. In Deutschland und Frankreich kam es wohl nur durch die bevorzugte Stellung der Hebammen bei Hofe zu den Veröffentlichungen.

Ärztinnen im Mittelalter

Die medizinischen Schulen und Universitäten, die ab dem 13. Jahrhundert etabliert wurden, blieben Frauen bis zum Ende des 19. Jahrhunderts mit fadenscheinigen pseudobiologischen Argumenten verschlossen. Nur Männern wurden nach Ausbildung unter kirchlicher Aufsicht Heilungsversuche zugebilligt. Frauen mussten sich als Autodidakten versuchen oder von Ärzten vorwiegend im Familienverbund angeleitet werden. Das Universitätsstudium als Voraussetzung für eine ärztliche Tätigkeit diente dazu, heilkundige Frauen ihrer zentralen Funktionen in der Gesundheitsversorgung zu berauben und sie auf Hilfstätigkeiten zurückzustutzen.

Der aus der römischen Zeit stammende Begriff der »Hebammenärzte« ist daher bis in die Neuzeit für Frauen in der Medizin angebracht. Die Kompetenz für Schmerz-, Abtreibungs- und Verhütungsmittel, die Beurteilung weiblicher Gesundheitsstörungen, aber gleichermaßen für Wundheilungen und kleinere chirurgische Eingriffe lag über Jahrhunderte bei Frauen, die als Heilkundige, Wundärzte, Frauenärzte und Geburtshelfer praktizierten. Ihr Wissen bezogen sie aus den innerhalb von Familien überlieferten Kenntnissen über die Wirkung von Pflanzen, rituellen Placebo-Effekten und handwerklichen Erfahrungen aus der täglichen Praxis. Wie selbstverständlich dies über Jahrhunderte üblich war, lässt sich dem Theaterstück *Die beiden edlen Vettern* entnehmen, an dem William Shakespeare (1564–1616) mitgeschrieben hat.[13] Die Protagonistin heilt den erkrankten König durch ein Rezept, das sie von ihrem verstorbenen Vater, dem früheren Leibarzt, übernommen hatte, ohne dass ihre ärztliche Tätigkeit infrage gestellt wurde.

Frauen verordneten über Jahrhunderte Medizin, führten Apotheken und operierten als Handwerkschirurginnen. Letztere konnten in der Zunft der Bader oder in einer eigenen Zunft die vorgeschriebene Lehre mit Berufsabschluss absolviert haben. Bis zum 15. Jahrhundert waren Frauen in allen Zünften gleichberechtigt.[14] Außerdem konnten sie über das Witwenrecht, Sonderbestimmungen der Städte oder des regierenden Fürsten als Ärztinnen und Apothekerinnen tätig sein. Im 14. Jahrhundert waren in Paris fünf der dort registrierten 38 Ärzte Frauen.[15] Frankfurt/Main verzeichnete im 15. Jahrhundert bis zu 16 Ärztinnen. Gemäß Badebüchern könnten im 11. bis 16. Jahrhundert etwa ein Sechstel der Ärzte Frauen gewesen sein.[16] Als spezialisierte Tätigkeitsbereiche sind neben der Gynäkologie die Augenheilkunde und die Chirurgie belegt. Im Gegensatz zu gelehrten Ärzten genossen Heilerinnen hohes Ansehen.

Viele Ärztinnen stammten aus den in Ghettos ausgegrenzten jüdischen Familien. Eine war eine gewisse Sara (1385 – um 1445), die 1419 einen Freibrief für eine Berufsausübung im Bistum Würzburg erhielt.[17] Im schwäbischen Günzburg bezeichnete sich eine Frau als »Doktorin der freien Kunst der Arznei«.[18] Überregionale Bekanntheit erreichte Agatha Streicher (1520–81), die ihr Wissen wahrscheinlich von ihrem Bruder erworben hatte. 1561 wurde ihr vom Magistrat der damals Freien Reichsstadt Ulm das Berufsrecht zugesprochen. Als Kaiser Maximilian II. im Sterben lag, ließ er sie eigens nach Regensburg bringen. Agatha Streicher konnte sein Leben nicht retten, soll aber sein Leiden noch erfolgreich gelindert haben.

Wurden Frauen allerdings auf eigene Rechnung tätig, mussten sie damit rechnen, vor Gericht zu landen. Ihnen fehlte schließlich die universitäre Ausbildung. Im 14. Jahrhundert wurde einer in Paris tätigen Jacqueline Felicie gerichtlich verboten, den Beruf auszuüben, obwohl sieben Patienten ihre Kompetenz bestätigten.[19] Sie hatte die studierten Ärzte auch gegen sich aufgebracht, weil sie nur eine Bezahlung verlangte, wenn es ihren Patienten nach der Behandlung besser ging. Mit dem Berufsverbot und einer horrenden finanziellen Strafe wurde sie exkommuniziert. 1332 sind weitere 24 ungesetzlich tätige Ärztinnen in Paris verbürgt.[20]

Frauen mussten – wie in anderen Berufen – ein geringeres Honorar akzeptieren, um den Neid ihrer männlichen Kollegen in Grenzen zu halten. Immer wieder missbrauchten Kaiser des sogenannten Heiligen Römischen Reiches ihre prekäre Stellung und befahlen Ärztinnen die Fürsorge für Bedürftige. Dadurch nahm vorübergehend ihre Zahl in Deutschland sogar deutlich zu. Ärzte waren Mangelware und konnten es sich offenbar leisten, Honorarabschläge zu verweigern. Erst ab dem 17. Jahrhundert wird zwischen »Buchmedizinern« mit Universitätsstudium und heilkundigen Frauen mit autodidaktischem oder in der Familie weitergegebenem Wissen differenziert.

Daneben gab es noch kräuterkundige Frauen, die die sogenannten kleinen Leute wegen ihrer empirischen Kenntnisse und psychologischen Ausstrahlung aufsuchten. Sie zählten zu den »Quacksalbern«, obwohl sie überwiegend ein fundiertes Wissen über Heilpflanzen besaßen. Von der auf Geschlechtskrankheiten spezialisierten Elisabetha de Held (frühes 18. Jh.) in Frankfurt/Main gibt es sogar einen Kupferstich, in dem ihr Porträt von medizinischen, pharmazeutischen und chemischen Utensilien umrankt ist.[21] Gerade diese Frauen wurden zusammen mit den Hebammen ab dem 16. Jahrhundert der »Hexerei« bezichtigt.[22]

Alles rückständig macht die Renaissance

Ab der Renaissance konnten sich die tonangebenden Eliten Ärztinnen überhaupt nicht mehr vorstellen. Begründet wurde dies mit einer angeblich konstitutionell geringeren Belastbarkeit und einer im Vergleich zu den Männern reduzierten Begabung, logisch zu denken. Trotz der in Geschichtsbüchern so fortschrittlich dargestellten Epoche verschärfte sich der Ton. Frauen waren als Konkurrenz in allen Berufen unerwünscht.

Der Startschuss für die »Hexen«-Verfolgungen mit der Bulle von Papst Innozenz VIII. von 1484 war der Versuch, soziale Unruhen auf Kosten einer gesellschaftlichen Gruppe im Keim zu ersticken. Neben klimatisch bedingten Missernten im Gefolge der Kleinen Eiszeit (15. –19 Jh.) kam es zu einem Einbruch des Bruttoinlandsproduktes nach der Abriegelung der Handelswege mit dem Orient infolge der türkischen Eroberung Konstantinopels. Die Situation verschärfte sich durch rückkehrende Männer aus dem Hundertjährigen Krieg in Frankreich und den Kreuzzügen, die Arbeit und Brot benötigten. Da die weltlichen und kirchlichen Eliten den Rückgang der Wirtschaftstätigkeit nicht in der eigenen Kasse spüren wollten, blieben die Abgaben unverändert hoch. Bauern wurden von ihren Höfen vertrieben. Es entstanden erste städtische Proletariate. Aufstände waren die Folge.

Zementiert wurde die männliche Festschreibung des Arztberufs durch Zunftordnungen, die nur Lizenzen für Ärzte vorsahen. Heilkundlich tätige Frauen wurden einem Stadtphysikus unterstellt, dem sie weisungsgebunden waren. Ärzte spielten daher bei der »Hexen«-Verfolgung ab Ende des 15. Jahrhunderts eine maßgebliche Rolle als »Gutachter« bei der Verurteilung der unliebsamen Berufskonkurrenz. Ihnen wurde von der geistlichen und weltlichen Oberschicht zugebilligt, zwischen Krankheit und »Hexen«-Werk unterscheiden zu können. Das Motto war: Was ein Arzt nicht heilen kann, muss »Hexerei« sein. Die Prozesse erfolgten zwar innerhalb der weltlichen Gerichtsbarkeit, wurden aber neben Ärzten auch von Priestern ausgestaltet. Der Umgang mit pharmakologisch wirksamen Pflanzen wie Bilsenkraut, Stechapfel, Tollkirsche sowie Fliegenpilzen zählte als Ketzerei.

Da große Teile des Wissens um heilende oder lindernde Wirkungen von Pflanzen auf den Scheiterhaufen verbrannten, war die gesamte Heilkunde um Jahrhunderte zurückgeworfen. Die Schulmedizin mit ihren scholastischen Irrlehren konnte im Gegensatz zur »Volksmedizin« bis in das 20. Jahrhundert nicht heilen. Alternativ denkende Querköpfe wie Paracelsus (1493–1541) hatten ihre Erfolge im Wesentlichen dem Wissen naturheilkundiger Frauen zu verdanken. 1527 musste er einräumen, dass »der Arzt von Zeit zu Zeit bei alten Weibern, Zigeunern, Schwarzkünstlern, Landfahrern sowie bei allerhand Bauernvolk und dergleichen belanglosen Leuten in die Schule gehen muß«.[23]

Hebammenordnungen schränkten die Handlungsfreiheit der verbliebenen Hebammen stark ein. Stadtärzte erschlichen sich über verpflichtende Prüfungen allmählich das tradierte Hebammenwissen. Mit dem Eindringen der Ärzte in die Geburtsbetreuung verschwand auch die Geburtenkontrolle durch Pflanzen, die Abtreibungen beförderten oder Schwangerschaften verhüteten. Im sogenannten hippokratischen Eid hatte die Kirche festgeschrieben, dass Ärzte kein (ungeborenes) Leben beenden dürfen.

Durch männliche Verdrängungsmaßnahmen und »Hexen«-Hinrichtungen ging die Zahl der Frauen in der Medizin wie in allen anderen Berufsfeldern im Laufe des 16. Jahrhunderts stark zurück. Etwa 85 Prozent aller Hingerichteten auf dem europäischen Kontinent waren Frauen. Jedes dritte Opfer war eine Hebamme oder geschworene Frau. In Köln wurden zwischen 1627 und 1630 die Hebammen nahezu ausgerottet.

Die Geburtshilfe erreichte ihren Tiefpunkt, als Frauen ab dem Ende des 18. Jahrhunderts aus der Frauenheilkunde verdrängt und zu Hilfstätigkeiten als Pflegerinnen herabgestuft wurden. Die Sterblichkeit vervielfachte sich überall, wo in Gebärhäusern vor allem im Ausbildungsbetrieb mit Studenten entbunden wurde. Anschaulich belegt ist dies in einem Brief an den regierenden Fürsten des Herzogtums Weimar von 1779, in dem die Situation im universitären Accouchierhaus in Jena geschildert wird: » (...) keine Hebamme hab ich nicht, sondern nur den H. Prof. Loder anfänglich angetroffen. (...) so kamen aus dieser Stubenkammer etliche 20 Studenten eingetreten, diese umgaben mich, ein neugieriger davon wollte so gleich den Anfang, unerwartet und unanständig mich zu betasten machen. (...) Ich stieß den jungen Studenten zurück, eilte von Angst getrieben aus der Stube weg. Man wollte mich mit Gewalt zurückhalten (...) nimmer gehe ich wieder dahin.«[24]

Mit dem 350-jährigen Femizid konnten Ärzte die Geburtshilfe als letzte Bastion der weiblichen Medizin übernehmen. Die dadurch verursachte Steigerung der Geburtskomplikationen und Säuglingssterblichkeit führte nicht nur zu Millionen ärztlich bedingter Todesfälle, sondern beeinträchtigt die Geburtshilfe bis in unsere Tage. Gewalt und unnötige operative Eingriffe sind in heutigen Kreißsälen immer noch an der Tagesordnung.[25]

Mühsam nährte sich die Emanzipation

Die Verdrängung der Frauen aus dem eigenverantwortlichen Heilgewerbe in den Dienstbotenstatus der Pflegenden basiert auf patriarchalischen Denkmustern seit der Antike. Von Cato dem Älteren ist der Spruch überliefert: »Erinnert euch all der Gesetze, mit denen unsere Vorfahren die Freiheit der Frauen gebunden, durch die sie die Weiber der Macht der Männer gebeugt haben. Sobald sie uns gleichgestellt sind, sind sie uns überlegen.« Die Verfügungen der Kirche beruhen auf derartigem Denken.

Dorothea Erxleben, geb. Leporin (1715–62), war die erste promovierte Ärztin im deutschen Sprachraum, jedoch ohne studiert zu haben. Als Arzttochter übernahm sie 1747 die väterliche Praxis nach einer Ausbildung durch Vater und Bruder, ganz so, wie dies schon seit dem Mittelalter in den Handwerksberufen und in Arztfamilien üblich war. Bereits 1742 hatte sie in einer bemerkenswerten Kampfschrift die männliche Vorherrschaft in der Medizin gebrandmarkt: »Die Verachtung der Gelehrsamkeit zeigt sich besonders darin, dass das weibliche Geschlecht vom Studieren abgehalten wird.« Zwölf Jahre später wurde ihr lediglich vom preußischen König das Privileg der Promotion an der Universität Halle zugestanden. Ihre Bemühungen um ein Studium für Frauen blieben noch vergeblich.

Selbst die Philosophen der Aufklärung gingen mehrheitlich von einer »natürlichen Unterlegenheit des weiblichen Geschlechts« aus. Frauen könnten nach Voltaire (1694–1778) nichts zum Fortschritt des Geistes beitragen. Eine Hochschullaufbahn war für die frischgebackene Doktorin Erxleben unerreichbar. Gebildete Frauen durften lediglich literarische Salons in großen Städten ausrichten. Die Ausgrenzung aus Universitäten und Fakultäten blieb bis zur Mitte des 19. Jahrhunderts bestehen. Pionierland waren die USA, wo Frauen bereits um 1850 zum Medizinstudium zugelassen wurden. Frankreich folgte als erstes europäisches Land 1863.

In Deutschland gibt es Ärztinnen mit akademischer Anerkennung erst seit den 1870er Jahren. Allerdings hatten die ersten noch in der Schweiz studieren müssen. 1899 wurden Frauen zu den Staatsexamina in Medizin, Pharmazie und Zahnmedizin zugelassen. Die dafür notwendigen Scheine mussten die Kandidatinnen vorher weiterhin im Ausland erwerben. 1901 approbierte man in Halle/Saale erstmals Ärztinnen. In Preußen war ein komplettes Frauenstudium inklusive Promotion ab 1908 möglich. Eine preußische Abiturientin, die 1895 einen Antrag auf Immatrikulation im Fach Medizin stellte, lehnte der Dekan selbst als Gasthörerin mit der Begründung ab: »Ein Student, der sich nicht besaufen kann? – Unmöglich!«[26]

Da seit dem Zweiten Weltkrieg die Zahl von Ärztinnen kontinuierlich zugenommen hat, könnte man meinen, dass die Medizin aufgehört hat, Männersache zu sein. Allerdings zeigt ein Blick auf die leitenden Stellungen und Lehrstühle, dass die Geschlechterparität in den tonangebenden Positionen noch längst nicht angekommen ist. Lediglich zwölf Frauen wurde bis 2019 der industriehörige Nobelpreis in der Medizin zuerkannt.[27] Es ist entlarvend, wenn noch im Jahr 2020 Publikationsorgane einer Fachgesellschaft *Der Gynäkologe* oder *Frauenarzt* heißen.

Ein hoher Frauenanteil allein ist jetzt aber noch keine Errungenschaft. Wenn Frauen nur die gleichen Fehler wie die Männer seit 2500 Jahren begehen, ist für die Kranken nichts erreicht. Eine bessere Medizin wird sich wieder auf die Tugenden der Frauen im unakademischen Heilwesen besinnen müssen, die es vor und während der Säftelehre gab.

Krank durch Behandlungen? – Eine kurze Schadensgeschichte der Medizin

Wer einen kranken Menschen behandelt, dem ist in der Regel bewusst, dass seine Therapie die Heilung fördern kann oder unwirksam ist. Vergessen oder verdrängt wird aber gerne, dass in beiden Fällen Beeinträchtigungen der Gesundheit drohen. Was nicht hilft, kann ebenso schaden wie eine wirksame Behandlung. Wer das Ökosystem Mensch durch Antibiotika zerstört, operativ große Wundflächen verursacht und medikamentös das Immunsystem beeinträchtigt, muss schaden. Häufigere Krebserkrankungen insulinbehandelter Diabetiker oder bei Frauen nach langjährigen Hormoneinnahmen sind keine Koinzidenzen. Ob Insulin oder Geschlechtshormone – die mindestens zeitweise überhöhten Hormonspiegel steigern zwangsläufig Krebsrisiken.

Die wissenschaftlich-orientierte Medizin erkauft sich Wirksamkeit immer dadurch, dass Kranke geschädigt werden oder als Folge der Behandlung versterben. Trotz gestiegener Lebenserwartung in den hochmedikalisierten Industrieländern sterben nirgendwo weniger Menschen: ein sicheres Zeichen, dass die studienbasierte Medizin mehr Todesopfer als Heilungen verursacht.[1] Die inzwischen häufigsten Todes*arten* – Arterienverschlüsse und Krebs – sind Erkrankungen, die auch durch Medikamente verursacht werden. Weniger gestorben wurde nur, wo akademische Ärzte fehlten: bei Ärztestreiks und Ärztemangel.[2] Eine steigende Ärztedichte hat nirgendwo zu weniger Toten geführt.[3]

Die Frage, wie groß der Schaden ärztlicher Behandlungen war, wird meist gar nicht gestellt. Dabei hatte schon Paracelsus (1493–1541) in seiner Baseler Antrittsvorlesung 1527 darauf hingewiesen, dass »viele Doktoren der heutigen Zeit mit größter Gefahr für die Kranken die greulichsten Irrtümer begehen«.[4] Er war überzeugt, dass »wer sich (...) am bloßen Buchstaben begnügt (...) als Arzt den Kranken tötet«.[5] Der Universalgelehrte Johannes Baptista van Helmont (1579–1644) regte ganz konkret an, die Qualität der Ärzte daran zu bemessen, »wie viele Begräbnisse jeder (...) auszurichten hat«.[6]

Vorsicht Arzt!

Der sporadische Nutzen der Entleerungs- und Opiumbehandlungen von »Buchmedizinern« stand in keinem Verhältnis zur obligaten Gesundheitsbeschädigung. Selbst bei grippeartigen Erkältungskrankheiten, die alljährlich durch die Länder zogen, kam es nur zu einer erwähnenswerten Sterblichkeit, wenn ärztliche Rosskuren erfolgten.[7] Chirurgen zapften im Auftrag der Ärzte Mengen von 24 Unzen Blut (ca. 750 Milliliter!) – etwa 15 Prozent der gesamten Blutmenge – in einer Sitzung ab.[8] Und dies wurde noch in kurzen Zeitabständen wiederholt oder bis zum »Weißbluten« verlängert. Der französische Philosoph Michel de Montaigne (1533–92) berichtete von einer Badereise in Spanien, dass dort infolge exzessiver Aderlässe »die beiden öffentlichen Bäder bisweilen mit reinem Blut gefüllt scheinen«.[9] Der italienische Pathologieprofessor Giovanni Rasori (1766–1837) soll bei einer Lungenentzündung in vier Tagen über vier Liter Blut entzogen haben.[10]

Aber es war nicht der Blutverlust allein, mit dem Ärzte die Selbstheilungskräfte Kranker auf härteste Proben stellten. Der »englische Hippokrates« Thomas Sydenham (1624-89) schwor bei den Pocken auf eine radikale Kühlung: »Als ich im Haus von Dr. Sydenham wohnte, hatte ich selbst die Pocken und wurde am 12. Tag krank. Am Anfang verlor ich 22 Unzen Blut (etwa 600ml) durch Aderlässe. Dr. Sydenham gab mir ein Brechmittel (...) und ging dann zu Bett. Mir wurde nicht erlaubt, den Kamin zu befeuern, meine Fenster mussten offen bleiben, die Bettdecke durfte nur bis zur Taille hochgezogen werden. Alle 24 Stunden sollte ich 12 kleine Flaschen Bier trinken, das mit Kupfervitriol versetzt war.«[11]

Andererseits kamen aberwitzige Schwitzkuren zum Einsatz, bei denen die Kranken auf ärztliches Geheiß unentrinnbar unter zahlreichen Decken eingebunden und teilweise noch durch andere Personen beschwert wurden![12] Gleichzeitige Trinkverbote ließen Grippewellen zum sogenannten Englischen Schweiß und zu Todesfallen selbst für junge und vorher gesunde Menschen werden. Nur gut, dass akademische Mediziner lange vor allem die kleinen Oberschichten bedienten und keineswegs ein Monopol für Heilbehandlungen besaßen. Mit steigender Zahl der Ärzte wurden die Rosskuren der Säftemedizin aber ab dem 17. Jahrhundert zum allgemeinen Standard. Epidemien wurden tödlicher ...

In einer Doktorarbeit von 1752 empfiehlt der Autor bei einem Schlaganfall Aderlässe im Kopf-/Halsbereich, Schröpfköpfe am Hinterkopf, die Einwirkung glühender Eisen auf Wirbel, Nacken, Arme und Fußsohlen, eine operative Schädelöffnung und Spanische Fliegen (= Pulver eines giftigen Käfers der Gattung Cantharis).[13] Immer hatten Kranke zu viel an Flüssigkeiten in sich, die entfernt werden mussten. Ein schwacher Trost, dass es Quacksalber nicht weniger bunt trieben: » (...) daß man in grösssten Städten kaum soviel schebigte Hunde finden kann als solche Medicatros und After-Doctores in einem Marktflecken, zumalen sie auch das Privilegium der Herren Medicorum: impune occidendi (straflose Tötung) mitzugeniessen haben«.[14]

In der Bevölkerung war bestens bekannt, dass man sich vor Heilungsbemühungen hüten musste. Bereits in Vergils *Aeneis* ist nachzulesen: »Es verschlimmert sich noch durch die (Versuche einer) Heilung.«[15] Die elisabethanischen Schriftsteller Thomas Dekker und Ben Jonson warnten, dass Ärzte gefährlicher seien als die Krankheiten, die sie behandelten, und Duelle unbedenklicher als Arztbesuche. Der französische Theaterdichter Molière (1622–73) lässt eine Schauspielerin erklären, dass niemand sagen solle, »dieser Mensch da starb an einem Fieber oder einem Katarrh, sondern er starb an vier Ärzten und zwei Apothekern«.[16] Eine vergleichbare Einstufung von Kräuterkundigen, Handwerkschirurgen oder Hebammen sucht man in der Literatur vergebens.

Es handelte sich dabei nicht nur um polemische Zuspitzungen zum Gaudium des Publikums. Die Gabe tödlicher Dosen von Quecksilber oder Opium in therapeutischer Absicht ist in der Literatur verbürgt.[17] [18]»Blutsauger« und »Mörder« waren im Volk in dieser Zeit verbreitete Synonyme für Ärzte[19] – aber nicht nur dort. Johann Wolfgang von Goethe (1749–1832) nahm auch gegenüber dem literaturbeflissenen Bürgertum und dem Adel in seinem *Faust* kein Blatt vor den Mund:

> *»Hier war die Arzenei, die Patienten starben,*
> *und niemand fragte, wer genas.*
> *So haben wir mit höllischen Latwergen* (wüste Mischungen
> organischer und anorganischer zermörserter Arznei;
> Anm. des Autors) *in diesen Tälern, diesen Bergen*
> *weit schlimmer als die Pest getobt.*
> *Ich habe selbst den Gift an Tausende gegeben:*
> *Sie welkten hin, ich muss erleben,*
> *dass man die frechen Mörder lobt.«*[20]

Dampf- und Rauchbäder mit Quecksilber waren gängige Praxis. Das quecksilberhaltige Abführmittel Kalomel stand bis in die 1950er Jahre im britischen Arzneibuch![21] Die Todesursache Quecksilbervergiftung war verbreitet, blieb aber ungenannt. Als Brechmittel brachte es auch das giftige Antimon im Brechweinstein in ärztliche Portfolios. Nur weil es schon die Ägypter seit 3000 v. u. Z. eingesetzt hatten, wurde es nicht weniger giftig. Schwermetalle erkannte die Medizin erst Mitte des 20. Jahrhunderts als Krankheitsursache! Ein glaubhafter Zeuge für die Qualität ärztlicher Behandlungen im letzten Drittel des 19. Jahrhunderts war der durch seine Syphilis arztkundige Philosoph Friedrich Nietzsche (1844–1900): »Die größte Krankheit der Menschen ist aus der Bekämpfung ihrer Krankheiten entstanden.«[22]

Als die Ärzteschaft ihre Dienstleistungen auf Geburten ausdehnte, explodierten die Behandlungsschäden. Erst mit der ärztlichen Geburt wurde der Tod zum Dauergast im Wochenbett europäischer Mütter. Im 19. Jahrhundert stiegen die Opferzahlen weiter, als Ärzte Krankheitsursachen durch Obduktionen auf die Spur zu kommen versuchten. Krankheitserreger Verstorbener wurden zu den zumeist im selben Gebäude liegenden Patienten verschleppt, da Klinikärzte ohne Hygienebewusstsein sezierten und behandelten. Die Erkenntnisse aus der »Helligkeit des Todes«[23] bei der Eröffnung von Leichen produzierte in den Krankensälen die »Nacht des Todes« für die Lebendigen. Mindestens jede zehnte Mutter und etwa jeder zweite Operationspatient verstarben.

Wenn Geschichtsbücher bei den Seuchen der letzten Jahrhunderte nur die todbringenden Erreger überliefern, ist dies Geschichtsklitterung. Aderlässe, Brechmittel und Klistiere verstärkten zusammen mit Trinkverboten die Dehydrierung bei allen Fieberkrankheiten. Die wenigen Zahlen belegen, dass behandelte Kranke weit häufiger starben als unbehandelte. Bei Fleckfieberepidemien wurde die Sterblichkeit von etwa einem Drittel der Erkrankten durch ärztliche Therapien leicht auf die Hälfte gesteigert.[24] Die englische Krankenschwester Florence Nightingale (1820–1910) konnte die Todesrate ihrer Pfleglinge im Krimkrieg nicht nur durch Hygiene und Empathie von 42 Prozent auf zwei Prozent senken.[25] Sie verwehrte Ärzten den Zutritt.

Ob zu Zeiten der Säftelehre oder der wissenschaftlich-orientierten Medizin: Behandlungen haben immer mehr Leben gekostet als gerettet. Die hohe Sterblichkeit aufgrund prekärer Lebensverhältnisse und häufiger Gewalttätigkeiten verschleierte die Schädlichkeit der Medizin über Jahrhunderte. Bis die Homöopathie auf der Bühne der Geschichte erschien, hat die akademische Medizin fast ausschließlich geschadet. Lediglich Heilkräuter, psychologische Aktivierung der Selbstheilung und manuelle nichtinvasive Verfahren konnten mehr Nutzen als Schaden verbuchen. Die Ärzteschaft hätte sich zu ihrer Existenzsicherung wenigstens mit Placebos behelfen sollen (vgl. S. 275). Samuel Hahnemann und seine Nachfolger haben diesen Weg wirtschaftlich erfolgreich beschritten.

Und was folgte daraus?

So alltäglich ärztliche Krankheiten und Tod durch Behandlungen waren und sind, so wenig präsent war und ist das Thema bei ihren Verursachern. Jahrhundertelang hatten Ärzte gar keinen Fachausdruck dafür! 1924 taucht erstmals der für Nichtmediziner kryptische Begriff »iatrogen« (von »iatros« = Arzt) für behandlungsbedingte Folgen in der medizinischen Literatur auf. Die OECD verwendete diese Bezeichnung nicht vor 1970.[26]

Kein Wunder, dass in der Statistik der 20 häufigsten Todesursachen die Kategorie »ärztliche Behandlung« bis heute fehlt.[27] Eine Monografie über behandlungsbedingte Gesundheitsschäden ist auf Deutsch nie erschienen. Die Übersetzung eines amerikanischen Buches von 1967 zum Thema wurde nie mehr aufgelegt.[28] Da die Grenzen der Sprache die Grenzen des Denkens abstecken, wird das Ausmaß behandlungsbedingter Krankheiten und Todesfälle bis heute massiv unterschätzt.

Das Schadenspotenzial von Therapien war antiken Ärzten bewusster als heute. Deren Maxime »Für den Kranken ist das Wenigste das Beste«[29] kann immer noch gelten. Vielleicht war die Option, auf eine Behandlung zu verzichten, nur den untauglichen Therapien geschuldet, aber »zu nützen oder (wenigstens) nicht zu schaden«[30] ist überzeitlich gültig. Trotz der Irrlehre von einem Säfteungleichgewicht war längst nicht alles unsinnig …

In der Folge zeigen die Überlieferungen jedoch, dass jeweils nur wenige Ärzte auf Behandlungen verzichteten, um Kranken weiteren Schaden zu ersparen. In Deutschland ist dies von Johann Friedrich Struensee (1737–72) bekannt, der in den 1760er Jahren seinen Kollegen empfahl, die Selbstheilung zu unterstützen und nicht zu bekämpfen.[31] Ein anderer war Christoph Wilhelm Hufeland (1764–1832), der die fast erbliche Berufung zum herzoglichen Leibarzt verspielte, als er bei einer Lungenentzündung der Herzoginmutter auf die unsinnige Gabe eines Brechmittels verzichtete.[32]

Zuallererst nicht schaden?

Leiden und Tod durch Medizin ist den wenigsten Ärzten bewusst und wird kollektiv verdrängt. Kranken nicht zu schaden galt die kürzeste Zeit und für die wenigsten Ärzte als oberste Priorität. Weder in der griechischen Antike noch im alten Rom gab es entsprechende Auflagen. In der christlichen Fassung des sogenannten hippokratischen Eids ist diese Verpflichtung nur beiläufig enthalten.[33] Die lateinische Sentenz »primum non nocere« (»zuallererst nicht schaden«) stammt erst aus dem Jahr 1860[34] und suggeriert eine altehrwürdige Tradition, die es nie gab. Hippokrates war ohnehin Grieche und sprach kein Latein …

Ethisch motivierten Einschränkungen von Therapien ordnete sich der Berufsstand nie unter – ob es in früheren Zeiten um sogenannte Vivisektionen (Sektionen Lebender) zur Aufklärung der Physiologie oder in unserer Zeit darum ging, einen »Hirntod« als Voraussetzung für Organtransplantationen zu behaupten. Fast immer überflügelte ein oft finanziell motivierter Aktionismus die Klärung notwendiger Grundlagen. Dies beklagte der Chirurg Ernst von Bergmann 1883, wenn er davon sprach, dass in der Geschichte der Medizin immer wieder Behandlungen durchgeführt wurden, »ohne daß auch nur eine Spur von den durch sie im Organismus bewirkten Veränderungen bekannt gewesen wäre«. Es sollte zu denken geben, dass bis zum heutigen Tag »aggressive« und unzureichend geprüfte Therapien als legitim gelten.

Sind die finsteren Zeiten der Medizin Geschichte?

Die Geschichte der Medizin ist nicht die Erfolgsstory, die der Öffentlichkeit angeboten wird. Antibiotika, Organtransplantationen, der zerstörungsfreie Blick ins Körperinnere, die Aufrechterhaltung eines Lebens durch künstliche Beatmung und Herz-Lungen-Maschinen hatten und haben ihre Schattenseiten, die bei »Covid-19« wieder offen zutage traten. Durch die Gabe unnützer und hochtoxischer Medikamentenkombinationen und -dosierungen wurden wieder Sterblichkeitsraten von 50 Prozent und mehr wie im 19. Jahrhundert erreicht.[35] Die kurzzeitigen massiven Übersterblichkeiten in Norditalien, Spanien, Frankreich, Belgien und der Schweiz waren zweifelsfrei auf unsinnige Intensivtherapien zurückzuführen.[36] Wäre van Helmonts Empfehlung für die Erfolgskontrolle in die Tat umgesetzt worden, hätten wir eine heilsamere Medizin. Wissenschaftliche Studien sollten nicht vorrangig erwünschte, sondern gerade unerwünschte Therapiefolgen vergleichen.

Anwendung ist aber erkennbar wichtiger als Schadensvermeidung, wenn erst im Gefolge des Contergan®-Skandals ab den 1970er Jahren Zulassungsverfahren für neue Medikamente zur Pflicht in Europa wurden, Medizinprodukte bis heute nur ein CE-Kennzeichen benötigen und neue Operationsverfahren keinerlei Auflagen unterliegen. Hätte Patientensicherheit Priorität, wären die jetzigen Anforderungen an Medikamente und Impfungen zu verschärfen: Zulassungsstudien müssten durch unabhängige Stellen erfolgen, Behandlungszahlen ausgeweitet und die Nachbeobachtungen verlängert werden, damit auch seltene unerwünschte Wirkungen erkennbar sind. Für jedes neue Medizinprodukt und jedes neue Operationsverfahren wären Vergleiche mit etablierten Produkten beziehungsweise Verfahren unter engmaschigem Monitoring einzuführen. Warum verweigert der Berufsstand nicht den Einsatz, solange der Nutzen nicht verlässlich größer als mögliche Schäden ist?

Der renommierte Frankfurter Ordinarius für Innere Medizin Ferdinand Hoff (1896–1988) benannte in den 1950er Jahren »Therapieschäden« als häufigste Krankheitsursachen.[37] Der Doyen der psychosomatischen Medizin Thure von Uexküll (1908–2004) schätzte 1979 den Anteil behandlungsbedingter Krankheiten in Industrieländern auf 50 Prozent.[38] Gemäß dem Chef der staatlichen amerikanischen Krankenversicherung Medicare zur Zeit der Obama-Administration erleiden zwei bis drei Prozent der Klinikpatienten schwere therapiebedingte Beeinträchtigungen.[39] Für Deutschland wären dies 500 000 gravierende Patientenschäden pro Jahr. Erweitert haben sich nur die ärztlichen Möglichkeiten, eigenes Unheil zu begrenzen.

Die zynische Vernunft der Medizin

Wenn Medizin in der gesamten Geschichte weit mehr geschadet als genützt hat, dann lässt sich dies nicht nur mit der Unzulänglichkeit von Ärzten und deren Behandlungen erklären. Es hatte immer Methode. Solange die christliche Ideologie die Medizin dominierte, waren Heilungen durch Menschen unerwünschte Konkurrenz für das Heilungsprivileg der Kirche. Seit dem 20. Jahrhundert lässt der medizinisch-industrielle Komplex Heilungen nur in Ausnahmefällen zu, weil Gesundheit ein schlechteres Geschäft als Krankheit ist. Statt klerikaler Irrlehren beherrschen heute pharmazeutische, mit Nobelpreisen einzementierte und als Paradigmenwechsel verklärte Dogmen die Medizin. Ziel ist ein Heer chronisch Kranker – zu gesund, um zu sterben, aber zu krank, um unbeschwert medizinfrei zu leben.

Eine Erfolgsgeschichte sieht jedenfalls anders aus. Dafür pflastern zu viele Leichen und Behandlungskranke die Pfade der Medizin. Durch die akademische Heilkunde sind zu allen Zeiten mehr Menschen gestorben als durch Krankheiten. Das gilt bis zum heutigen Tag entgegen anderslautender Bekundungen. Erfolgsgeschichten lassen sich aber leichter unter die Leute bringen, weil sie niemandem wehzutun scheinen – ausgenommen den Kritikern und Abweichlern, die die Geschichte immer wieder schnell zu vergessen trachtete. Die Erfolgsgeschichte der Medizin ist die Lüge der Gegenwart, die sich auf dem Höhepunkt einer aufsteigenden Entwicklung sieht – als hätten sich in steter Abfolge ärztliche Pioniere einen imaginären Staffelstab weitergegeben. Das Eingeständnis von Pleiten und Pannen würde den Gipfelsturm in Zweifel ziehen.

Die traditionelle Naturheilkunde hat »Opfer« weitgehend vermieden. Vielleicht wird es einmal eine neue Generation von Ärzten geben, die die Schadensfreiheit nicht nur vorschützt, sondern auch praktiziert: eine Medizin, die wirkliche Ursachen benennt, danach handelt oder auf Behandlungen verzichtet, wo der Nutzen nicht belegt ist. Dafür wird es mehr Ärzte brauchen, die nicht vorrangig wirtschaftlich erfolgreich sein wollen.

Epilog: ... und die Moral von dieser Geschichte?

Wer nur Begebenheiten, Personen und Zeitpunkte aus der Vergangenheit aufzählt, schreibt noch lange keine Geschichte. Allein durch die Auswahl dessen, was ein Geschichtsschreiber berücksichtigt, kommt eine Wertung und damit eine Moral ins Spiel: »Geschichte ist die Lüge, auf die man sich geeinigt hat.« So hat es der französische Philosoph Voltaire (1694–1778) sarkastisch formuliert. Erzählungen entstehen ganz unvermeidlich, da Geschichtsschreibung nicht nur in Erinnerung ruft, sondern Personen und Ereignisse vergisst. Vielleicht weil Dokumente die Kapriolen der Zeit nicht überstanden haben, bewusst vernichtet wurden oder die mündliche Überlieferung schon verhallt ist. Vielleicht aber auch, weil diese gerade nicht ins gültige Narrativ passen. Das bruchstückhafte Puzzle aus Schriftstücken und Gegenständen ist in seiner Unvollständigkeit ein Kunstprodukt, das interpretiert werden will.

Wir können gar nicht auf eine Bewertung der Zeitspuren verzichten. Fakten machen nur in Zusammenhängen Sinn. Und damit beginnt schon ein Narrativ. Die Einführung der Röntgenstrahlen kann man ohne die Strahlenopfer erzählen. Oder die erste Äthernarkose, ohne zu erwähnen, dass die Substanz bereits jahrhundertelang bekannt war und jahrzehntelang als Spaßdroge diente. Gerecht wird man beiden Ereignissen damit nicht. So wichtig das Röntgen für bessere Diagnosen und Behandlungen wurde, hat es zumindest anfänglich mehr Menschen geschadet als genützt. Und der Jubel über die Einführung von Narkose und Lokalanästhesie muss auch die bittere Frage aufwerfen: Warum nicht früher?

Ohne Bewertung verkommt Geschichte zum Selbstzweck. Selbst wenn sich Ereignisse nie in gleicher Weise wiederholen, kann man aus der Geschichte lernen. Wer erkannt hat, dass neue Techniken immer Gefahren bergen, sollte dies für die Zukunft berücksichtigen. In der Medizin haben die meisten Innovationen »Kollateralschäden« verursacht, die bei hinreichender Prüfung vermeidbar gewesen wären: nicht nur das Röntgen, sondern auch Antibiotika, Opiate und neue Operationsverfahren. Jeder Ruf nach einer umgehenden Anwendung und Zulassung muss unnötige Opfer produzieren.

Neudeutungen in der Medizingeschichte stoßen immer auf Widerstand, denn vorbestehend gibt es ja schon eine Version. Und diese »Lüge« ist nie eine zufällige Momentaufnahme, sondern entspricht der Interessenlage der Herrschenden. Erkennbar ist dies schon daran, dass in verschiedenen Ländern oft andere Personen als Pioniere der gleichen Entdeckung gelten. Nicht wenige Einträge in die Medizingeschichte erweisen sich bei genauerer Betrachtung als Geschichtsklitterungen und treffen nicht mehr zu als die Legende von den »Heiligen Drei Königen«, die weder Könige, noch heilig und nicht einmal drei waren …

Wer am Geschichtsbild rührt, segelt gegen den Wind. Dies musste der britische Historiker David Wootton erfahren, dessen Version 2006 einen Sturm der Entrüstung unter Medizinern auslöste, weil er erstmals die unbezweifelbare Schadensbilanz und den mangelnden Nutzen der europäischen Schulmedizin bis 1865 benannte.[1] Meine Analyse der Geschehnisse geht noch einige Schritte weiter.

Ärzte als Erfüllungsgehilfen der Herrschenden

Die Abfolge von Irrlehren, denen Ärzte in den letzten 2500 Jahren folgten, lässt sich am besten mit dem »Genossen Trend« und dem Geld der Eliten erklären. Ärzte waren immer Diener der Herrschenden. Dies demonstriert schon die Galerie der Nobelpreisträger, die sich die Ärzteschaft seit Jahrzehnten widerspruchslos von der Medizinindustrie diktieren lässt.

Die Nobelpreise offenbaren die Umsatzerwartungen des medizinisch-industriellen Komplexes für die nähere Zukunft. Innovationen sind selten bedarfs-, sondern meist angebots- und profitgetrieben.

Früher waren die maßgeblichen Ärzte der Zeit gleichzeitig Leibärzte der Herrschenden. Alle übrigen Ärzte wurden unter Beteiligung kirchlicher und weltlicher Gremien angestellt und beeidet. Nach der Abdankung des Adels blieb der kirchliche Einfluss bestehen, und die karriereorientierten Ärzte des Standes dienten sich schnell wieder den neuen industriellen und politischen Eliten an. Gremien unter maßgeblichem Einfluss des medizinisch-industriellen Komplexes besetzten die Lehrstühle der Universitäten und andere einflussreiche Standes- und Amtspositionen. Für Freigeister und Abweichler war selten Platz.

Die Folge für die Medizin war zu allen Zeiten eine Schere im Kopf:

- Desinteresse an den tatsächlichen Krankheitsursachen
- Empfänglichkeit für elitenfreundliche Krankheits- und Therapiemodelle
- Festhalten an etablierten Behandlungen trotz erwiesener Unwirksamkeit
- Innovationsfeindlichkeit
- Unempfindlichkeit gegenüber Behandlungsschäden

Die städtischen Epidemien des 19. Jahrhunderts als Folge verseuchten Trinkwassers verkannte die Ärzteschaft jahrzehntelang trotz erdrückender Widersprüche als »miasmatisch« und luftvermittelt. Das Dogma der Luft, die die Krankheiten verbreiten würde, kannte keine Schuldigen und Verantwortlichen: der Wind, das himmlische Kind. Eine Ursachenzuordnung, bei der weder die Stadtoberen noch die Wasserwerke in Zugzwang kamen.

Die Zunahme der Krebserkrankungen seit Beginn der Industrialisierung wird bis heute als weitgehend unklares Phänomen eingestuft, obwohl Umweltgifte maßgebliche Ursache sind. Den bereits um 1930 hergestellten Zusammenhang zwischen Tabakrauch und Krebserkrankungen der Atemwege haben Ärzte im Interesse der Tabakindustrie sogar bis in die 1980er Jahre in Abrede gestellt.[2] Immer wieder machten sich Ärzte den finanziellen Interessen der Raubtierkapitalisten dienstbar.

Seit Jahrzehnten werden von Allergologen Atemwegsbeschwerden durch Luftschadstoffe als »Allergien« auf Naturstoffe wie Blütenpollen, Tierhaare und Milben vertuscht, obwohl die maßgebliche Ursache seit fast 100 Jahren geklärt und seit 2005 unverblümt so benannt ist.[3] Der Entdecker der Blutgruppen Karl Landsteiner (1868–1943) hatte 1923 publiziert, dass natürliche Eiweiße als Antigene die Bildung von Antikörpern auslösen können, wenn sie chemisch verändert werden.[4] Eine bestimmte Aminosäure im Blütenpollen (Tyrosin) wird durch das Einwirken von Stickstoffverbindungen (z. B. Stickoxide) zu Nitrotyrosin, das als starker Auslöser für Asthma identifiziert wurde.[5] Noch im Jahr 2019 stellte eine Gruppe deutscher Lungenfachärzte in Abrede, dass Stickoxide und Feinstaub überhaupt der Gesundheit schaden.[6]

Ärzte waren meist Statisten oder Handlanger der Herrschenden: von der »Überwachung« von Folterungen bis zu »Euthanasie« und Sterilisationen im Dienst der Nationalsozialisten. Von der Ausgrenzung bis zur Psychiatrisierung missliebiger Bürger – es fanden sich immer Ärzte. Der Wittelsbacher Hof- und Leibarzt Johannes Hartlieb (um 1400–1468) ließ sich für seine Dienste mit einer Synagoge samt Zubehör entlohnen, die er zu seinem komfortablen Wohnsitz ausbaute. Einige Jahre später veröffentlichte er *Das Buch aller verbotenen Künste*, das erstmals ein Salbenrezept enthält, das es »Hexen« möglich gemacht haben soll, sich in die Lüfte zu erheben. Nicht wirksam oder unwirksam war die Frage in der Medizin, sondern: erlaubt oder verboten. Verboten war und ist in der Medizin, was die Herrschenden nicht wollten. Heute ist die natürliche Immunität einer durchgemachten Infektion ebenso unerwünscht, um Impfungen als überlebenswichtig erscheinen zu lassen.

Subordination scheint Teil der DNA ärztlicher Standesvertreter zu sein. Keine andere Berufsgruppe hatte einen so hohen Anteil an NSDAP-Mitgliedern.[7] Selbst 45 Jahre nach den Nürnberger Prozessen wurde eine vollständige Veröffentlichung der Ärzteverfahren von der Bundesärztekammer blockiert.[8] Die systemstabilisierende Rolle von Ärzten trat nicht nur im Nationalsozialismus und zu Zeiten der »Hexen«-Verfolgungen zutage. Im Jahr 2020 bediente die Ärzteschaft willfährig eine Wirtschaftselite mit einer vermeintlichen Pandemie, in deren Schatten ein globaler »Reset« ins Werk gesetzt werden konnte. Ärzte lieferten die Diagnosen und die Todesfälle, die Politiker wünschten und die Umsätze sprudeln ließen.[9]

Grippeartige Erkrankungen hießen jetzt »Covid-19«. Die scheinbar bedrohliche Krankheitswelle resultierte aus Umetikettierungen. Die jährliche Influenza hatte auf wundersame Weise seit der 16. Kalenderwoche 2020 den Planeten verlassen.[10] Dienstbarkeit für die Mächtigen und therapeutische Hilflosigkeit sind Konstanten der akademischen Medizin, seit diese ins Leben gerufen wurde.

Dabei hätte sich die Ärzteschaft mit der Deklaration von Genf als zeitgemäßer Version des hippokratischen Eids 1948 aus der Geiselhaft der Macht befreien können. In der aktuellsten Fassung, die in die Berufsordnungen der Ärzte in vielen Staaten übernommen wurde, ist festgeschrieben, dass Mediziner ihr Wissen selbst unter Bedrohung »nicht zur Verletzung von Menschenrechten und bürgerlichen Freiheiten anwenden«.[11] In der konkreten Praxis zählt bei der Mehrheit des Berufsstandes jedoch auch im 21. Jahrhundert die Staatsräson mehr als das Wohlergehen der Patienten.

Um nicht in Konflikt mit den Mächtigen zu geraten, ignorierte die Ärzteschaft die meiste Zeit naturwissenschaftliche Arbeitsweisen, den tatsächlichen Patientennutzen und sogar die eigene Empirie. Das Festhalten am Status quo oder die Einführung neuer Methoden lassen sich zumeist durch die Auswirkungen auf das Einkommen der Ärzteschaft erklären. Eine gehobene soziale Stellung und der damit verbundene Wohlstand scheinen für die Mehrzahl diesen Preis bis heute wert zu sein. Nicht jeder freilich konnte dies ertragen: der Anteil Suchtkranker war unter Ärzten immer höher als in anderen Berufen.[12] Die leichtere Zugänglichkeit suchterzeugender Substanzen reicht als Erklärung nicht aus.

Medizin als neue Heilsreligion

Als maßgebliches Beruhigungsmittel dienen die Dogmen der akademischen Medizin, die verhindern sollen, dass Zweifel und Gewissensbisse aufkommen. Seit dem Ende des 19. Jahrhunderts fällt der »Wissenschaft« diese Rolle zu. Was in universitären Werkstätten mit Maß und Zahl versehen wurde, kann nicht Unrecht sein. De facto fungiert Wissenschaft als Religionsersatz. Anstelle einer Verheißung von einem ewigen Leben *nach* dem Tod wird von der medizinischen Wissenschaft ein längeres Leben *vor* dem Tod in Aussicht gestellt. Studien mit »signifikanten« Korrelationen erteilen Absolutionen und schalten eigene Wahrnehmungen aus. Manipulationen und Fälschungen von Studien sind an der Tagesordnung.

Wie anders als durch Dogmenhörigkeit lässt sich erklären, dass in der akademischen Medizin fast ausschließlich Behandlungen vorgenommen und verordnet wurden, die immer ein Schädigungspotenzial haben – und dies, obwohl in der Volksmedizin und unter ärztlichen Abweichlern bessere Alternativen zur Verfügung standen? Wie kann es sein, dass nach Einläuten einer wissenschafts-orientierten Medizin Ende des 19. Jahrhunderts und einer evidenzbasierten Medizin in den 1990er Jahren der Nutzen von nicht einmal fünf Prozent der Therapien erwiesen ist?[13]

Wenn heute Behandlungen Kranken nützen können, dann ist dies dem kurzzeitigen Eindringen naturwissenschaftlicher Methodik zu verdanken. Allerdings ist die Medizin weit von einer exakten Wissenschaft entfernt. Zu stark sind finanzielle Einflüsse, als dass eine nachhaltige Gesundung Kranker oberste Priorität hätte. Torpediert wird der Nutzen durch ökonomisch motivierte Übertherapien:

- Wirksame Maßnahmen bei den »falschen« Kranken
- Behandlungen mit fingiertem Nutzen
- Bekämpfung erfundener Krankheiten und
- Vermeintliche Reduzierung aufgebauschter Gesundheitsrisiken

Da nur derjenige besser als seine Vorfahren ist, der den vorangegangenen Weg in all seinen Windungen richtig gelesen hat, ist die möglichst wahrheitsgetreue Aufarbeitung der Geschichte kein Kürprogramm. Man muss schon unbefangen die Geschichtsfälschungen hinter sich lassen, um eine bessere Medizin zu machen. Leider spricht vieles dafür, dass die finstersten Zeiten der Medizin noch bevorstehen und wir uns jetzt im Wartesaal einer Pharmadiktatur befinden. Illegale Aktivitäten mit höheren Strafzahlungen als in jeder anderen Branche gehören zur DNA der Pharmabranche.[14] Ideologien hatten immer Unheil zur Folge. Dies gilt auch für die Medizin.

Danksagung

Bücher über vergangene Zeiten stehen immer auf den Schultern vieler. Ich bin daher allen Autoren zu Dank verpflichtet, die als Zeitzeugen oder Historiker ihre Befunde und Eindrücke zu Papier gebracht haben – nicht zu vergessen all die Personen, die diese Dokumente für meine Lektüre analog und digital verfügbar gemacht haben.

Maßgeblichen Einfluss auf meine Gedanken hatte von Anfang bis Ende des Projekts Frau Dr. phil. Renate Reuther. Ohne sie wäre so manches nicht ins Buch gekommen oder nicht in der endgültigen Perspektive. Ich danke ihr außerdem für ihre Zeit, in der sie zugehört hat und den Text lektorieren half.

Mein Dank gilt Herrn Prof. Bernd Goebel für seine kritische Durchsicht, Korrekturen und wertvolle Beratung zur älteren Geschichte. Herr Dr. Diethard Mai, der auch noch eine persönliche Bekanntschaft mit Ivan Illich einbringen konnte, hat mein Projekt immer wieder mit Hinweisen auf Literatur, mit Büchern und Kommentaren unterstützt. Herrn cand. med. Jan Mathis Eckert danke ich für seine penible Lektüre und Einschätzung.

Nicht zuletzt gilt mein Dank auch den Verantwortlichen beim riva-Verlag, die ungeachtet zunehmender Restriktionen mein Buch ohne inhaltliche Auflagen realisiert haben.

Gerd Reuther, im Januar 2021

Anmerkungen

Prolog: Ein Kampf gegen Krankheiten oder gegen die Kranken?

1 Gesellius F: Die Transfusion des Blutes. Eine historische, kritische und physiologische Studie. Eduard Hoppe; St. Petersburg 1873

2 Könemann J: Der schnellste Chirurg der Welt. SWR Wissen; https://www.swr.de/swr2/wissen/der-schnellste-chirurg-der-welt-100.html

3 Hickel E: Die Pharmakopöe, ein Spiegel ihrer Zeit (Tschirch)? Medizinhistorisches Journal 1971; 6(2/3):207–12

4 Buchbauer G: Einwirkung einiger Aryloxyalkansäuren auf das embryonale Wachstum von Kressekeimlingen (Lepidium sativum L.). Biochem Physiol Pflanzen 1976; 169:511–4

5 Reuther G: Der betrogene Patient. 4. Auflage; S. 137ff.; riva; München 2019

6 van Swieten G: Erläuterungen der Boerhaavischen Lehrsätze von Erkenntniß und Heilung der Krankheiten. S. 497; Krauß; Wien 1769

7 McKeown T: The role of medicine. S. 29ff.; Basil Blackwell Ltd.; Oxford 1979

8 Cunningham SA et al.: Doctors' Strikes and Mortality: A Review. Soc Sci Med 2008; 67(11):1784–8

9 Paré A: Oeuvres. Malgaigne JF (Hrsg.); Band III, S. 691; J.-B. Baillière; Paris 1841

10 Hönn GP: Betrugslexicon, worinnen die meisten Betruegereyen in allen Staenden, nebst denen darwider guten Theils dienenden Mitteln, entdecket. 2. Auflage; S. 36f.; Johann Carl Findeisen; Coburg 1761; Nachdruck Rogner & Bernhard; München 1977

11 Duden B: Geschichte unter der Haut. Ein Eisenacher Arzt und seine Patientinnen um 1730. S. 94; Dissertation Berlin über Johann Storch. Klett-Cotta; Stuttgart 1987

12 Schleich CL: Schmerzlose Operationen – vom Chirurgenkongreß boykottiert. In: Albrecht B, Albrecht G (Hrsg.): Diagnosen – Ärzteerinnerungen aus dem 20. Jahrhundert. 2. Auflage; S. 129; Der Morgen; Berlin 1975

13 Thukydides: Der Peloponnesische Krieg. Zweites Buch; Kapitel 47–54; Marixverlag; Wiesbaden 2010

14 Zitiert nach: Winkle S: Geißeln der Menschheit. Kulturgeschichte der Seuchen. S. XIIIf.; Artemis & Winkler; Düsseldorf/Zürich 1997

15 David K, Cooper C: A Brief History of Cross-Species OrganTransplantation. Baylor University Medical Center Proceedings 2012; 25(1):49–57

16 Report of the Ad Hoc Committee of the Harvard Medical School to Examine the Definition of Brain Death: A definition of irreversible coma. JAMA 1968; 205:337–40

17 Galdston I: On the futility of medical history. Can Med Assoc J 1965; 93:807–11

18 Zitiert nach: Halter H(Hrsg.): Achtung Arzt! Krise der modernen Medizin. S. 139; Spiegel; Reinbek bei Hamburg 1981

19 Kaeser E: Fakt und Fake in der Medizin. Neue Zürcher Zeitung vom 27.6.2017

2500 Jahre Medizin auf 100 Seiten

1 Reuther R: Enthüllungen über Holle, Percht und Christkind. S. 179; Engelsdorfer; Leipzig 2017

2 Z. B. bei den Dayak-Benuaq in Borneo (Kalimantan, Indonesien)

3 Biraben JN: Das medizinische Denken und die Krankheiten in Europa. In: Grmek MD: Die Geschichte des medizinischen Denkens. Antike und Mittelalter. S. 365; C. H. Beck; München 1996

4 Corpus hippocraticum: Über Luft, Wasser und Ortslage; zitiert nach: Winkle S: Geißeln der Menschheit. Kulturgeschichte der Seuchen. S. 1006; Artemis & Winkler; Düsseldorf/Zürich 1997

5 Lichtenthaeler C: Der Eid des Hippokrates. Ursprung und Bedeutung. Deutscher Ärzteverlag; Köln 1984

6 Sachs M: Geschichte der operativen Chirurgie. Band 5, S. 14; Kaden; Heidelberg 2005

7 Corpus hippocraticum. Die Leiden, Kap. 1

8 Corpus hippocraticum. Die Winde, Kap. 1

9 Hippokrates: De natura hominis (Die Natur des Menschen). Dt. Übersetzung von Fuchs; Band I, Kap. 4; S. 193f.

10 Biraben JN: Das medizinische Denken und die Krankheiten in Europa. In: Grmek MD: Die Geschichte des medizinischen Denkens. Antike und Mittelalter. S. 365; C. H. Beck; München 1996

11 Ackerknecht EH: Problems of primitive medicine. In: Lessa WA, Vogt EZ (Hrsg.): Reader in Comparative Religion. S. 394–402; Harper & Row; New York 1965

12 Zitiert nach: Kang L, Pedersen N: Abgründe der Medizin. Die bizarrsten Arzneimittel und kuriosesten Heilmethoden der Geschichte. S. 162; riva; München 2019

13 Winkle S: Geißeln der Menschheit. Kulturgeschichte der Seuchen. S. 295; Artemis & Winkler; Düsseldorf/Zürich 1997

14 Nutton V: Galen: A Thinking doctor in Imperial Rome. Routledge; London 2020

15 Pazzini A: Storia della medicina. Società editrice libraria; Milano 1947

16 Biraben JN: Das medizinische Denken und die Krankheiten in Europa. In: Grmek MD: Die Geschichte des medizinischen Denkens. Antike und Mittelalter. S. 383; C. H. Beck; München 1996

17 Varro MT: De re rustica. Traduction X; S. 60f.

18 Kern E: Sehen – Denken – Handeln eines Chirurgen im 20. Jahrhundert. S. 254; Ecomed; Landsberg/Lech 2000

19 Miedaner T: Genusspflanzen. Springer; Berlin 2018

20 Jütte R: Geschichte der Alternativen Medizin. S. 68ff.; C. H. Beck; München 1996

21 Die Bibel. Altes Testament; Buch Jesus Sirach; Sir 38,1–15

22 Eckart WU: Geschichte der Medizin. 14. Auflage, S. 11; Georg Thieme; Stuttgart/New York 2001

23 Kristeller PO: The School of Salerno. Its Development and its Contribution to the History of Learning. Bulletin of the History of Medicine, 17(2):138–194

24 Ullmann M: Die Medizin im Islam. Brill; Leiden 1970

25 Strohmaier G: Die Rezeption und die Vermittlung: die Medizin in der byzantinischen und in der arabischen Welt. In: Grmek MD: Die Geschichte des medizinischen Denkens. Antike und Mittelalter. S. 151ff.; C. H. Beck; München 1996

26 Strohmaier G: Die Rezeption und die Vermittlung: die Medizin in der byzantinischen und in der arabischen Welt. In: Grmek MD: Die Geschichte des medizinischen Denkens. Antike und Mittelalter. S. 175; C. H. Beck; München 1996

27 Schweitzer D: Segen oder Fluch. Die heilkundige Frau im Mittelalter. http://www.nibelungenlied-gesellschaft.de/03_beitrag/schweitzer/fs11_schweitzer.html

28 Schantz P: Das Benediktbeurer Rezeptar – »Dreckapotheke« oder Quelle tradierten Wissens? in: Karenberg A, Groß D, Schmidt M (Hrsg): Forschungen zur Medizingeschichte. Band 3, S.43–59; kassel university press; Kassel 2013

29 Wolf-Graaf A: Die verborgene Geschichte der Frauenarbeit. Wilhelm Heyne; München 1994

30 Müller I: Die pflanzlichen Heilmittel bei Hildegard von Bingen. Otto Müller; Salzburg 1982

ANMERKUNGEN

31 Bischoff CA: Kräuterwissen aus dem Kloster. Jan Thorbecke; Ostfildern 2015

32 Efferth T, Oesch F: Anti-inflammatory and anti-cancer activities of frankincense: Targets, treatments and toxicities. Sem Cancer Biol 2020; https://www.sciencedirect.com/science/article/abs/pii/S1044579X20300341?via%3Dihub

33 Jütte R: Geschichte der Alternativen Medizin. S. 69; C. H. Beck; München 1996

34 Sieck A, Sieck JR: Heilerinnen im Mittelalter. S. 78; Tosa/Carl Ueberreuter, Wien 2008

35 Ackerknecht EH: Jüdische Ärzte als Gestalter der Weltmedizin. https://www.e-periodica.ch/cntmng?pid=ges-001:1981:38::421

36 Zimmermann V: Jüdische Ärzte und ihre Rolle in der mittelalterlichen Heilkunde. in: Zimmermann V: Die Heidelberger Arzneibücher des Ysack Leujis. Beiträge jüdischer Ärzte zur Heilkunde des Mittelalters. S. 11-20; Franz Steiner; Stuttgart 2018

37 Die Bibel. Altes Testament; Buch Jesus Sirach; Sir 38,1–15

38 Schweitzer D: Segen oder Fluch. Die heilkundige Frau im Mittelalter. http://www.nibelungenlied-gesellschaft.de/03_beitrag/schweitzer/fs11_schweitzer.html

39 Deschner KH: Kriminalgeschichte des Christentums. Band 8: Das 15. und 16. Jahrhundert. S. 107; Rowohlt; Reinbek bei Hamburg 2006

40 Sieck A, Sieck JR: Heilerinnen im Mittelalter. S. 55; Tosa/Carl Ueberreuter; Wien 2008

41 Zimmermann V: Jüdische Ärzte und ihre Rolle in der mittelalterlichen Heilkunde. in: Zimmermann V: Die Heidelberger Arzneibücher des Ysack Leujis. Beiträge jüdischer Ärzte zur Heilkunde des Mittelalters. S. 11-20; Franz Steiner; Stuttgart 2018

42 Ackerknecht EH: Jüdische Ärzte als Gestalter der Weltmedizin. https://www.e-periodica.ch/cntmng?pid=ges-001:1981:38::421

43 Hawlik-van de Water M: Die Methoden des Einbalsamierens vom Altertum bis zur Neuzeit. In: Der schöne Tod. Zeremonialstrukturen des Wiener Hofes bei Tod und Begräbnis zwischen 1640 und 1740. S. 203–11; Herder; Freiburg/Breisgau/Wien 1989

44 Schäfer D: Die Rolle der medizinischen Humanisten im Kulturtransfer Antike-Renaissance am Beispiel der frühen Pädiatrie und Geriatrie. European History Online 3.12.2010

45 Witt M: Fabio Calvo – Übersetzer, Herausgeber und Fälscher hippokratischer Schriften. Sudhoffs Archiv 2018; 102(1):33–88

46 Jacquart D: Die scholastische Medizin. In: Grmek MD: Die Geschichte des medizinischen Denkens. Antike und Mittelalter. S. 259; C. H. Beck; München 1996

47 Zitiert nach: http://www.spiriforum.net/artikel/a6_leben_paracelsus.html

48 Platter F: Studium und Promotion eines humanistischen Arztes im 16. Jahrhundert. In: Albrecht B, Albrecht G (Hrsg.): Der Eid des Hippokrates. Ärzteerinnerungen aus vier Jahrhunderten. S. 41; Der Morgen; Berlin 1967

49 Zedler JH: Großes vollständiges Universal-Lexicon. Leipzig und Halle 1732–54

50 Howard S: The Hidden Giants. S. 35; Lulu.com 2006

51 Müller W: Die zahlenmäßige Verteilung der Heilberufe in verschiedenen Orten Deutschlands und ihr Einfluss auf die Volksgesundheit. Dissertation Freie Universität; Berlin 1961

52 Treue W: Lebensbedingungen jüdischer Ärzte in Frankfurt am Main während des Spätmittelalters und der Frühen Neuzeit. in: Jütte R (Hrsg.): Jahrbuch Medizin, Gesellschaft und Geschichte. Band 17, Berichtsjahr 1998; S. 9-56; Franz Steiner; Stuttgart 1999

53 Sander S: Handwerkschirurgen. Sozialgeschichte einer verdrängten Berufsgruppe. In: Berding H, Kocka J, Wehler HU (Hrsg.): Kritische Studien zur Geschichtswissenschaft Band 83. Vandenhoeck & Ruprecht; Göttingen 1989

54 Zitiert nach: Illich I: Die Nemesis der Medizin. Von den Grenzen des Gesundheitswesens. S. 183; Rowohlt; Reinbek bei Hamburg 1977

55 Fosseyeux M: L'Hotel-Dieu de Paris au XVIIe et XVIIIe siècles. Levrault; Paris 1912

56 Sander S: Handwerkschirurgen. Sozialgeschichte einer verdrängten Berufsgruppe. In: Berding H, Kocka J, Wehler HU (Hrsg.): Kritische Studien zur Geschichtswissenschaft Band 83. Vandenhoeck & Ruprecht; Göttingen 1989

57 Harrison F et al.: A 1,000-Year-Old Antimicrobial Remedy with Antistaphylococcal Activity. mBio 2015; 6(4):e01129–15

58 Zitiert nach: Winkle S: Geißeln der Menschheit. Kulturgeschichte der Seuchen. S. XVIII; Artemis & Winkler; Düsseldorf/Zürich 1997

59 Pearn J: Bernard de Gordon (l. 1270–1330): medieval physician and teacher. J Med Biogr 2013; 21(1):8–11

60 Hauptmann G: Das Abenteuer meiner Jugend. S. 50 und 105; S. Fischer; Berlin 1937

61 Fischer G: Chirurgie vor 100 Jahren. S. 62f.; Leipzig 1876

62 Fuchs L: New Kreüterbuch. Michael Isingrin; Basel 1543; Neudruck Wiesbaden 2002

63 Steger F: Das Erbe des Hippokrates. Medizinethische Konflikte und ihre Wurzeln. S. 36; Vandenhoeck & Ruprecht; Göttingen 2008

64 Leven KH: Die Erfindung des Hippokrates-Eid, Roman und Corpus hippocraticum. in Tröhler U, Reiter-Theil S (Hrsg.): Ethik und Medizin 1947–1997. Was leistet die Kodifizierung von Ethik? S. 19–40; Wallstein; Göttingen 1997

65 Gadebusch Bondio M: Geschichte, Theorie und Ethik der Medizin. http://www2.medizin.uni-greifswald.de/geschichte/fileadmin/user_upload/lehre/ws_2008_2009/literatur_qs2/einfuehrung_gte_2009_skript.pdf

66 Lonie IM: The Hippocratic treatises, «On generation," «On the nature of the child,« «Diseases IV«: A commentary. S. 7; De Gruyter; Berlin 1981

67 Edelstein L: Ancient Medicine: Selected Papers of Ludwig Edelstein. S. 9–15; Johns Hopkins Press; Baltimore (Md) 1967

68 Illich I: Die Nemesis der Medizin. Von den Grenzen des Gesundheitswesens. S. 215; Rowohlt; Reinbek bei Hamburg 1977

69 Goethe JW: Wilhelm Meisters Lehrjahre. S. 472; Johann Friedrich Unger; Berlin 1795

70 Kafka F: Der Landarzt. In: Kafka F: Die Erzählungen. S. Fischer; Frankfurt am Main 1996

71 Ackerknecht EH: Jüdische Ärzte als Gestalter der Weltmedizin. https://www.e-periodica.ch/cntmng?pid=ges-001:1981:38::421

72 Stolberg M: Bedside Teaching and the Acquisition of Practical Skills in Mid-Sixteenth-Century Padua. J History Med Allied Sciences 2014; 69(4):633–4; https://doi.org/10.1093/jhmas/jrt015

73 Winkle S: Geißeln der Menschheit. Kulturgeschichte der Seuchen. S. 116; Artemis & Winkler; Düsseldorf/Zürich 1997

74 Wootton D: Bad Medicine. Doctors doing harm since Hippocrates. S. 99; Oxford University Press; Oxford 2007

75 Wootton D: Bad Medicine. Doctors doing harm since Hippocrates. S. 107; Oxford University Press; Oxford 2007

76 Zuidervaart HJ: The Middelburg Theatrum Anatomicum: A Location of Knowledge and Culture in an early urban Context. In: Dijksterhuis FJ, Weber A, Zuidervaart H (Hrsg.): Locations of Knowledge in Dutch Context. S. 92ff.; Brill; Leiden/Boston 2019

77 Scheel P: Die Transfusion des Blutes und die Einsprützung der Arzeneyen in die Adern. Band 1; Friedrich Brummer; Copenhagen 1802

78 Nemes CN: Die Anfänge der Bluttransfusion bis zum Anfang des 20. Jahrhunderts; https://silo.tips/queue/c-n-nemes-berlingen-vor-und-frhgeschichte-der-heterologen-und-autologen-transfus?&queue_id=-1&v=1601229344&u=MjAwMzpjODo3NzE1OmIyMDU6NTFlYzo1ZTY5OjlkNGE6ZTE3Zg==

79 Landois L: Die Transfusion des Blutes. Versuch einer physiologischen Begründung nach eigenen Experimental-Untersuchungen. Mit Berücksichtigung der Geschichte, der Indicationen, der operativen Technik und der Statistik. S. 315; F. C. W. Vogel; Leipzig 1875

80 Nemes CN: Die Anfänge der Bluttransfusion bis zum Anfang des 20. Jahrhunderts; https://silo.tips/queue/c-n-nemes-berlingen-vor-und-frhgeschichte-der-heterologen-und-autologen-transfus?&queue_id=-1&v=1601229344&u=MjAwMzpjODo3NzE1OmIyMDU6NTFlYzo1ZTY5OjlkNGE6ZTE3Zg==

81 Heister L: Chirurgie, In welcher alles, Was zur Wund-Artzney gehöret, Nach der neuesten und besten Art, gründlich behandelt. Stein und Raspe; Nürnberg 1719

82 Marinozzi S, Gazzaniga V, Iorio S: The Earliest Blood Transfusions in 17th-Century in Italy (1667–1668). Transfusion Med Rev 2018; 32(1):1–5

83 Reissigl H: Zur Geschichte der Transfusion. Infusionstherapie 1973/4; 1:29–33

84 Scultetus J: Armamentarium chirurgicum. Ulm 1656

85 Lower R: Tractatus de corde. Danielem Elzevirium; Amsterdam 1669

86 Dieffenbach JF: Die Transfusion des Blutes und die Infusion der Arzeneien in die Blutgefäße. S. 1ff.; Theodor Christian Fr. Enslin; Berlin 1828

87 Feldmann H: Die Geschichte der Injektionen. Laryngorhinootologie (2000); 79:139–46

88 Grevers A: Von der Vermessung des Gesichts und der Nase als Spiegel der Seele. HNO-Nachrichten 2019; 49:48–9

89 Wootton D: Bad Medicine. Doctors doing harm since Hippocrates. S. 136; Oxford University Press; Oxford 2007

90 Hollerbach T: The Weighing Chair of Sanctorius Sanctorius: A Replica. NTM 2018; 26(2):121–49

91 Winkle S: Geißeln der Menschheit. Kulturgeschichte der Seuchen. S. 1019; Artemis & Winkler; Düsseldorf/Zürich 1997

92 Hönn GP: Betrugslexicon, worinnen die meisten Betruegereyen in allen Staenden, nebst denen darwider guten Theils dienenden Mitteln, entdecket. 2. Auflage; S. 27ff. und S. 38; Johann Carl Findeisen; Coburg 1761; Nachdruck Rogner & Bernhard; München 1977

93 Theophrastus Bombast von Hohenheim: Ansprache am 9.6.1527; zitiert nach: Albrecht B, Albrecht G (Hrsg.): Der Eid des Hippokrates. Ärzteerinnerungen aus vier Jahrhunderten. S. 31; Der Morgen; Berlin 1967

94 Strohmaier G: Avicenna. S. 153; C. H. Beck, München 1999

95 Strobl I: Was hinter der Hexenjagd stand; https://iwww.emma.de/artikel/wer-waren-die-hexen-316909

96 Theophrastus Bombast von Hohenheim: Gedanken zur Heilkunst; zitiert nach: Albrecht B, Albrecht G (Hrsg.): Der Eid des Hippokrates. Ärzteerinnerungen aus vier Jahrhunderten. S. 37; Der Morgen; Berlin 1967

97 Weimann KH: Mundart und Neuschöpfung in den Krankheitsnamen des Paracelsus. Zeitschrift für Mundartforschung 1953; 21(2):65–82

98 Zitiert nach: Winkle S: Geißeln der Menschheit. Kulturgeschichte der Seuchen. S. 308; Artemis & Winkler; Düsseldorf/Zürich 1997

99 Benzenhöfer U: Zum Brief des Johannes Oporinus über Paracelsus: Die bislang älteste bekannte Brieführung in einer ›Oratio‹ von Gervasius Marstaller. Sudhoffs Archiv 1989; 73(1):55–63

100 Helmstädter A: 100 Jahre Salvarsan. Chemisch auf Erreger zielen. Pharmazeutische Zeitung 2010; 51/52

101 Stockhausen S: Libellus de lithargyrii fumo noxio morbiciso, metallico frequentiori morbo vulgo dicto Die Hüttenkatze. Goslar 1656

102 Eisinger J: Lead and wine. Eberhard Gockel and the colica Pictonum. Med Hist 1982; 26(3):279–302

103 Ormond DR, Hadjipanayis CG: The history of neurosurgery and its relation to the development and refinement of the frontotemporal craniotomy. Neurorg Focus 20114; 36(4):E12

104 Zitiert nach: Winkle S: Geißeln der Menschheit. Kulturgeschichte der Seuchen. S. XXIf.; Artemis & Winkler; Düsseldorf/Zürich 1997

105 Wootton D: Bad Medicine. Doctors doing harm since Hippocrates. S. 140; Oxford University Press; Oxford 2007

106 Weinsberg H in: Stein J: Das Buch Weinsberg. Kölner Denkwürdigkeiten aus dem 16. Jahrhundert. Band V; S. 188; Bonn 1926

107 Jütte R: Geschichte der Alternativen Medizin. S. 20; C. H. Beck; München 1996

108 Platter F: Studium und Promotion eines humanistischen Arztes im 16. Jahrhundert. In: Albrecht B, Albrecht G Hrsg.): Der Eid des Hippokrates. Ärzteerinnerungen aus vier Jahrhunderten. S. 42; Der Morgen; Berlin 1967

109 Vogt C: Studium an der neugegründeten Berner Universität. In: Albrecht B, Albrecht G (Hrsg.): Der Eid des Hippokrates. Ärzteerinnerungen aus vier Jahrhunderten. S. 258; Der Morgen; Berlin 1967

110 Schuchter B: Herr Maschine oder vom wunderlichen Leben und Sterben des Julien Offray de La Mettrie. S. 160; Braumüller; Wien 2018

111 Wootton D: Bad Medicine. Doctors doing harm since Hippocrates. S. 58; Oxford University Press; Oxford 2007

112 Heberden W: Essay on Mithridatium and Theriaca. London 1745

113 Ford BJ: The Leeuwenhoek Legacy. Farrand; London 1991

114 Brysch MU: August Hauptmann (1607–1674). Zu Leben, Werk und Wirkung eines Dresdner Arztalchemikers. S. 183ff.; Centauraus; Freiburg 2012

115 Winkle S: Geißeln der Menschheit. Kulturgeschichte der Seuchen. S. 1059; Artemis & Winkler; Düsseldorf/Zürich 1997

116 Locke J: Essay concerning human understanding. London 1689

117 Sachs M: Geschichte der operativen Medizin. Band 1, S. 76; Kaden; Heidelberg 2001

118 Winkle S: Geißeln der Menschheit. Kulturgeschichte der Seuchen. S. 121f.; Artemis & Winkler; Düsseldorf/Zürich 1997

119 Morgagni JB: De sedibus et causis morborum. Venedig 1761

120 Zitiert nach: Bleuler PE: Das autistisch-undisziplinierte Denken in der Medizin und seine Überwindung. 2. Auflage; S. 20; Springer; Berlin/Heidelberg 1921

121 Foucault M: Die Geburt der Klinik. Eine Archäologie des ärztlichen Blicks. S. 137ff.; S. Fischer; Frankfurt/Main 1988

122 Böttiger KA in: Gerlach K, Sternke R (Hrsg.): Literarische Zustände und Zeitgenossen. Begegnungen und Gespräche im klassischen Weimar. S. 67; Aufbau; Berlin 1998

123 Tissot SA: Anleitung für das Landvolk in Absicht auf seine Gesundheit. Fueßlin & Co.; Zürich 1767

124 Reder I: Der Tod in Töpfen. Zur Warnung für diejenigen, die gesund seyn wollen oder Von der verkehrten Sorge für die Gesundheit. S. 63f.; Hanisch; Hildburghausen 1790

125 Sander S: Handwerkschirurgen. Sozialgeschichte einer verdrängten Berufsgruppe. In: Berding H, Kocka J, Wehler HU (Hrsg.): Kritische Studien zur Geschichtswissenschaft Band 83. Vandenhoeck & Ruprecht; Göttingen 1989

126 Duden B: Geschichte unter der Haut. Ein Eisenacher Arzt und seine Patientinnen um 1730. S. 94; Dissertation Berlin über Johann Storch. Klett-Cotta; Stuttgart 1987

127 Duden B: Geschichte unter der Haut. Ein Eisenacher Arzt und seine Patientinnen um 1730. Dissertation Berlin über Johann Storch. Klett-Cotta; Stuttgart 1987

128 Storch J: Von Weiber-Kranckheiten. Mehrere Bände; Mevius; Gotha 1748–1753

129 Barteczko K, Jacob M: A re-evaluation of the premaxillary bone in humans. Anatomy and Embryology 2004; 207:417–37

130 Gourgaud G: Sainte hélène. Journal inedite de 1815 à 1818; Paris 1899

131 Gruner CG: Bilanz ueber den Zustand der Medizin am Ende des achtzehnten Jahrhunderts. In: Almanach für Ärzte und Nichtärzte; Jena 1792

132 Tröhler U: To impove the evidence of medicine: the 18th century British origin of a critical approach. Royal College of Physicians of Edinburgh; Edinburgh 2000

133 Hahnemann S: Versuch über ein neues Prinzip zur Auffindung der Heilkräfte der Arzneisubstanzen. Journal der practischen Arzneykunde und Wundarzneykunst. Band 2; Jena 1796

134 Anonymus [Erhard JB]: Ueber die Medicin. Arkesilas an Ekdemus. Neuer Teutscher Merkur 1795; 2(8):337–78

135 Pfeufer C: Geschichte des allgemeinen Krankenhauses zu Bamberg: Von seiner Entstehung bis auf die gegenwärtige Zeit. S. 122f.; Bamberg 1825

136 Hufeland CW: Selbstbiographie. Berlin 1863. M. Holzinger (Hrsg.) Berliner Ausgabe, 4. Auflage 2016

137 Veit D: Brief an Friedrich Schleiermacher vom 17.3.1800; zitiert nach: Gerabek WE: Röschlaub und Schelling: Das Ende einer Freundschaft und die Medizin der Romantik. In: Häberlein M, Prussat M (Hrsg.): Eine Wissenschaft im Umbruch: Andreas Röschlaub (1768–1835) und die deutsche Medizin um 1800. S. 200; University of Bamberg Press; Bamberg 2018

138 Hufeland CW: Selbstbiographie. Berlin 1863. M. Holzinger (Hrsg.) Berliner Ausgabe, 4. Auflage 2016

139 Pfeufer C: Geschichte des allgemeinen Krankenhauses zu Bamberg: Von seiner Entstehung bis auf die gegenwärtige Zeit. S. 122f.; Bamberg 1825

140 Schenker A: Das Ende einer Fehde. Eine Edition der Briefe Andreas Röschlaub an Christoph Wilhelm Hufeland 1809–1812. In: Häberlein M, Prussat M (Hrsg.): Eine Wissenschaft im Umbruch. Andreas Röschlaub (1768–1835) und die deutsche Medizin um 1800. Bamberger Historische Studien, Band 18; S. 215–35; University of Bamberg University Press; Bamberg 2018

141 Miedaner T: Genusspflanzen. S. 118ff.; Springer; Berlin 2018

142 Handbuch der speciellen Pathologie und Therapie der chronischen Krankheiten. Veit; Berlin 1845

143 MacCalman I: Der letzte Alchemist. Die Geschichte des Grafen Cagliostro. 2. Auflage; Insel; Leipzig 2004

144 MacKenzie CR: Gout and Hyperuricemia: an Historical Perspective. Current Treatment Options in Rheumatology 2015; 1:119–30

145 Acta Sanctorum. Antwerpen 1643

146 Der hermetische Nordstern oder getreuer Unterricht und Anweisung, wie zu der hermetischen Meisterschaft zu gelangen, nebst gutherziger Warnung und Ermahnung, wie sich vorher o jedermann wohl zu prüfen habe, ehe er sich unterstehe, dieser so grossen und geheimen Wissenschaft zu unterwerfen. S. 87f.; Frankfurt und Leipzig 1771

147 Hahnemann S: Reine Arzneimittellehre. Sechster Theil; 2. Auflage; Vorrede VIII; Dresden/Leipzig 1827

148 Jütte R: Geschichte der Alternativen Medizin. Von der Volksmedizin zu den unkonventionellen Therapien von heute. S. 217; C. H. Beck; München 1996

149 Hahnemann S: Heilung der asiatischen Cholera und Schützung vor derselben (1831). Johann Adam Stein; Nürnberg 1831

150 Zitiert nach: https://www.arscurandi.de/gesundheit-lehrpraxis/samuel-hahnemann/

151 Bouillaud J-B; zitiert nach: Ackerknecht EH: Geschichte der Medizin. 5. Auflage; S. 128; Ferdinand Enke; Stuttgart 1986

152 Alibert JL: Nosologie naturelle. Paris 1817

153 Shoja MM et al.: Marie François Xavier Bichat (1771–1802) and his contributions to the foundations of pathological anatomy and modern medicine. Ann Anat 2008; 190:413–20

154 Bichat X: Anatomie générale appliquée à la physiologie de la médecine. Vorwort S. XCIX; Paris 1801

155 Stehende Rede im Paris dieser Zeit

156 Ackerknecht EH: Geschichte der Medizin. 5. Auflage; S. 145; Ferdinand Enke; Stuttgart 1986

157 Klasen L: Grundriss-Vorbilder von Gebäuden aller Art. S. 315; Baumgärtner; Leipzig 1884

158 Frank J: Reise nach Paris, London, und einem großen Theile des übrigen Englands und Schottlands in Beziehung auf Spitäler, Versorgungshäuser, übrige Armen-Institute, medizinische Lehranstalten, und Gefängnisse. Band 1, S. 24; Camesianische Buchhandlung; Wien 1804

159 Dietl J: Kritische Darstellung europäischer Krankenhäuser nach eigenen Reisebeobachtungen. S. 3; Wilhelm Braumüller; Wien 1853

160 Zitiert nach: Jütte R: Vom Fabrik- zum Stiftungskrankenhaus. Dtsch Arztebl 2020; 117(40):B-1582–3

161 Dietl J: Kritische Darstellung europäischer Krankenhäuser nach eigenen Reisebeobachtungen. S. 3; Wilhelm Braumüller; Wien 1853

162 Zitiert nach: Reissigl H: Zur Geschichte der Transfusion. Infusionstherapie 1973/4; 1:29–33

163 Scheel P: Die Transfusion des Blutes und Einsprützung der Arzneyen in die Adern. S. 208f; Brummer; Kopenhagen 1828

164 Baskett TF: James Blundell: The first transfusion of human blood. Resuscitation 2002; 52:229–33

165 Nemes CN: Die Anfänge der Bluttransfusion bis zum Anfang des 20. Jahrhunderts; https://silo.tips/queue/c-n-nemes-berlingen-vor-und-frhgeschichte-der-heterologen-und-autologen-transfus?&queue_id=-1&v=1601229344&u=MjAwMzpjODo3NzE1OmIyMDU6NTFlYzo1ZTY5OjlkNGE6ZTE3Zg==

166 Kasper SM, Kasper AS: Geschichte der autologen Bluttransfusion im 19. Jahrhundert. Zentralbl Chir 1996; 121(3):250–7

167 Gesellius F: Die Transfusion des Blutes. Eine historische, kritische und physiologische Studie. Eduard Hoppe; St. Petersburg 1873

168 Landois L: Die Transfusion des Blutes. Versuch einer physiologischen Begründung nach eigenen Experimental-Untersuchungen. Mit Berücksichtigung der Geschichte, der Indicationen, der operativen Technik und der Statistik. S. 315; F. C. W. Vogel; Leipzig 1875

169 Nemes CN: Die Anfänge der Bluttransfusion bis zum Anfang des 20. Jahrhunderts; https://silo.tips/queue/c-n-nemes-berlingen-vor-und-frhgeschichte-der-heterologen-und-autologen-transfus?&queue_id=-1&v=1601229344&u=MjAwMzpjODo3NzE1OmIyMDU6NTFlYzo1ZTY5OjlkNGE6ZTE3Zg==

170 http://www.medicine-history.de/files/geschichte_der_transfusion.pdf

171 Damm S: Goethe und Carl August: Wechselfälle einer Freundschaft. S. 131; Insel; Berlin 2020

172 Durnova A: In den Händen der Ärzte. Ignaz Semmelweis – Pionier der Hygiene. Residenz; St. Pölten/Salzburg/Wien 2015

173 Winkle S: Geißeln der Menschheit. Kulturgeschichte der Seuchen. S. 1063; Artemis & Winkler; Düsseldorf/Zürich 1997

174 Hufeland CW: Enchiridion medicum oder Anleitung zur medicinischen Praxis. 4. Auflage; S. 447ff.; Jonas; Berlin 1836

175 Dietl J: Erster statistischer Beitrag zum Aderlasse in der Lungenentzündung. Pichler; Wien 1852

176 Lesky E: Von den Ursprüngen des therapeutischen Nihilismus. In: Sudhoffs Archiv der Geschichte der Medizin und der Naturwissenschaften 1960; 44:20–34

177 Dietl J: Einige Worte über die Zuverlässigkeit der Heilwissenschaft zur besonderen Beherzigung für Nichtärzte. Dissertation; Anton Strauss; Wien 1829

178 Zitiert nach: Wittkau-Horgby A: Materialismus. Vandenhoeck & Ruprecht; Göttingen 1998

179 Heurteloup CLS (1793–1864): Künstlicher Blutegel; https://phisick.com/item/heurteloup-with-rotating-scarifier/

180 Kang L, Pedersen N: Abgründe der Medizin. Die bizarrsten Arzneimittel und kuriosesten Heilmethoden der Geschichte. S. 219ff.; riva; München 2019

181 Wootton D: Bad Medicine. Doctors doing harm since Hippocrates. S. 31; Oxford University Press; Oxford 2007

182 Howard-Jones N: A critical study of the origins and early development of hypodermic medication. J History Med Allied Sciences 1947; 2:201–49

183 Howard-Jones N: A critical study of the origins and early development of hypodermic medication. J History Med Allied Sciences 1947; 2:201–49

184 Blake JB: Mr. Ferguson's hypodermic syringe. J History Med Allied Sciences 1960; 16:337–41

185 Wood A: New method of treating neuralgia by the direct application of opiates to the painful points. Edinburg Med Surg J 1855; 82:265–81

186 Zitiert nach: Helmstädter A: Eine kurze Geschichte langer Nadeln. Pharmazeutische Zeitung 2007; 50 vom 10.12.2007; https://www.pharmazeutische-zeitung.de/ausgabe-502007/kurze-geschichte-langer-nadeln/

187 Pravaz Ch-G: Sur un nouveau moyen d'opérer la coagulation du sang dans les artères, applicable à la guérison des anéurismes. Comp Rend Acad Sci (Paris) 1853; 36:88–91

188 Schramm G: Zur Geschichte der subkutanen Injektionen und Injektabilia in der zweiten Hälfte des 19. Jahrhunderts mit besonderer Berücksichtigung der Quecksilbertherapie. Deutscher Apotheker Verlag; Stuttgart 1987

189 Kragh JV: Social class and opiate addiction in European psychiatry, 1870–1955; in: Pietikäinen P, Kragh JV (Hrsg.): Social class and mental illness in Northern Europe. S. 115–32; Routledge; New York 2019

190 Hoffmann C, Wedemeyer H, Niehues T: Fußballweltmeisterschaft 1954: Die Virushepatitis der »Helden von Bern«. Dtsch Arztebl 2010; 107(23):A-1159–63

191 Wootton D: Bad Medicine. Doctors doing harm since Hippocrates. S. 6; Oxford University Press; Oxford 2007

192 Resch A: Die Wunder von Lourdes I. Grenzgebiete der Wissenschaft 2008; 57(2):99–128

193 Shaw GB; zitiert nach: http://www.nachdenken-bitte.de/medizin-uebersicht/

194 Zitiert nach: Schipperges H: Utopien der Medizin. Geschichte und Kritik der ärztlichen Ideologie des neunzehnten Jahrhunderts. S. 115f.; Salzburg 1968

195 Delbrück M, Schrohe A: Hefe, Gärung und Fäulnis. P. Parey; Berlin 1904

196 Geison GL: The private science of Louis Pasteur. Princeton University Press 1995

197 Tolzin HU: Welche Impfrisiken waren 1918 bekannt? impf-report 2005; 12/13:12-7

198 Zitiert nach: Winkle S: Geißeln der Menschheit. Kulturgeschichte der Seuchen. S. XXVf.; Artemis & Winkler; Düsseldorf/Zürich 1997

199 Gradmann C: Krankheit im Labor. Robert Koch und die medizinische Bakteriologie. S. 105ff.; Wallstein; Göttingen 2005

200 Eckart WU: Die Kolonie als Laboratorium. In: Griesecke B, Krause M, Pethes N, Sabisch K: Kulturgeschichte des Menschenversuchs im 20. Jahrhundert. S. 199–227; Suhrkamp; Frankfurt/Main 2009

201 Gradmann C: Alles eine Frage der Methode: Zur Historizität der Kochschen Postulate 1840-2000. Medizinhistorisches Journal 2008; 43(2):121-48

202 Jäck HM, Radbruch A, Chang HD: Vom Antitoxin zur modernen Antikörpertherapie. Trillium Immunologie 2017; 1

203 Manon M: Autointoxication and historical precursors of the microbiome-gut-brain-axis. Microb Ecol Health Dis 2018; 29(2):1548249

204 Frank JP: System einer vollständigen medizinischen Polizey. Friedrich Vieweg; Berlin 1792

205 Marshall BJ, Warren JR: Unidentified curved bacilli in the stomach of patients with gastritis and peptic ulceration. Lancet 1984; 1(8390):1311-5

206 Leiß O: Helicobacterisierung psychosomatischer Konzepte? Dtsch Arztebl 2001; 98(14):A-886-90

207 Hankin EH: A cure for Tetanus and Diphtheria. Nature 1890; 43:121-3

208 Ehrlich P: Experimentelle Untersuchungen über Immunität. II. Ueber Abrin. Dtsch Med Wochenschr 1891; 17:1218

209 Wright AED, Douglas SR: An experimental investigation of the role of the body fluids in connection with phagocytosis. Proc R Soc London 1904; 72:357-70

210 Roberts NJ et al.: Intratumoral injection of Clostridium novyi-NT spores induces antitumor responses. Science Translational Medicine 2014; 6(249):249ra111

211 Winkle S: Geißeln der Menschheit. Kulturgeschichte der Seuchen. Artemis & Winkler; Düsseldorf/Zürich 1997

212 Prof. Karl Lauterbach in der Diskussionsrunde von Markus Lanz; ARD vom 13.8.2020

213 Albrecht B, Albrecht G (Hrsg.): Diagnosen – Ärzteerinnerungen aus dem 20. Jahrhundert. S. 20; Der Morgen; Berlin 1975

214 Shaw GB: Vorrede über Ärzte. In: Shaw B: Gesammelte Werke in Einzelausgaben. Band 7. S.11; Suhrkamp; Frankfurt/Main 1991

215 Henoch E: Vorlesungen über Kinderkrankheiten. S. 551; Berlin 1881

216 Stoeckel W: Aus dem Leben eines Frauenarztes. In: Albrecht B, Albrecht G (Hrsg.): Diagnosen – Ärzteerinnerungen aus dem 20.Jahrhundert. 2. Auflage; S. 267; Der Morgen; Berlin 1975

217 Zitiert nach: Sachs M: Geschichte der operativen Therapie. Band 1, S. 152f.; Kaden, Heidelberg 2001

218 Goethe JW: Faust. Der Tragödie 1. Teil. Faust I. Studierzimmer II. Bothe; London 1823

219 Brenner-Schäffer W; zitiert nach: Stolberg M: Patientenschaft und Krankheitsspektrum in ländlichen Arztpraxen des 19. Jahrhunderts. Medizinhistorisches Journal 1993; 28:3-27

220 Schmiedeberg O: Untersuchungen über die pharmakologisch wirksamen Bestandtheile der Digitalis purpurea L. Archiv für experimentelle Pathologie und Pharmakologie 1874, 3(1):16-43

221 Buchwald G: Vorwort zur deutschen Ausgabe von: Delarue F, Delarue S: Impfungen, der unglaubliche Irrtum. S. 9ff.; F. Hirthammer; München 1990

222 Luksch F: Blatternimpfung und Encephalitis. Med Klin 1924; 20:1170

223 Bundesgerichtshof, Karlsruhe; Urteil III.ZR.208/51

224 Wimmer W: Tradition und Transformation: Die Pharmazeutische Industrie in einem ständisch geprägten Markt. Zeitschrift für Unternehmensgeschichte 1991; 36(3):179–203

225 Beer JJ: The Emergence of the German Dye Industry. Cambridge University Press 1959

226 Ruska H: Die Sichtbarmachung der Bakteriophagen-Lyse im Übermikroskop. Naturwissenschaften 1940; 28:45–6

227 Jütte R: Geschichte der Alternativen Medizin. S. 27ff.; C. H. Beck; München 1996

228 Jütte R: Geschichte der Alternativen Medizin. S. 36f.; C. H. Beck; München 1996

229 Jütte R: Geschichte der Alternativen Medizin. S. 41; C. H. Beck; München 1996

230 Wagner G in: Hippokrates 1936; 7:371; zitiert nach: Jütte R: Geschichte der Alternativen Medizin. S. 53; C. H. Beck; München 1996

231 Haug A: Die Reichsarbeitsgemeinschaft für eine neue deutsche Heilkunde (1935/36). Ein Beitrag zum Verhältnis von Schulmedizin, Naturheilkunde und Nationalsozialismus. Husum 1985

232 Boschung U: Die Achillesferse des Arztes. VSAO-Journal. 2004; 23(4):33–6

233 Romains J: Knock oder Der Triumph der Medizin. Übersetzung von Peter Haffmans. Philipp Reclam; Stuttgart 1997

234 Romains J: Knock oder Der Triumph der Medizin. Übersetzung von Peter Haffmans. S. 78, 3. Akt, Szene 6; Philipp Reclam; Stuttgart 1997

235 Cassini A et al.: Burden of Six Healthcare-Associated Infections on European Population Health: Estimating Incidence-Based Disability-Adjusted Life Years through a Population Prevalence-Based Modelling Study. PLoS Med 2016; 13(10):e1002150

236 Lickint F: Tabak und Tabakrauch als ätiologischer Faktor des Carcinoms. Zeitschrift für Krebsforschung 1929; 30:349–65

237 Braese S, Groß D (Hrsg.): NS-Medizin und Öffentlichkeit. Formen der Aufarbeitung nach 1945. Campus; Frankfurt/Main/New York 2015

238 Statistisches Bundesamt, Wiesbaden

239 »Weites Feld fließender Übergänge« Zur Anatomie des medizinisch-industriellen Komplexes. In: Halter H (Hrsg.): Vorsicht Arzt! Krise der modernen Medizin. S. 195ff.; Spiegel; Reinbek bei Hamburg 1981

240 »Allen anderen Systemen überlegen« Bilanz des deutschen Gesundheitswesens. In: Halter H (Hrsg.): Vorsicht Arzt! Krise der modernen Medizin. S. 11ff.; Spiegel; Reinbek bei Hamburg 1981

241 Illich I: Die Nemesis der Medizin. Von den Grenzen des Gesundheitswesens. Rowohlt; Reinbek bei Hamburg 1977

242 Illich I: Die Nemesis der Medizin. Von den Grenzen des Gesundheitswesens. S. 34; Rowohlt; Reinbek bei Hamburg 1977

243 McKeown T: The role of medicine. S. 45ff.; Basil Blackwell; Oxford 1979

244 Tolzin HU: Das Ausmaß der Impfungen in den USA im Jahr 1918. Impf-report 2005; 12/13:9–11

245 Roloff E, Henke-Wendt K: Geschädigt statt geheilt. Große deutsche Medizin- und Pharmaskandale. Hirzel; Stuttgart 2018

246 Müller-Jung J: Das Ende der Krankheit: Die neuen Versprechen der Medizin. Carl Hanser; München 2014

247 Helmstädter A, Schneider A: Zum Ursprung des Begriffs Nebenwirkungen. Pharmazeutische Zeitung 07/2016; https://www.pharmazeutische-zeitung.de/ausgabe-072016/zum-ursprung-des-begriffs-nebenwirkungen/

248 Gahr M et al.: Unerwünschte Arzneimittelwirkungen. Warum Meldungen nicht erfolgen. Dtsch Arztebl 2016; 113(9):B-320–1

249 Reuther G: Der betrogene Patient. 4. Auflage; S. 137ff.; riva; München 2019

250 UK Healers, Brixham; www.ukhealers.info/regulation.html

251 Reuther G: Der betrogene Patient. 4. Auflage, S. 137ff.; Riva; München 2019

252 Osrainik F: Das Coronadossier. Unter falscher Flagge gegen Freiheit, Menschenrechte und Demokratie. S. 189ff.; Rubikon; Neuenkirchen 2021

253 Demeter K, Engelbrecht T, Scoglio S: Das Phantom-Virus. Rubikon; https://www.rubikon.news/artikel/das-phantom-virus

254 Schreyer P: Chronik einer angekündigten Krise. Wie ein Virus die Welt verändern könnte. Westend; Frankfurt/Main 2020

255 Illich I: Die Nemesis der Medizin. Von den Grenzen des Gesundheitswesens. S. 285; Rowohlt; Reinbek bei Hamburg 1977

256 Illich I: Die Nemesis der Medizin. Von den Grenzen des Gesundheitswesens. S. 12; Rowohlt; Reinbek bei Hamburg 1977

257 https://www.rheinpfalz.de/panorama_artikel,-paracetamol-statt-panettone-papst-verschenkt-grippetabletten-an-mitarbeiter-_arid,5143132.html

258 https://www.kirche-und-leben.de/artikel/papst-ruft-erneut-zu-corona-impfung-auf

259 Initiative Qualitätsmedizin: Effekte der SARS-CoV-2 Pandemie auf die stationäre Versorgung im ersten Halbjahr 2020; https://www.initiative-qualitaetsmedizin.de/effekte-der-sars-cov-2-pandemie-auf-die-stationaere-versorgung-im-ersten-halbjahr-2020?

260 Weltgesundheitsorganisation (WHO), Genf; Barth-Engelbart H: Corona machts möglich: Hurrah, die Grippe ist ausgerottet! http://www.barth-engelbart.de/?p=225299

261 Engelbrecht T, Köhnlein C: Die Medikamenten-Tragödie. Rubikon 2020; https://www.rubikon.news/artikel/die-medikamenten-tragodie

Schneider C: Lungenarzt: »Frühe künstliche Beatmung ist größter Fehler im Kampf gegen Corona«. Focus vom 23.12.2020; https://www.focus.de/gesundheit/news/bis-zu-50-prozent-sterben-daran-lungenarzt-fruehe-kuenstliche-beatmung-ist-groesster-fehler-im-kampf-gegen-corona_id_12787476.html

Prof. Göran Kauermann im Gespräch: Dann wäre klar gewesen, was in Deutschland wirklich geschieht. Die Welt vom 29.1.2021

https://www.welt.de/politik/deutschland/plus225323039/Uebersterblichkeit-Dann-waere-klar-gewesen-was-wirklich-hier-geschieht.html

262 Initiative Qualitätsmedizin: Effekte der SARS-CoV-2 Pandemie auf die stationäre Versorgung im ersten Halbjahr 2020; https://www.initiative-qualitaetsmedizin.de/effekte-der-sars-cov-2-pandemie-auf-die-stationaere-versorgung-im-ersten-halbjahr-2020?

Wer oder was wird behandelt – der Kranke oder die Krankheit?

1 Jütte R, Dietel M, Rothschild MA: Autopsie: Lässt sich der Trend sinkender Sektionsraten umkehren? Dtsch Arztebl 2016; 113(46): B-1743–6

2 Hippokrates; zitiert nach: Joannidis J: Personalisierte Intensivmedizin im Zeitalter der Standardisierung. Medizinische Klinik – Intensivmedizin und Notfallmedizin 2017; 112:286–8

Begegnung von Arzt und Patient – Geschichte eines Missverständnisses

1 Foucault M: Die Geburt der Klinik. Eine Archäologie des ärztlichen Blicks. S. 137ff.; S. Fischer; Frankfurt/Main 1988

2 Strohmaier G: Die Rezeption und die Vermittlung: die Medizin in der byzantinischen und in der arabischen Welt. In: Grmek MD: Die Geschichte des medizinischen Denkens. S. 161; C. H. Beck; München 1996

3 Zitiert nach: Stolberg M: Die Harnschau. Eine Kultur- und Alltagsgeschichte. S. 21f.; Böhlau; Köln/Weimar/Wien 2009

4 Foucault M: Die Geburt der Klinik. Eine Archäologie des ärztlichen Blicks. S. 176; S. Fischer; Frankfurt/Main 1988

5 Double FJ: Semeiologie generale; zitiert nach: Foucault M: Die Geburt der Klinik. Eine Archäologie des ärztlichen Blicks. S. 177; S. Fischer; Frankfurt/Main 1988

6 Winkle S: Geißeln der Menschheit. Kulturgeschichte der Seuchen. S. 1058; Artemis & Winkler; Düsseldorf/Zürich 1997

7 Zitiert nach: Winkle S: Geißeln der Menschheit. Kulturgeschichte der Seuchen. S. 1059; Artemis & Winkler; Düsseldorf/Zürich 1997

8 Ploucquet WG: Der Arzt, oder über die Ausbildung, die Studien, Pflichten, Sitten, und die Klugheit des Arztes. Vorrede S. IV; J. G. Cotta; Tübingen 1797

9 Taplin W: A dose für the doctors; or, the Aesculapian labyrinth explored. G. Kearsley; London 1789

10 Bleuler PE: Das autistisch-undisziplinierte Denken in der Medizin und seine Überwindung. 2. Auflage; S. 11ff.; Springer; Berlin/Heidelberg 1921

11 Kang L, Pedersen N: Abgründe der Medizin. Die bizarrsten Arzneimittel und kuriosesten Heilmethoden der Geschichte. S. 119; riva; München 2019

12 Kaiser Wilhelm II.: Rede zum Beginn des 1. Weltkriegs. Berlin 1914

13 Jankrift KP: Die Journale des Johann Christoph Götz (1688–1733) – Eindrücke aus dem Alltag einer Nürnberger Arztpraxis in der ersten Hälfte des 18. Jahrhunderts. In: Karenberg A, Groß D, Schmidt M (Hrsg): Forschungen zur Medizingeschichte. Band 3, S. 95–101; kassel university press; Kassel 2013

14 Frank J: Reise nach Paris, London, und einem großen Theile des übrigen Englands und Schottlands in Beziehung auf Spitäler, Versorgungshäuser, übrige Armen-Institute, medizinische Lehranstalten, und Gefängnisse. Band 1, S. 86; Camesianische Buchhandlung; Wien 1804

15 Pinel P: Traité médico-philosophique sur l'aliénation mentale ou la manie. S. 262; Paris 1801; übersetzt von Wagner M: Philosophisch-medicinische Abhandlung über Geistesverirrungen oder Manie. S. 279; Schaumburg; Wien 1801

16 Kragh JV: Social class and opiate addiction in European psychiatry, 1870–1955; in: Pietikäinen P, Kragh JV (Hrsg.): Social class and mental illness in Northern Europe. S. 115–32; Routledge; New York 2019

17 Illich I: Die Nemesis der Medizin. Von den Grenzen des Gesundheitswesens. Rowohlt; Reinbek bei Hamburg 1977

Wo wurde behandelt? – Von der privaten Konsultation zur Klinik

1 Ein mittelniederdeutsches Gedicht über das Arzthonorar. Sudhoffs Archiv 1969; 53(1):100–5

2 Foucault M: Die Geburt der Klinik. Eine Archäologie des ärztlichen Blicks. S. Fischer; Frankfurt/Main 1988

3 Hausordnung des Alfred-Krupp-Krankenhauses in Essen von 1875; zitiert nach: Jütte R: Vom Fabrik- zum Stiftungskrankenhaus. Dtsch Arztebl 2020; 117(40):B-1582–3

Wo Behandler Krankheitsursachen lokalisierten

1 Die Bibel. Altes Testament; Buch Jesus Sirach; Sir 38,1–15

2 Meier P: Paracelsus – Arzt und Prophet. Ammann; Zürich 1993

3 Keil W, Berzlanovich A: Ersticken durch weiche Bedeckung. Rechtsmedizin 2010; 20:519–28

4 Reuther G: Der betrogene Patient. 4. Auflage; S. 120ff.; riva; München 2019

5 Grassow-Narlik M, Wessolli M, Freemann J: Obduktionszahlen in Deutschland. Pathologe 2017; 38:422–9

6 Reuther G: Der betrogene Patient. 4. Auflage; S.120ff.; riva; München 2019

7 https://www.epicentro.iss.it/coronavirus/sars-cov-2-decessi-italia

8 Engelbrecht T, Köhnlein C: Die Medikamenten-Tragödie. Rubikon 2020; https://www.rubikon.news/artikel/die-medikamenten-tragodie

9 Bichat X: Anatomie générale appliquée à la physiologie et a la médecine. Vorwort S. XCIX; Paris 1801

Diagnosen? Prognosen? Therapien? - Worauf es Ärzten ankam

1 Bleuler PE: Das autistisch-undisziplinierte Denken in der Medizin und seine Überwindung. 2. Auflage; S. 15; Springer; Berlin/Heidelberg 1921

1 Butler CC et al.: Oseltamivir plus usual care versus usual care for influenza-like illness in primary care: an open-label, pragmatic, randomised controlled trial. Lancet. 2020; 395(10217):42–52

2 WHO solidarity trial consortium: Repurposed antiviral drugs for COVID-19-interim WHO SOLIDARITY trial results. New England Journal of Medicine doi: 10.1056/NEJMoa2023184

3 Hickel E: Die Arzneimittel in der Geschichte. Trost und Täuschung – Heil und Handelsware. S. 35; Traugott Bautz; Nordhausen 2008

4 Brau JL: Vom Haschisch zum LSD. Geschichte der Droge. Insel; Frankfurt/Main 1969

5 Hickel E: Die Arneimittel in der Geschichte. Trost und Täuschung – Heil und Handelsware. S. 319ff.; Traugott Bautz; Nordhausen 2008

6 Shakespeare W: Timon of Athens. 4. Akt 3. Szene; London 1607

7 Shakespeare W, Fletcher J: The two noble kinsmen. London ca. 1613

8 Hahnemann S: Brief an C. W. Hufeland, 1808; zitiert nach: https://www.arscurandi.de/gesundheit-lehrpraxis/samuel-hahnemann/

9 Hahnemann S: Organon der Heilkunst. 5. Auflage; S. VII; Arnold; Dresden/Leipzig 1833

10 Douglas H: Science, hormesis and regulation. Hum Exp Toxicol 2008; 27(8):603–7

11 Hufeland CW: Die Kunst, das Leben zu verlängern. S. 633; Jena 1797

12 Helmstädter A, Schneider A: Zum Ursprung des Begriffs Nebenwirkungen. Pharmazeutische Zeitung 07/2016; https://www.pharmazeutische-zeitung.de/ausgabe-072016/zum-ursprung-des-begriffs-nebenwirkungen/

13 Lewin L: Die Nebenwirkungen der Arzneimittel. Pharmakologisch-klinisches Handbuch. August Hirschwald; Berlin 1881

14 Anonymus [Erhard JB]: Ueber die Medicin. Arkesilas an Ekdemus. Neuer Teutscher Merkur 1795; 2(8):337–78

15 Hahnemann S: Versuch über ein neues Prinzip zur Auffindung der Heilkräfte der Arzneisubstanzen, nebst einigen Blicken auf die bisherigen. Journal der practischen Arzneykunde und Wundarzneykunst 1796; 2:391–439

16 Wimmer W: Tradition und Transformation: Die Pharmazeutische Industrie in einem ständisch geprägten Markt. Zeitschrift für Unternehmensgeschichte 1991; 36(3):179–203

17 Hickel E: Bei Risiken und Nebenwirkungen fragen Sie ... die Wissenschaft? Nebenwirkungen: das paradigmatische Problem der Arzneimittelforschung. Mitteilungen der TU Braunschweig 1994; 29:50–7

18 Hickel E: Die Arzneimittel in der Geschichte. Trost und Täuschung – Heil und Handelsware. S. 397ff.; Traugott Bautz; Nordhausen 2008

19 Holmes OW: Medical essays, 1842–1882. Houghton, Mifflin and Co; Boston 1883

20 Bleuler PE: Das autistisch-undisziplinierte Denken in der Medizin und seine Überwindung. 2. Auflage; S. 22; Springer; Berlin/Heidelberg 1921

21 Bundesinstitut für Arzneimittel (BfArm), Bonn

22 Brandenburgisches Apothekenmuseum, Cottbus

23 World Health Organization (WHO), Genf; file:///C:/Users/Reuther/AppData/Local/Temp/9789241210300-eng.pdf

24 Verband forschender Arzneimittelhersteller, Berlin

25 Macht DI: The history of opium and some of its preparations and lkaloids. JAMA 1915; LXIV(6):477–81

26 Duarte DF: Opium and opioids: a brief history. Rev Bras Anestesiol 2005; 55(1):135–46

27 Heydari M, Hashempur MH, Zargaran A: Medicinal aspects of opium as described in Avicenna's Canon of Medicine. Acta med-hist Adriat 2013; 11(1):101–12

28 Dreuw H: Die Salvarsangefahr. Ritter; Berlin 1914

29 Bleuler PE: Das autistisch-undisziplinierte Denken in der Medizin und seine Überwindung. 2. Auflage; S. 55; Springer; Berlin/Heidelberg 1921

30 Grundmann E: Gerhard Domagk. Ein Pathologe besiegt die bakteriellen Infektionskrankheiten. Der Pathologe 2001; 22:241–51

31 MacFarlane G: Alexander Fleming: The Man and the Myth. Cambridge (Mass) 1984

32 Dik VK, van Oijen MGH, Smeets HM: Frequent Use of Antibiotics Is associated with Colorectal Cancer Risk: Results of a Nested Case-Control Study. Dig Dis Sci 2016; 61:255–64

33 Million Women Study Collaborators: Breast cancer and hormone replacement therapy in the million women study. Lancet 2003; 362(9382):419–27

34 Sulakvelidze A, Alavidze Z, Morris Jr JG: Bacteriophage Therapy. Antimicrob Agents Chemother 2001; 45(3):649–59

35 Hanlon GW: Bacteriophages: an appraisal of their role in the treatment of bacterial infections. J Antimicrob Agents 2007; 30(2):118–28

36 DeVita VT, Chu E: A History of Cancer Chemotherapy. Cancer Res 2008; 68:8643–53

37 Goodwin WE, Martin EC: Transplantation of the kidney. Urol Surv 1963; 13:229–48

38 Starzl TE: History of clinical transplantation. In: Groth CG, Longmire WP Jr (Hrsg.) His – torical landmarks in clinical transplantation; S. 759–82; Springer; New York 2000

39 Starzl TE, Marchioro TL, Waddell WR: The reversal of rejection in human renal homografts with subsequent development of homograft tolerance. Surg Gynecol Obstet 1963; 117:385–95

40 Velasquez-Manoff M: An epidemic of absence. Scribner; New York 2013

41 https://www.berliner-zeitung.de/mehr-als-zehn-jahre-lang-leisteten-die-berliner-widerstand-gegen-den-bau-der-kanalisation---eine-modernisierungsscheue-protestbewegung-wutbuerger--kot-und-cholera-14763346

42 Hufeland, CW: Die Kunst, das menschliche Leben zu verlängern. S. 375; Jena 1797

43 Fleming PS et al.: High quality of the evidence for medical and other health-related interventions was uncommon in Cochrane systematic reviews. J Clin Epidemiol 2016; 78:34–42

44 Schork NJ: Personalized medicine: Time for one-person trials. Nature 2015; 520:609–11

45 Heinzerling L et al.: Checkpoint-Inhibitoren. Diagnostik und Therapie von Nebenwirkungen. Dtsch Arztebl; 116:119–26

Kann Nahrung heilen? – Eine kurze Geschichte ärztlicher Ernährungstipps

1 Cardenas D: Let not thy food be confused with thy medicine: The Hippocratic Misquotation. e-SPEN Journal 2013; 8(6):e260–2

2 Steger F: Das Erbe des Hippokrates. Medizinethische Konflikte und ihre Wurzeln. S. 42; Vandenhoeck & Ruprecht; Göttingen 2008

3 Grant M: Galen on Food and Diet. S. 10; Routledge; London 2000

4 Gemeinsamer Bundesausschuss (G-BA): Beschluss vom 22.1.2015

5 Glasmachers J: Langlebigkeitsvölker – ein Überblick; https://www.gesundheitsfundament.de/fundament/langlebigkeitsvoelker/

6 Wootton D: Bad Medicine. Doctors doing harm since Hippocrates. S. 162; Oxford University Press; Oxford 2007

7 Cook J: The Method Taken for Preserving the Health of the Crew of His Majesty's Ship the Resolution during Her Late Voyage Round the World. By Captain James Cook, F. R. S. Addressed to Sir John Pringle. Trans R Soc London 1776; 66:402–6

8 Hufeland CW: Die Kunst, das menschliche Leben zu verlängern. S. 599f.; Jena 1797

9 Becker JH: Versuch einer Literatur und Geschichte der Nahrungsmittelkunde. Franzen und Große; Stendal 1812

10 Accum F: A Treatise on Adulterations of Food and Culinary Poisons: Exhibiting the Fraudulent Sophistications of Bread, Beer, Wine, Spirituous Liquors, Tea, Coffee, Cream, Confectionery, Vinegar, Mustard, Pepper, Cheese, Olive Oil, Pickles, and Other Articles Employed in Domestic Economy, and Methods of Detecting Them. London 1820

11 Bircher-Benner M: Die neue Ernährungslehre. In: Albrecht B, Albrecht G (Hrsg.): Diagnosen – Ärzteerinnerungen aus dem 20. Jahrhundert. 2. Auflage; S. 182; Der Morgen; Berlin 1975

12 Bleuler PE: Das autistisch-undisziplinierte Denken in der Medizin und seine Überwindung. 2. Auflage; S. 17ff.; Springer; Berlin/Heidelberg 1921

13 Gemeinsamer Bundesausschuss (G-BA): Beschluss vom 22.1.2015

14 Steven S et al.: Very-Low-Calorie Diet and 6 Months of Weight Stability in Type 2 Diabetes: Pathophysiologic Changes in Responders and Nonresponders. Diabetes Care 2016; 39(5):808–15

Wie viel Anatomie und Physiologie braucht die Medizin?

1 Wootton D: Bad Medicine. Doctors doing harm since Hippocrates. S. 63; Oxford University Press; Oxford 2007

2 Sachs M: Geschichte der operativen Chirurgie. Band 1, S. 97; Kaden; Heidelberg 2001

1 Sachs M: Geschichte der operativen Chirurgie. Band 2, S. 253ff.; Kaden; Heidelberg 2001

2 Sachs M: Geschichte der operativen Chirurgie. Band 2, S. 243ff.; Kaden; Heidelberg 2001

3 Sachs M: Geschichte der operativen Chirurgie. Band 1, S. 114ff.; Kaden; Heidelberg 2001

4 Sachs M: Geschichte der operativen Chirurgie. Band 2, S. 11; Kaden; Heidelberg 2001

5 Sachs M: Geschichte der operativen Chirurgie. Band 2, S. 62; Kaden; Heidelberg 2001

6 McVaugh M: Therapeutische Strategien: die Chirurgie. In: Grmek MD: Die Geschichte des medizinischen Denkens. S. 301; C. H. Beck; München 1996

7 Scultetus AH, Villavicencio JL, Rich NM: The life and work of the German physician Johannes Scultetus (1595–1645). J Am Coll Surg 2003; 196(1):130–9

8 Purmann MG: Chirurgischer Lorbeer-Krantz/ oder Wund-Artzney. Johann Erasmo Hynitzsch; Halberstadt 1684

9 Sander S: Handwerkschirurgen. Sozialgeschichte einer verdrängten Berufsgruppe. In: Berding H, Kocka J. Wehler HU (Hrsg.): Kritische Studien zur Geschichtswissenschaft Band 83. Vandenhoeck & Ruprecht; Göttingen 1989

10 Sachs M: Geschichte der operativen Chirurgie. Band 4, S. 235; Kaden; Heidelberg 2001

11 Sachs M: Geschichte der operativen Chirurgie. Band 4, S. 198; Kaden; Heidelberg 2001

12 Sander S: Handwerkschirurgen. Sozialgeschichte einer verdrängten Berufsgruppe. In: Berding H, Kocka J. Wehler HU (Hrsg.): Kritische Studien zur Geschichtswissenschaft Band 83. Vandenhoeck & Ruprecht; Göttingen 1989

13 Scultetus J: Armamentarium chirurgicum. Ulm 1655

14 Heister L: Medicinische Chirurgische und Anatomische Wahrnehmungen. J. Chr. Koppe; Rostock 1753

15 Neue Infections-Ordnung. Johann Christoph Miethen; Dresden 1680

16 Sachs M: Geschichte der operativen Chirurgie. Band 4, S. 198; Kaden; Heidelberg 2001

17 Winkle S: Geißeln der Menschheit. Kulturgeschichte der Seuchen. S. 313; Artemis & Winkler; Düsseldorf/ Zürich 1997

18 Sander S: Handwerkschirurgen. Sozialgeschichte einer verdrängten Berufsgruppe. In: Berding H, Kocka J. Wehler HU (Hrsg.): Kritische Studien zur Geschichtswissenschaft Band 83. Vandenhoeck & Ruprecht; Göttingen 1989

19 Sander S: Handwerkschirurgen. Sozialgeschichte einer verdrängten Berufsgruppe. In: Berding H, Kocka J. Wehler HU (Hrsg.): Kritische Studien zur Geschichtswissenschaft Band 83. Vandenhoeck & Ruprecht; Göttingen 1989

20 Pirogow NI: Lebensfragen. Tagebuch eines alten Arztes. Übersetzt von August Fischer; S. 289; Cotta; Stuttgart 1894

21 Ambrose CT: The Conquest of Pus – a History of Bitumen, Creosote and Carbol Acid. J Infect Dis Preve Med 2018, 6(2):179–186

22 Sachs M: Geschichte der operativen Chirurgie. Band 2, S. 122; Kaden; Heidelberg 2001

23 Frank J: Reise nach Paris, London, und einem großen Theile des übrigen Englands und Schottlands in Beziehung auf Spitäler, Versorgungshäuser, übrige Armen-Institute, medizinische Lehranstalten, und Gefängnisse. Band 2; Camesianische Buchhandlung; Wien 1804

24 Zitiert nach: Winkle S: Geißeln der Menschheit. Kulturgeschichte der Seuchen. S. 329; Artemis & Winkler; Düsseldorf/Zürich 1997

25 Ambrose CT: The Conquest of Pus – a History of Bitumen, Creosote and Carbol Acid. J Infect Dis Preve Med 2018, 6(2):179–186

26 Lorenz A: Vom Chirurgen zum Orthopäden. In: Albrecht B, Albrecht G (Hrsg.): Diagnosen – Ärzteerinnerungen aus dem 20. Jahrhundert. 2. Auflage; S. 122; Der Morgen; Berlin 1975

27 Sachs M: Geschichte der operativen Chirurgie. Band 2, S. 133; Kaden; Heidelberg 2001

28 Sachs M: Geschichte der operativen Chirurgie. Band 2, S. 117; Kaden; Heidelberg 2001

29 Celsus AC: De medicina. Band VIII,5; F. Vieweg und Sohn; Braunschweig 1906

30 Brunschwig H: Dis ist das Buch der Cirurgia. Handtwirckung der wundartzney. Straßburg 1497

31 Winkle S: Geißeln der Menschheit. Kulturgeschichte der Seuchen. S. 311; Artemis & Winkler; Düsseldorf/Zürich 1997

32 Heister L: Chirurgie, In welcher alles, Was zur Wund-Artzney gehöret, Nach der neuesten und besten Art, gründlich behandelt. Stein und Raspe; Nürnberg 1719

33 Leriche R: Am Ende meines Lebens. Erinnerungen des großen französischen Chirurgen. S. 174f.; Hans Huber; Bern 1957

34 Hallowell: Extract of a letter from Mr. Lambert, surgeon at Newcastle upon Tyne, to Dr. Hunter; giving an Account of a new Method of treating an Aneurysm. Read June 15, 1761

35 Sachs M: Geschichte der operativen Chirurgie. Band 2, S. 235; Kaden; Heidelberg 2001

36 Laios K et al.: Mathieu Jaboulay (1860–1913) and His Innovations in Vascular and General Surgery. Surg Innov 2020; 27(1):120–3

37 Middeldorpf AT: Die Galvanocaustik, ein Beitrag zur operativen Medicin. Josef Max; Breslau 1954

38 Aquilina O: A brief history of cardiac pacing. Images Paediatr Cardiol. 2006; 8(2):17–81

39 Lüderitz B: Zur Geschichte der Elektrotherapie vom 16.-20. Jahrhundert. In: Geschichte der Herzrhythmusstörungen. S. 139–56; Springer; Berlin/Heidelberg 1993

40 Celsus AC: De medicina. F. Vieweg und Sohn; Braunschweig 1906

41 Haeser H, Middeldorpf A: Buch der Bündt-Ertznei von Heinrich von Pfolsprundt, Bruder des Deutschen Ordens. 1460, S. 57; G. Reimer; Berlin 1868

42 Sachs M: Geschichte der operativen Chirurgie. Band 1, S. 199; Kaden, Heidelberg 2001

43 Sachs M: Geschichte der operativen Chirurgie. Band 2, S. 236; Kaden; Heidelberg 2001

44 Heister L: Chirurgie, In welcher alles, Was zur Wund-Artzney gehöret, Nach der neuesten und besten Art, gründlich behandelt. S. 95f.; Stein Wittwe; Nürnberg 1743 (Erstausgabe 1719)

45 Paracelsus: Zwei Nachschriften über Wunden. 1527/8 in: Sudhoff K (Hrsg.) Sämtliche Werke. I. Abteilung Band 5, S. 315–51; Ausgabe Sudhoff 1931

46 Sachs M: Geschichte der operativen Chirurgie. Band 1, S. 165; Kaden, Heidelberg 2001

47 Van Erckelens F: Ueber Colotomie. Mit Erwähnung von 262 Fällen. Arch Klein Chir 1879; 23:41–100

48 Murphy JB: Cholecysto-intestinal, gastrointestinal, entero-intestinal anastomosis, and approximation without sutures. Med Record (New York) 1892; 42:665–7

49 Heister L: Von einem Geschwür in dem wurmförmigen Auswachs im blinden Darm (in processu vermiformi intestine coeci). In: Heister L: Medicinische Chirurgische und Anatomische Wahrnehmungen. S. 193; J. Chr. Koppe; Rostock 1753

50 Amyand C: Of an inguinal rupture, with a pin in the appendix coeci, incrusted with stone. Philosophical Transactions (London) 1738; 39:329–42

51 Grass G et al.: Negative Appendektomierate in einer Universitätsklinik. 123. Kongress der Deutschen Gesellschaft für Chirurgie. Berlin, 2.6.2006; http://www.egms.de/static/de/meetings/dgch2006/06dgch566.shtml; letzter Zugriff am 7.7.2016

52 Salminen P et al.: Antibiotic Therapy vs Appendectomy for Treatment of Uncomplicated Acute Appendicitis: The APPAC Randomized Clinical Trial. JAMA 2015; 313(23):2340–8

53 Stöß C et al.: Akute Appendizitis: Trends in der chirurgischen Therapie. Eine populationsbasierte Studie mit mehr als 800 000 Patienten. Dtsch Arztebl 2021; 118:244-9

54 Baglivi G: De praxi medica; zitiert nach: Winkle S: Geißeln der Menschheit. Kulturgeschichte der Seuchen. S. 118; Artemis & Winkler; Düsseldorf/Zürich 1997

55 Sachs M: Geschichte der operativen Chirurgie. Band 1, S. 237ff.; Kaden; Heidelberg 2001

56 Heister L: Chirurgie, In welcher alles, Was zur Wund-Artzney gehöret, Nach der neuesten und besten Art, gründlich behandelt. Stein und Raspe; Nürnberg 1719

57 Zitiert nach: Sachs M: Geschichte der operativen Chirurgie. Band 1, S. 100f.; Kaden; Heidelberg 2001

58 Larrey DL: Von den Wunden des Herzbeutels und Herzens. In: Larrea DJ: Chirurgische Klinik, eine Sammlung von Erfahrungen in den Feldzügen und Militärhospitälern von 1792 bis 1829. Band 1, S. 350–77; C. W. Leske; Leipzig/Darmstadt 1831

59 Palatianos GM et al.: Clinical Experience with Subxiphoid Drainage of Pericardial Effusions. Ann Thorac Surg 1989; 48:381–5

60 Rehn L: Fall von penetrierender Stichverletzung des rechten Ventrikels. Centralbl Chir 1896; 23:1048–9

61 Heard JS: Report of cases of Un-united Fracture, treated at the New York Hospital. The New-York J Med Surg 1839; 1:343–58

62 Hansmann CM: Eine neue Methode der Fixierung der Fragmente bei complicierten Fracturen. Verh Dtsch Ges Chir 15:134–7

63 Steinmann F: Eine neue Extensionsmethode in der Frakturbehandlung. Correspondenz-Bl Schweizer Ärzte 1908; 38:3

64 Küntscher G: Die Marknagelung von Knochenbrüchen. Arch Klin Chir 1940; 200:443–55

65 Matter P: History of the AO and its global effect on operative fracture treatment. Clin Orthop Relat Res 1998; 347:11–8

66 Wölfel DJ: Vom Sinn der Trepanation. Ciba Zeitschrift 1936; 4:1326–30

67 Celsus AC: De medicina. Band VIII,4; F. Vieweg und Sohn; Braunschweig 1906

68 Sachs M: Geschichte der operativen Chirurgie. Band 1, S. 37; Kaden; Heidelberg 2001

69 Ormond DR, Hadjipanayis CG: The history of neurosurgery and its relation to the development and refinement of the frontotemporal craniotomy; https://doi.org/10.3171/2014.2.FOCUS13548

70 Ormond DR, Hadjipanayis CG: The history of neurosurgery and its relation to the development and refinement of the frontotemporal craniotomy; https://doi.org/10.3171/2014.2.FOCUS13548

71 Nakayama DK: The minimal invasive operations that transformed surgery. American College of Surgeons 2017; Poster; https://www.facs.org/-/media/files/archives/shg-poster/2017/10_minimally_invasive.ashx?la=en

72 Sachs M: Geschichte der operativen Chirurgie. Band 2, S. 144; Kaden; Heidelberg 2001

73 Robays JV: Kurt Semm (1927–2003). Facts View Vis ObGyn 2017; 9(3):175–9

74 Semm K: Operationen ohne Skalpell. Ein Gynäkologe als Wegbereiter der minimal-invasiven Chirurgie. Ecomed-Storck; Hamburg 2001

75 Wilson DH: Limited exposure in cerebral surgery. Technical note. J Neurosurg 1971; 34:102–6

76 Litynski GS: Erich Mühe and the rejection of laparoscopic cholecystectomy (1985): a surgeon ahead of his time. JSLS 1998; 2(4):341–6

77 Harris CRS: The heart and the vascular system in ancient Greek medicine. From Alcmaeon to Galen. Oxford 1973

78 Rynd F: Description of an instrument for the subcutaneous introduction of fluids in affections of the nerves. Dublin Q J Med Sci 1861; 32:13 (and plate III)

79 Rynd F: Neuralgia: Introduction of fluid to the nerve. Dublin Med Press 1845; 13:167–8

80 Edholm P et al.: Roentgen television in practice with special regard to puncture examinations. Acta Radiol Suppl 1962; 216:1–80

81 Noel-Lamy M: The Seldinger technique: a short history, and its applications 60 years later. UTMJ 2015; 93(1):30–1

82 Seldinger SI: Catheter replacement of the needle in percutaneous arteriography: a new technique. Acta Radiol 1953; 39:368–76

83 Feneley RCL, Hopley IP, Wells PNT: Urinary catheters: history, current status, adverse events and research agenda. J Med Eng Technol 2015; 39(8): 459–70

84 Grüntzig A: Transluminal dilatation of coronary-artery stenosis. Lancet 1978; 1:263

85 Lindner K: Von Leipzig nach Atlanta. Leben und Tod des Herzspezialisten Andreas Grüntzig. Deutschlandfunk Kultur vom 14.9.2009

86 Knight SR, Aujla R, Biswas SP: Total Hip Arthroplasty – over 100 years of operative history. Orthop Rev (Pavia). 2011; 3(2):e16

87 Aquilina O: A brief history of cardiac pacing. Images Paediatr Cardiol. 2006; 8(2):17–81

88 Friedman SG: Credit where due. J Vasc Surg 2016; 64(2):530–3

89 Mavrogenis AF et al.: The history of microsurgery. Eur J Orthop Surg Traumatol 2019; 29(2):247–54

90 Pang V et al.: The cliniccal application history of microsurgery. J Orthop Muscular Syst 2018; 1:1001

91 Reverdin JL: Greffe epidermique. Bull De La Societe Imperiale Chirurgicale de Paris 1869; 511–5

92 Martin CE: John Hunter and tissue transplantation. Surg Gyn Obstet 1970; 131; 306–10

93 Barke CF, Markmann JF: Historical Overview of Transplantation. Cold Spring Harb Perspect Med 2013; 3(4):a014977

94 David K, Cooper C: A Brief History of Cross-Species OrganTransplantation. Baylor University Medical Center Proceedings 2012; 25:1:49–57

95 Barke CF, Markmann JF: Historical Overview of Transplantation. Cold Spring Harb Perspect Med 2013; 3(4):a014977

96 Schöne G: Die heteroplastische und homoplastische Transplantation. Springer; Berlin 1912

97 Merrill JP et al.: Successful homotransplantation of the human kidney between identical twins. JAMA 1956; 160:277–82

98 Barker CF, Markmann JF: Historical Overview of Transplantation. Cold Spring Harb Perspect Med 2013; 3(4):a014977

99 Voronoy U: Blocking the reticuloendothelial system in man in some forms of mercuric chloride intoxication and the transplantation of the cadaver kidney as a method of treatment for the anuria resulting from the intoxication [spanisch]. Siglo Med 1937; 97:296

100 Dempster WJ: The effects of cortisone on the homotransplanted kidney. Arch Int Pharmacodyn Ther 1953; 95:253–82

101 Medawar PB: The immunology of transplantation. In: Harvey Lecture Series 1956–1957; 52:144–176; Academic Press; New York 1958

102 Merrill JP et al.: Successful homotransplantation of the human kidney between nonidentical twins. N Engl J Med 1962; 262:1251–60

103 Schwartz R, Dameshek W: Drug-induced immunological tolerance. Nature 1959; 183:1682–3

104 Starzl TE, Marchioro TL, Waddell WR: The reversal of rejection in human renal homografts with subsequent development of homograft tolerance. Surg Gynecol Obstet 1963; 117:385–95

Wie viel Schmerz ist zumutbar? - Eine kurze Geschichte der Anästhesie

1 Robinson DH, Toledo AH: Historical development of modern anesthesia. J Invest Surg 2012; 25(3):141–9

2 Hemsing R: Non semel vexata est. Oder ablehnung Etzlicher ungeräumbter Dinge / so in dem newlich außgegebenen H. Doct. Georgij Lothi Messer-tractat zufinden. Wendel Bodenhausen; Elbing 1635

3 Zimmermann JG: Ueber Friedrich den Grossen und meine Unterredungen mit Ihm kurz vor seinem Tode. Frankfurt/Leipzig 1788

4 Carter AJ: Narcosis and nightshade. BMJ 1996; 313:1630–2

5 Miedaner T: Genusspflanzen. Springer; Berlin 2018

6 Zitiert nach: Nuhn P: Goethe und die Arzneikunde. Deutsche Apotheker Zeitung 2008; 29

7 Keys TE: The history of surgical anaesthesia. Schuman; New York 1945

8 Carter AJ: Dwale: an anaesthetic from old England. BMJ 1999; 319(7225):1623–6

9 Bailey MD: Origins of the Witches Sabbath. Penn State Press; University Park (Pensylvania) 2021

10 Greene NM: A consideration of factors in the discovery of anesthesia and their effects on its development. Anesthesiology 1971; 35:515–22

11 https://www.gesundheitsforschung-bmbf.de/de/penicillin-schon-im-mittelalter-angewendet-2854.php

12 Haridas RP: Horace Wells' Demonstration of Nitrous Oxide in Boston. Anesthesiology 2013; 119:1014–22

13 Nemes CN: Die Anfänge der Bluttransfusion bis zum Anfang des 20. Jahrhunderts; https://silo.tips/queue/c-n-nemes-berlingen-vor-und-frhgeschichte-der-heterologen-und-autologen-transfus?&queue_id=-1&v=1601229344&u=MjAwMzpjODo3NzE1OmIyMDU6NTFlYzo1ZTY5OjlkNGE6ZTE3Zg==

14 Zitiert nach: Kang L, Pedersen N: Abgründe der Medizin. Die bizarrsten Arzneimittel und kuriosesten Heilmethoden in der Geschichte. S. 196; riva; München 2019

15 Wolfe RJ: Tarnished Idol: William Thomas Green Morton and the Introduction of Surgical Anesthesia. Norman; San Anselmo (California) 2001

16 Archer WH: The history of general anesthesia (Part 1). J Am Dent Soc Anesthesiol 1960; 7:12–4

17 Haridas RP: Horace Wells' Demonstration of Nitrous Oxide in Boston. Anesthesiology 2013; 119:1014–22

18 Jones AJ, Nesbit RR, Holsten SB: Time me, gentlemen! The bravado and bravery of Robert Liston. The American College of Surgeons. Poster Competition CC2016; https://www.facs.org/-/media/files/archives/shg-poster/2016/05_liston.ashx?la=en

19 Snow J: Remarks on the Alleged Case of Death from the Action of Chloroform. Lancet 1848; 1:175–6

20 Ramsay MAE: John Snow, MD: anaesthetist to the Queen of England and pioneer epidemiologist. Proc Baylor University Medical Center 2009; 19(1):24–8

21 Schleich CL: Schmerzlose Operationen – vom Chirurgenkongreß boykottiert. In: Albrecht B, Albrecht G (Hrsg.): Diagnosen – Ärzteerinnerungen aus dem 20. Jahrhundert. 2. Auflage; S. 132; Der Morgen; Berlin 1975

22 Schleich CL: Schmerzlose Operationen – vom Chirurgenkongreß boykottiert. In: Albrecht B, Albrecht G (Hrsg.): Diagnosen – Ärzteerinnerungen aus dem 20. Jahrhundert. 2. Auflage; S. 136; Der Morgen; Berlin 1975

23 Calatayud J, González A: History of the Development and Evolution of Local Anesthesia Since the Coca Leaf. Anesthesiology 2003; 98:1503–8

24 Niemann A: Ueber eine neue organische Base in den Cocablättern. Arch Pharm 1860; 153:129–55, 291–308

25 von Anrep B: Ueber die physiologische Wirkung des Cocaïn. E Pflüger Arch Ges Physiol 1880; 21:38–77

26 Liljestrand G: Carl Koller and the development of local anesthesia. Acta Physiol Scand Suppl 1967; 299:3–30

27 Pernice L: Ueber Cocainanästhesie: Dtsch Med Wochenschr 1890; 16:287–9

28 Anonymus: Cocaine. Br Med J 1979; 1:971–2

29 Schleich CL: Infiltrationsanästhesie (locale anästhesie) und ihr Verhältniss zur allgemeinen Narcose (inhalationsanästhesie). Verh Dtsch Ges Chir 1892; 21:121–7

30 Olch PD, William S: Halsted and local anesthesia: Contributions and complications. Anesthesiology 1975; 42:479–86

31 François-Franck CA: Action paralysante locale de la cocaïne sur les nerfs et les centres nerveux. Arch de Physiol 1892; 24:562–77

32 Ruetsch YA, Böni T, Borgeat A: From cocaine to ropivacaine: the history of local anesthetic drugs. Curr Top Med Chem 2001; 1(3):175–82

33 Link WJ: Alfred Einhorn, Sc. D: Inventor of novocaine. Dent Radiog Photog 1959; 32:1- 20

34 Alexander B: Jackson's Death: How dangerous is Propofol? Time 25.8.2009; http://content.time.com/time/arts/article/0,8599,1918363,00.html

Mehr als ein Blick - eine kurze Geschichte von Bildern aus dem Körper

1 Medicine and Surgery among the first Californians. Alumni-Faculty Association Bulletin 1962; 8(3):9

2 Bozzini P: Der Lichtleiter oder Beschreibung einer einfachen Vorrichtung und ihrer Anwendung zur Erleuchtung innerer Höhlen und Zwischenräume des lebenden animalischen Körpers. Landes-Industrie-Comptoir; Weimar 1807

3 Roediger E: Der Frankfurter Arzt Philipp Bozzini, der Erfinder des Lichtleiters, 1773–1809. Medizinhistorisches Journal 1972; 7(3):204–17

4 Rathert P, Lutzeyer W, Goddwin WE: Philipp Bozzini and the Lichtleiter. Urology 1974; 3(1):113–8

5 Beer E: Removal of neoplasms of the urinary bladder: a new method employing high frequency (oudin) currents through a cauterizing cystoscope. JAMA 1910; 54:1768–9

6 Neumann HA, Hellwig A: Vom Schwertschlucker zur Glasfiberoptik. Die Geschichte der Gastroskopie. München 2001

7 Demling L, Classen M: Endoscopic sphincterotomy of the papilla Vater. Georg Thieme; Stuttgart 1978

8 Anderson CJ et al.: A short history of nuclear medicine. In: Lewis J, Windhorst A, Zeglis B (Hrsg.): Radiopharmaceutical Chemistry. S. 11–26; Springer; Cham 2019

9 Kemerink GJ et al.: Early X-ray workers: an effort to assess their numbers, risk, and most common (skin) affliction. Insights Imaging 2016; 7(2):275–82

10 Kemerink M et al.: Characteristics of a first-generation x-ray system. Radiology 2011; 259(2):534–9

11 Kemerink GJ et al.: Early X-ray workers: an effort to assess their numbers, risk, and most common (skin) affliction. Insights Imaging 2016; 7(2):275–82

12 Tondreau R: Egas Moniz 1874–1955. Radiographics 1985; 5(6):994–7

13 Becker N et al.: Mortality among Thorotrast-exposed patients and an unexposed comparison group in the German Thorotrast study. European J Cancer 2008;44(9):1259–68

14 Radon J: Berichte über die Verhandlungen der Königlich-Sächsischen Gesellschaft der Wissenschaften zu Leipzig. Mathematisch-Physische Klasse 1917; 69:262–77

15 Edelman RR: The History of MR Imaging as Seen through the Pages of Radiology. Radiology 2014; 273(2 Suppl):181–200

16 Kane D et al.: A brief history of musculoskeletal ultrasound: ›From bats and ships to babies and hips‹. Rheumatology 2004; 43(7):931–3

17 Griffin DR, Galambos R: The sensory basis of obstacle avoidance by flying bats. J Exp Zool 1941; 86:481–506

18 Hill CR: Medical ultrasonics: an historical review. Br J Radiol 1973; 46:899–905

19 Dussik KT; On the possibility of using ultrasound waves as a diagnostic aid. Z Neurol Psychiatr 1942; 174:153–68
20 Shampo MA, Kyle RA: John Julian Wild – pioneer in ultrasonography. Mayo Clin Proc1997; 72:234
21 Kurjak A: Ultrasound scanning – Prof. Ian Donald (1910–1987). Eur J Obstet Gynecol Reprod Biol 2000; 90:187–9

Die Medizin in ihrem Lauf halten schon die Ärzte auf

1 Kovacs E: Kaiser Karl I.; Kapitel XXV – Madeira; https://www.elisabethkovacs.com/neue-forschungen-zu-kaiser-karl/band-i/kapitel-xxv-madeira/
2 Ambrose CT: The Conquest of Pus – a History of Bitumen, Creosote and Carbol Acid. J Infect Dis Preve Med 2018, 6(2):179–186
3 Schleich CL: Schmerzlose Operationen – vom Chirurgenkongreß boykottiert. In: Albrecht B, Albrecht G (Hrsg.): Diagnosen – Ärzteerinnerungen aus dem 20. Jahrhundert. 2. Auflage; S. 128f.; Der Morgen; Berlin 1975
4 Zitiert nach: Trendelenburg F: Die ersten 25 Jahre der Deutschen Gesellschaft für Chirurgie. S. 111; Julius Springer; Berlin 1923
5 Unger E, Bleichröder F, Loeb W: Intraarterielle Therapie. Berliner Klinische Wochenschrift 1912; 49:1503–5
6 Forßmann W: Selbstversuch: Erinnerungen eines Chirurgen. 3. Auflage; Dr. Köster; Berlin 2009
7 Forßmann W: Herzkatheterung. In: Albrecht B, Albrecht G (Hrsg.): Diagnosen – Ärzteerinnerungen aus dem 20. Jahrhundert. 2. Auflage; S. 360; Der Morgen; Berlin 1975
8 Lorenz A: Vom Chirurgen zum Orthopäden. In: Albrecht B, Albrecht G (Hrsg.): Diagnosen – Ärzteerinnerungen aus dem 20. Jahrhundert. 2. Auflage; S. 122; Der Morgen; Berlin 1975

Hippokrates verachtet Zahlen - eine kurze Geschichte medizinischer Evidenz

1 Benivienius A: De abditis nonnullis ac mirandis morborum et sanationum causis liber. A. Cratander; Basileae 1529
2 Green MH: Getting to the source: The case of Jacoba Felicie and the impact of the portable medieval reader on the canon of medieval women's history. Medieval Feminist Forum 2006; 42:49–62
3 http://www.bibelwerk.de/Bibel.12790.html/Einheits%C3%BCbersetzung+online.12798.html;
4 Zitiert nach: Doll R: Sir Austin Bradford Hill and the progress of medical science. BMJ 1992; 305:1521–6
5 Hippokrates zugeschrieben; zitiert nach: Illich I: Die Nemesis der Medizin. Von den Grenzen des Gesundheitswesens. S. 186; Rowohlt; Reinbek bei Hamburg 1977
6 Jacquart D: Die scholastische Medizin. In: Grmek MD: Die Geschichte des medizinischen Denkens. Antike und Mittelalter. S. 238f.; C. H. Beck; München 1996
7 Theophrastus Bombast von Hohenheim: Gedanken zur Heilkunst; zitiert nach: Albrecht B, Albrecht G (Hrsg.): Der Eid des Hippokrates. Ärzteerinnerungen aus vier Jahrhunderten. S. 33; Der Morgen; Berlin 1967
8 Wootton D: Bad Medicine. Doctors doing harm since Hippocrates. S. 158f.; Oxford University Press; Oxford 2007
9 Theophrastus Bombast von Hohenheim: Ansprache am 9.6.1527; zitiert nach: Albrecht B, Albrecht G (Hrsg.): Der Eid des Hippokrates. Ärzteerinnerungen aus vier Jahrhunderten. S. 31; Der Morgen; Berlin 1967
10 Thomas Jefferson: Brief an Caspar Wistar vom 21. Juni 1807. In: Ford PL (Hrsg.): The Works of Thomas Jefferson in Twelve Volumes. Federal Edition

11 Coss S: The Fever of 1721: The Epidemic That Revolutionized Medicine and American Politics. Simon & Schuster, New York 2017

12 Wootton D: Bad Medicine. Doctors doing harm since Hippocrates. S. 162ff.; Oxford University Press; Oxford 2007

13 Tröhler U: Edward Alanson, 1782: responsibility in surgical innovation. J R Soc Med 2008; 101(12):607–8

14 Withering W: An account of the foxglove, and some of its medical uses: with practical remarks on dropsy, and other diseases. Swinney; Birmingham 1785

15 Tröhler U: To impove the evidence of medicine: the 18th century British origin of a critical approach. Royal College of Physicians of Edinburgh; Edinburgh 2000

16 Stolberg M: Die Homöopathie auf dem Prüfstein. Der erste Doppelblindversuch der Medizingeschichte im Jahr 1835. Münchner Med Wochenschr 1996; 138:364–6

17 Foucault M: Die Geburt der Klinik. Eine Archäologie des ärztlichen Blicks. S. Fischer; Frankfurt/Main 1988

18 Wootton D: Bad Medicine. Doctors doing harm since Hippocrates. S. 175; Oxford University Press; Oxford 2007

19 Snow J: On the pathology and the mode of communication of cholera. London 1855

20 Tolzin HU: Welche Impfrisiken waren 1918 bekannt? impf-report 2005; 12/13:12–7

21 Tolzin HU: Methoden zur Durchsetzung von Massenimpfungen 1918. impf-report 2005; 12/13:18–9

22 Lown B: The lost Art of Healing: Practicing Compassion in Medicine. Balantine Books; New York 1999

23 Emanuel EJ, Miller FG: The ethics of placebo – controlled trials – a middle ground. N Engl J Med 2001; 345:915–9

24 Gold H, Kwit NT, Otto H: The xanthines (theobromine and aminophylline) in the treatment of cardiac pain. JAMA 1937; 108:2173–9

25 Hill AB: The Environment and Disease: Association or Causation? In: Proceedings of the Royal Society of Medicine 1965; 58(5):295–300

26 Cochrane AL: Effectiveness and efficiency: random reflections on health services. Nuffield Provincial Hospitals Trust; London 1973

27 Mather HG et al.: Acute Myocardial Infarction: Home and Hospital Treatment. Acute Myocardial Infarction: Home and Hospital Treatment. Br Med J 1971; 3:334

28 Cochrane AL: One man's medicine: an autobiography of Professor Archie Cochrane. New. Ed.; Max Blythe; Cardiff 2009

29 Cochrane AL: Effectiveness and efficiency: random reflections on health services. Nuffield Provincial Hospitals Trust; London 1973

30 Guyatt G et al.: Evidence-based medicine. A new approach to teaching the practice of medicine. JAMA 1992; 268(17):2420–5

31 Silverman WA: Where's the evidence. Debates in modern medicine. Oxford University Press; Oxford 1998

32 Ioannidis JPA: Why Most Published Research Findings Are False. PLoS Med 2005; 2(8):e124

33 Fleming PS et al.: High quality of the evidence for medical and other health-related interventions was uncommon in Cochrane systematic reviews. J Clin Epidemiol 2016; 78:34–42

34 Herrera-Perez D et al.: A comprehensive review of randomized clinical trials in three medical journals reveals 396 medical reversals. Elife 2019; 8. Pii:e45183; doi: 10.7554/eLife.45183

35 Rödiger T et al.: Genauere Evidenz für Präzisionsmedizin erforderlich. Dtsch Arztebl 2019; 116(39): B-1410–4

36 Zitiert nach: Gleich S, Weber S, Kuhn J: Das Unbehagen mit der Leichenschau und der Todesursachenstatistik – A never-ending story? Bundesgesundheitsbl 2019; 62:1413–4

37 Grassow-Narlik M, Wessolly M, Freemann J: Obduktionszahlen in Deutschland. Pathologe 2017; 38:422–9

38 Reuther G: Der betrogene Patient. 4. Auflage; S.122ff.; riva; München 2019

39 Gasche UP: Nach sachlicher Kritik an HPV-Impfstudie rausgeschmissen. Infosperber vom 10.10.2018; https://www.infosperber.ch/gesundheit/public-health/nach-sachlicher-kritik-an-hpv-impfstudie-rausgeschmissen/

40 Birn AE, Nervi L: (Re)-Making a People's WHO. J Pub Health 2020; 110:e1-e2; https://doi.org/10.2105/AJPH.2020.305806

41 Die WHO hat nach Beratung mit den zuständigen Gremien unter Beteiligung des WHO Family of International Classification (WHO-FIC) Network in Ergänzung zum Code U07.1 COVID-19 eine Belegung der Schlüsselnummer U07.2 auf den Weg gebracht, **um auch den Verdacht auf COVID-19 codieren zu können.** Der Code U07.1 wird angepasst. Die Schlüssel sollen umgehend für die Kodierung entsprechender Fälle angewendet werden.

Mythos Placebo – kurze Geschichte einer heilsamen Täuschung

1 Wander KF: Deutsches Sprichwörter-Lexikon. Band 3; Brockhaus; Leipzig 1867

2 Bobert-Stützel S: Jesusgebet und neue Mystik. Grundlagen einer christlichen Mystagogik. Buchwerft; Kiel 2010

3 Jütte R: The early history of the placebo. Complement Ther Med 2013; 21(2):94–7

4 Zitiert nach: Kerr CE, Milne I, Kaptschuk TJ: William Cullen and a missing mind-body link in the early history of placebos. J R Soc Med 2008; 101(2):89–92

5 Hooper R: Hooper's Quincy's Lexicon–Medicum. Longman, Hurst, Rees, Orme; London 1811

6 Jütte R: The early history of the placebo. Complement Ther Med 2013;21(2):94–7

7 Taylor A: The monarch with the royal touch. Historia 4.4.2019; http://www.historiamag.com/monarch-with-magic-touch/

8 Platon, Charmides 155C/156A, übersetzt von L. Georgii

9 Zitiert nach: Guijarro C: A history of the placebo. Neurosciences and History 2015; 3(2):68–80

10 Justman S: Montaigne on Medicine: Insights of a 16th-Century-Skeptic. Perspectives Biol Med 2015; 58(4):493–506

11 Schilling R: Johann Friedrich Glaser (1707–89): Scharfrichtersohn und Stadtphysikus in Suhl. Veröffentlichungen der Historischen Kommission für Thüringen, Kleine Reihe, Band 40; Böhlau; Köln 2015

12 Moliere J-P: Don Juan. 1. Akt, 3. Aufzug; in: Moliere: Komödien. S. 359; Winkler; Stuttgart/Hamburg/München 1970

13 Hahnemann S: Die chronischen Krankheiten. 2. Auflage; Band 1; Arnold; Leipzig 1835

14 http://www.epilepsiemuseum.de/deutsch/kunst/bosch.html

15 Sachs H: Ein lustig Faßnachtspiel/mit drey Personen/Das Narrenschneiden. In: Kruger H: Das erste Buch/Sehr Herrliche, Schöne vnd Warhaffte Gedicht Geistlich vnd Weltlich, allerley art/ als ernstliche Tragödien/liebliche Comödien (…) Kempten: Augsburg 1612, S. 938–946 (datiert 1557, 3. Oktober)

16 Haygarth J: Of the Imagination, as a Cause and as a Cure of Disorders of the Body; Exemplified by Fictitious Tractors, and Epidemical Convulsions. Crutwell; Bath 1800

17 Mesmer FA: Sendschreiben an einen auswärtigen Arzt über die Magnetkur. Wien 1775

18 Balint M: The doctor, the patient and the illness. Pitman; London 1957

19 Thomas Jefferson: Brief an Caspar Wistar vom 21. Juni 1807. In: Ford PL (Hrsg.): The Works of Thomas Jefferson in Twelve Volumes. Federal Edition; http://memory.loc.gov/service/mss/mtj/mtj1/038/038_0687_0692.pdf

20 Archiv der Deutschen Provinz der Jesuiten in München; 00/752v1; Kriegslazarett 8, 1–2:126

21 Pollo A et al.: Response expectancies in placebo analgesia and their clinical relevance. Pain 2001; 93(1):77–84

22 Graves TC: Commentary on a case of Hystero-epilepsy with delayed puberty. The Lancet 1920; 196 (5075):1134–5

23 Haas H, Fink H, Härtfelder G : Das Placebo-Problem. Fortschr Arzneimittelforschung 1959; 1:279–454

24 Martini P : Methodenlehre der methodischen Untersuchung. 1968; zitiert nach: Jütte R, Hoppe JD, Scriba PC (Hrsg.): Placebo in der Medizin. S. 28; Deutscher Ärzteverlag; Köln 2011

25 Balint M : Der Arzt, sein Patient und die Krankheit. 3. Auflage; Klett-Cotta; Stuttgart 1965

26 Levine JD, Gordon NC, Fields HL: The Mechanism of Placebo-Analgesia. Lancet 1978; 2:654–7

27 Ader RA, Cohen N: Behaviorally Conditioned Immunsuppression. Psychosomatic Medicine 1975; 37:333–40

28 Beecher HK: The powerful placebo. J Am Med Assoc 1955; 159:1602–6

29 Kienle GS, Kiene H: The powerful placebo effect: fact or fiction? J Clin Epidemiol 1997; 50:1311–8

30 Chaput de Saintonge DM, Herxheimer A: Harnessing placebo effects in health care. Lancet 1994; 344:995–8

31 Hróbjartsson A, Gøtzsche PC: Placebo interventions for all clinical conditions. The Cochrane Database of Systematic Reviews 2010; 106(1):CD003974.

32 Amberson JB, McMahon BT, Pinner M: A clinical trial of Sanocrysin in pulmonary tuberculosis. Am Rev Tuberc 1931; 24:401–35

33 Ernst E, Herxheimer A: The power of placebo. BMJ 1996; 313:1569–70

34 Rothman KJ: Placebo mania. BMJ 1996; 313:3–4

Und raus bist du! – Eine kurze Geschichte ärztlicher Stigmatisierung

1 Winkle S: Geißeln der Menschheit. Kulturgeschichte der Seuchen. S. 22f.; Artemis & Winkler; Düsseldorf/Zürich 1997

2 Illich I: Die Nemesis der Medizin. Von den Grenzen des Gesundheitswesens. S. 94; Rowohlt; Reinbek bei Hamburg 1977

3 Papier-Pandemie: Deutschland: Zwei Drittel der Covid-Toten in 2020 ohne Virus-Nachweis; https://www.wochenblick.at/deutschland-zwei-drittel-der-covid-toten-in-2020-ohne-virusnachweis/

4 CDU-Landtagsfraktion Rheinland-Pfalz; https://www.rheinpfalz.de/lokal/ludwigshafen_artikel,-quarant%C3%A4ne-app-und-fu%C3%9Ffessel-spd-emp%C3%B6rt-%C3%BCber-pl%C3%A4ne-der-cdu-landtagsfraktion-_arid,5062037.html

5 Falsch ausgestellte Totenscheine: Tausende Ärzte mit einem Bein im Knast? Laufpass vom 25.1.2021; https://laufpass.com/corona/gefaelschte-totenscheine-tausende-aerzte-mit-einem-bein-im-knast/

6 Franklin B am 17. November 1755; zitiert nach: Labaree LW (Hrsg.): The Papers of Benjamin Franklin. Vol. 6: April 1, 1755 through September 30, 1756. Yale University Press; New Haven (Connecticut) 1963

Vorbeugen oder behandeln? – Eine kurze Geschichte der Prävention

1 Gmeinder M, Morgan D, Mueller M: How much do OECD countries spend on prevention? OECD Health Working Paper 101; OECD Publishing, Paris 2017; https://doi.org/10.1787/f19e803c-en.

2 Hufeland CW: Die Kunst, das menschliche Leben zu verlängern. Jena 1797

3 Jouanna J: Die Entstehung der Heilkunst im Westen. In: Grmek MD: Die Geschichte des medizinischen Denkens. S. 72; C. H. Beck; München 1996

4 Touwaide A: Heilkundliche Verfahren: Die Arzneimittel. In: Grmek M (Hrsg.): Die Geschichte des medizinischen Denkens. Antike und Mittelalter. S. 287; C. H. Beck; München 1996

5 Philippus Theophrastus Aureolus Bombastus von Hohenheim (»Paracelsus«): Labyrintus und Irrgang der vermeinten Artzet: Item, Siben defensiones, oder Schirmreden. Drittes Kapitel; Petrus Perna; Basel 1574

ANMERKUNGEN

6 Allesch RM: Arsenik. Ferdinand Kleinmayr; Klagenfurt 1959

7 Carrasco-Garrido P et al.: Incidence of adverse reactions to vaccines in a paediatric population. Clin Drug Investig 2004; 24(8):457–63

8 Turnbull FM et al.: National Study of Adverse Reactions after Vaccination with Bacille Calmette-Guérin. Clin Infect Diseases 2002; 34(4):447–53

9 Delarue F, Delarue S: Impfungen – der unglaubliche Irrtum. S. 43ff.; F. Hirthammer; München 1990

10 https://www.ndtv.com/world-news/norway-warns-of-vaccination-risks-for-sick-elderly-patients-after-23-die-2353257

11 Riedel S: Edward Jenner and the history of smallpox and vaccination. Proc (Bayl Univ Med Cent) 2005; 18(1): 21–5

12 Wootton D: Bad Medicine. Doctors doing harm since Hippocrates. S. 155; Oxford University Press; Oxford 2007

13 James Jurin, Secretary of the Royal Society; zitiert nach: Wootton D: Bad Medicine. Doctors doing harm since Hippocrates. S. 153; Oxford University Press; Oxford 2007

14 Coss S: The Fever of 1721: The Epidemic That Revolutionized Medicine and American Politics. Simon & Schuster, New York 2017

15 Boylston A: John Haygarth's 18th-century 'rules of prevention' for eradicating smallpox. J R Soc Med 2014; 107(12): 494–9

16 Haygarth J: An Inquiry How to Prevent the Small-Pox. And Proceedings of a Society for Promoting General Inoculation at Stated Periods, and Preventing the Natural Small-Pox in Chester. J Johnson; London 1784

17 Haygarth J: A Sketch of a Plan to Exterminate the Casual Smallpox from Great Britain; and to Introduce General Inoculation: To which is Added, a Correspondence on the Nature of Variolous Contagion. J Johnson, London 1793

18 Langrudi NK: Der weltbekannte »Pate« der Impftheorie sagt: Impfungen schützen nicht. Impuls 2020; 18:35–8

19 Winkle S: Geißeln der Menschheit. Kulturgeschichte der Seuchen. S. 868ff.; Artemis & Winkler, Düsseldorf/Zürich 1997

20 Boylston A: John Haygarth's 18th-century 'rules of prevention' for eradicating smallpox. J R Soc Med 2014; 107(12): 494–9

21 Pepys S: Montag, 24.7.1665. In: Pepys S: Die Tagebücher 1660 – 1669. Zweitausendeins; Frankfurt/Main 2018

22 Boylston AW: The Myth of the Milkmaid. N Engl J Med 2018; 378(5):414–5

23 Plett PC: Peter Plett und die übrigen Entdecker der Kuhpockenimpfung vor Edward Jenner. Sudhoffs Archiv 2006; 90:219-32

24 Winkle S: Geißeln der Menschheit. Kulturgeschichte der Seuchen. S. 880ff.; Artemis & Winkler, Düsseldorf/Zürich 1997

25 http://www.bartleby.com/38/4/1.html

26 Riedel S: Edward Jenner and the history of smallpox and vaccination. Proc (Bayl Univ Med Cent) 2005; 18(1):21–5

27 Riedel S: Edward Jenner and the history of smallpox and vaccination. Proc (Bayl Univ Med Cent) 2005; 18(1): 21–5

28 Esparza J, Nitsche A, Damaso CR: Beyond the myths: Novel findings for old paradigms in the history of the smallpox vaccine. PLoS Pathog 2018; 14(7):e1007082

29 Winkle S: Geißeln der Menschheit. Kulturgeschichte der Seuchen. S. 880ff.; Artemis & Winkler, Düsseldorf/Zürich 1997

30 Schloßberger H: Kriegsseuchen. S. 55; Jena 1945

31 Winkle S, Salchow VA: Über die Krise der Pockenschutzimpfung mit besonderer Berücksichtigung der zerebralen Impfkomplikationen. Dtsch Med Woch 1956; 81:221–6

32 Luksch F: Blatternimpfung und Encephalitis. Med Klin 1924; 20:1170

33 Pockenimpfung. Tödlicher Schutz. Der Spiegel 1967; 15:182–3

34 STIKO-Protokolle 1972–73

35 Buchwald G: Impfen: Das Geschäft mit der Angst. 12. Auflage; EMU; Lahnstein 2020

36 Tolzin HU: Welche Impfrisiken waren 1918 bekannt? impf-report 2005; 12/13:12–7

37 Buchwald G: Vorwort zur deutschen Ausgabe von: Delarue F, Delarue S: Impfungen – der unglaubliche Irrtum. S. 9ff.; F. Hirthammer; München 1990

38 Buchwald G: Impfen: Das Geschäft mit der Angst. 12. Auflage; EMU; Lahnstein 2020

39 The role of BCG vaccine in the prevention and control of tuberculosis in the United States. A joint statement by the Advisory Council for the Elimination of Tuberculosis and the Advisory Committee on Immunization Practices. MMWR Recomm Rep 1996; 45(RR-4):1–18

40 https://www.sandiegouniontribune.com/news/health/sdut-meningitis-b-vaccine-schedule-doctors-bacterial-2015nov25-story.html

41 Martinón-Torres F et al.: Life-threatening infections in children in Europe (the EUCLIDS Project): a prospective cohort study. Lancet Child Adolesc Health 2018; 2(6):404–14

42 Underwood M: Debility of the lower extremity. in: Treatise on the diseases of children, with general directions for the management of infants from the birth. Vol. 2, S. 53-6; J Matthews, London 1789

43 Underwood M: Debility of the lower extremities. In: Treatise on the diseases of children, with general directions for the management of infants from the birth. Band 2, S. 53–6; J. Mathews; London 1789
Pearce J: Poliomyelitis (Heine-Medin disease). J Neurol Neurosurg Psychiatry 2005; 76(1):128

44 Cowan T: Krebs und die neue Biologie des Wassers. Kopp; Rottenburg am Neckar 2020

45 Olmsted Dan: The Age of Polio. Explosion; https://www.ageofautism.com/2018/11/the-age-of-polio-explosion.html?utm_source=feedburner&utm_medium=feed&utm_campaign=Feed%3A+ageofautism+%28AGE+OF+AUTISM%29

46 MacBean E: The poisoned needle. Health Research; Pomeroy 1957; https://1796web.com/pdfs/The-Poisoned-Needle.pdf

47 Offit PA: The Cutter incident, 50 years later. N Engl J Med 2005; 352(14):1411–2

48 Kennedy Jr RF: Gates' Globalist Vaccine Agenda: A Win-Win für Pharma and mandatory Vaccination; https://www.globalresearch.ca/gates-globalist-vaccine-agenda-win-win-pharma-mandatory-vaccination/5709493

49 Mogensen SW et al.: The Introduction of Diphtheria-Tetanus-Pertussis and Oral Polio Vaccine Among Young Infants in an Urban African Community: A Natural Experiment. EBioMedicine 2017; 17:192–8

50 Tomljenovic L, Shaw CA: Human papillomavirus (HPV) vaccine policy and evidence-based medicine: are they at odds? Ann Med 2013; 45(2):182–93

51 Dr. Robert Chen, CDC; zitiert nach: Millwisch C: Ausgangsverbot, Homeoffice, Kontaktverbot, Umarmungsverbot. Impuls 2020; 18:22–32

52 Gatti AM, Montanari S: New Quality-Control Investigations on Vaccines: Micro- and Nanocontamination. Int J Vaccines Vaccin 2016; 4(1):00072; https://medcraveonline.com/IJVV/new-quality-control-investigations-on-vaccines-micro--and-nanocontamination.html

53 Romains J: Knock oder Der Triumph der Medizin. Übersetzung von Peter Haffmans. Philipp Reclam; Stuttgart 1997

Wer oder was heilt? – Eine kurze Geschichte ärztlicher Selbstkritik

1 Harris I: Surgery, The Ultimate Placebo: A surgeon cuts through the evidence. S. 92; NewSouth Books; Sydney 2016

2 Newman WR: Gehennical Fire: The Lives of George Starkey. S. 170ff.; University of Chicago Press; Chicago 2003

ANMERKUNGEN

3 Bleuler PE: Das autistisch-undisziplinierte Denken in der Medizin und seine Überwindung. 2. Auflage; S. 11; Springer; Berlin/Heidelberg 1921

4 Fleming PS et al.: High quality of the evidence for medical and other health-related interventions was uncommon in Cochrane systematic reviews. J Clin Epidemiol 2016; 78:34–42

5 Bigelow J: Discourse on self-limited diseases. The Massachusetts Medical Society 1835

6 Anonymus [Erhard JB]: Ueber die Medicin. Arkesilas an Ekdemus. Neuer Teutscher Merkur 1795; 2(8):337–78

7 Zitiert nach: Hufeland CW: Aphorismen und Denksprüche. Rockstuhl; Bad Langensalza 2009

8 Bleuler PE: Das autistisch-undisziplinierte Denken in der Medizin und seine Überwindung. 2. Auflage; S. 16; Springer; Berlin/Heidelberg 1921

9 Lesage AR: Die Geschichte von Gil Blas von Santillana. Frankreich 1715; Insel; Frankfurt/Main 1997

10 Zitiert nach: Wootton D: Bad Medicine. Doctors doing harm since Hippocrates. S. 135f.; Oxford University Press; Oxford 2007

11 Gesellius F: Die Transfusion des Blutes. Eine historische, kritische und physiologische Studie. Eduard Hoppe; St. Petersburg 1873

12 Höpflinger F: Zur langfristigen Entwicklung der Lebenserwartung in der Schweiz. Studientext und historisches Datendossier zur Lebenserwartung in früheren Jahrhunderten; http://www.hoepflinger.com/fhtop/Lebenserwartung-historisch1.pdf; letzter Zugriff am 7.7.2016

13 Stoeckel W: Aus dem Leben eines Frauenarztes. In: Albrecht B, Albrecht G (Hrsg.): Diagnosen – Ärzteerinnerungen aus dem 20. Jahrhundert. 2. Auflage; S. 276; Der Morgen; Berlin 1975

14 Wootton D: Bad Medicine. Doctors doing harm since Hippocrates. S. 212; Oxford University Press; Oxford 2007

15 Durnova A: In den Händen der Ärzte. Ignaz Semmelweis – Pionier der Hygiene. Residenz-Verlag, St. Pölten/Salzburg/Wien 2015

16 Spiegel-Streitgespräch zwischen der Präsidentin des Deutschen Hebammenverbands Martina Klenk und Volker Ragosch, Chefarzt an zwei Hamburger Frauenkliniken: »Ich will jetzt einen Kaiserschnitt!« Der Spiegel 2015; 35:46–49

17 http://www.cdc.gov/nchs/data/nvsr/nvsr64/nvsr64_01.pdf; letzter Zugriff am 7.7.2016

18 Virchow R: Über die Verstopfung der Lungenarterie. Neue Notizen aus dem Gebiete der Natur- und Heilkunde; 38:794

19 Reuther G: Der Betrogene Patient. 4. Auflage; S. 122; riva; München 2019

20 Sander S: Handwerkschirurgen. Sozialgeschichte einer verdrängten Berufsgruppe. In: Berding H, Kocka J, Wehler HU (Hrsg.): Kritische Studien zur Geschichtswissenschaft Band 83. Vandenhoeck & Ruprecht; Göttingen 1989

21 Weikard MA: Am Hofe Katharinas II.; zitiert nach: Albrecht B, Albrecht G (Hrsg.): Der Eid des Hippokrates. Ärzteerinnerungen aus vier Jahrhunderten. S. 131; Der Morgen; Berlin 1967

22 Wootton D: Bad Medicine. Doctors doing harm since Hippocrates. S. 63; Oxford University Press; Oxford 2007

23 Weikard MA: Am Hofe Katharinas II.. zitiert nach: Albrecht B, Albrecht G (Hrsg.): Der Eid des Hippokrates. Ärzteerinnerungen aus vier Jahrhunderten. S. 131; Der Morgen; Berlin 1967

24 Wootton D: Bad Medicine. Doctors doing harm since Hippocrates. S. 147ff.; Oxford University Press; Oxford 2007

25 Reuther G: Der betrogene Patient. 4. Auflage, S.120ff.; Riva; München 2019

Reine Männersache? – Eine kurze Geschichte der Frauen in der Medizin

1 Kaisers Women's Health Report 2017

2 Platon: Theaitetos. Kapitel IV

3 Hyginus Mythographus

4 Darwish N, Weber AS: Muslim women healers of the mediaval and early modern Ottoman Empire. Hektoen International Journal 2009; https://hekint.org/2017/01/30/muslim-women-healers-of-the-medieval-and-early-modern-ottoman-empire/

5 Musa von Byzantion und Antiochis von Tlos: Zwei griechische Ärztinnen des 2. bis 1. Jh. v. Chr.; http://www.na-verlag.de/wp-content/uploads/image/Leseprobe_Medica.pdf

6 Sieck A, Sieck JR: Heilerinnen im Mittelalter. Tosa/Carl Ueberreuter; Wien 2008

7 Wolf-Graaf A: Die verborgene Geschichte der Frauenarbeit. S. 88f.; Wilhelm Heyne; München 1994

8 Müller I, Schmitz R, Schipperges H: Kritische Worte zur Hildegard-Medizin. Ärzte-Zeitung vom 10.9.1986; 177

9 Wolf-Graaf A: Die verborgene Geschichte der Frauenarbeit. S. 70ff.; Wilhelm Heyne; München 1994

10 Sieck A, Sieck JR: Heilerinnen im Mittelalter. S. 95; Tosa/Carl Ueberreuter; Wien 2008

11 Sieck A, Sieck JR: Heilerinnen im Mittelalter. S. 87ff.; Tosa/Carl Ueberreuter; Wien 2008

12 Siegemund J: Wie die Kurbrandenburgische Hof-Wehe-Mutter ihren Beruf begann. In: Albrecht B, Albrecht G (Hrsg.): Der Eid des Hippokrates. Ärzteerinnerungen aus vier Jahrhunderten. S. 62–8; Der Morgen; Berlin 1967

13 Shakespeare W, Fletcher D: The two noble Kinsmen. Folioausgabe; London 1623

14 Wolf-Graaf A: Die verborgene Geschichte der Frauenarbeit. S. 51ff.; Wilhelm Heyne; München 1994

15 Sieck A, Sieck JR: Heilerinnen im Mittelalter. S. 60ff.; Tosa/Carl Ueberreuter; Wien 2008

16 Wolf-Graaf A: Die verborgene Geschichte der Frauenarbeit. S. 84ff.; Wilhelm Heyne; München 1994

17 Köhler-Lutterbeck U, Siedentopf M: Lexikon der 1000 Frauen. S. 308; J. H. Dietz; Bonn 2000

18 Schweitzer D: Segen oder Fluch. Die heilkundige Frau im Mittelalter; http://www.nibelungenlied-gesellschaft.de/03_beitrag/schweitzer/fs11_schweitzer.html

19 Green MH: Getting to the source: The case of Jacoba Felicie and the impact of the portable medieval reader on the canon of medieval women's history. Medieval Feminist Forum 2006; 42:49–62

20 Schweitzer D: Segen oder Fluch. Die heilkundige Frau im Mittelalter; http://www.nibelungenlied-gesellschaft.de/03_beitrag/schweitzer/fs11_schweitzer.html

21 Wolf-Graaf A: Die verborgene Geschichte der Frauenarbeit. S. 98; Wilhelm Heyne; München 1994

22 Wolf-Graaf A: Die verborgene Geschichte der Frauenarbeit. S. 84ff.; Wilhelm Heyne; München 1994

23 Theophrastus Bombast von Hohenheim: Gedanken zur Heilkunst; zitiert nach: Albrecht B, Albrecht G (Hrsg.): Der Eid des Hippokrates. Ärzteerinnerungen aus vier Jahrhunderten. S. 38; Der Morgen; Berlin 1967

24 Zitiert nach: Sieck A, Sieck JR: Heilerinnen im Mittelalter. Das verlorene Wissen der Frauen. S. 126f.; Carl Ueberreuter; Wien 2008

25 Validierungsstudie: Gewalt in der Geburtshilfe. Deutsche Hebammenzeitschrift 3.12.2019; https://www.dhz-online.de/news/detail/artikel/ergebnisse-einer-befragung-betroffener-frauen

26 Bergdolt K: Heilerinnen, Ärztinnen – der weibliche Part der Heilkunst; https://www.aerztinnenbund.de/downloads/3/Bergdolt-Heilerinnen_rztinnen.pdf

27 https://www.nobelprize.org/prizes/lists/nobel-prize-awarded-women/

Krank durch Behandlungen? – Eine kurze Schadensgeschichte der Medizin

1 Reuther G: Die Kunst, möglichst lange zu leben. S. 124f.; riva; München 2018

2 Cunningham SA et al.: Doctors' Strikes and Mortality: A Review Soc Sci Med 2008; 67(11):1784–8

3 Halter H (Hrsg.): Vorsicht Arzt! Krise der modernen Medizin. S. 11ff.; Spiegel; Reinbek bei Hamburg 1981

4 Theophrastus Bombast von Hohenheim: Ansprache am 9.6.1527; zitiert nach: Albrecht B, Albrecht G (Hrsg.): Der Eid des Hippokrates. Ärzteerinnerungen aus vier Jahrhunderten. S. 31; Der Morgen; Berlin 1967

5 Theophrastus Bombast von Hohenheim: Gedanken zur Heilkunst; zitiert nach: Albrecht B, Albrecht G (Hrsg.): Der Eid des Hippokrates. Ärzteerinnerungen aus vier Jahrhunderten. S. 34; Der Morgen; Berlin 1967

6 Zitiert nach Doll R: Sir Austin Bradford Hill and the progress of medical science. BMJ 1992; 305:1521–6

7 Winkle S: Geißeln der Menschheit. Kulturgeschichte der Seuchen. S. 1031; Artemis & Winkler; Düsseldorf/Zürich 1997

8 Lesage AR: Die Geschichte von Gil Blas von Santillana. Frankreich 1715; Insel; Frankfurt/Main 1997

9 Zitiert nach: Weigand W: Montaignes Tagebücher. S. 11; Berlin 1914

10 Bauer J: Geschichte der Aderlässe. S. 207–211; E. H. Gummi, München 1870

11 Dover T: The Ancient Physician‹s Legacy to His Country: Being what He Has Collected Himself in Forty-nine Years Practice. London 1732

12 Winkle S: Geißeln der Menschheit. Kulturgeschichte der Seuchen. S. 1015ff.; Artemis & Winkler; Düsseldorf/Zürich 1997

13 Zitiert nach: Helmstädter A, Schneider A: Zum Ursprung des Begriffs Nebenwirkungen. Pharmazeutische Zeitung 07/2016; https://www.pharmazeutische-zeitung.de/ausgabe-072016/zum-ursprung-des-begriffs-nebenwirkungen/

14 Hofmeier HK: Medizinisches in Abraham a Sancta Claras letztem Werk, der »Totenkapelle«. Zum Gedächtnis seines 250jährigen Todestages. Münch Med Wochenschr 1960; 102(44):2169–72

15 Vergil: Aeneis. 12,46

16 Molière JB: L'Amour Medicin; zitiert nach: Winkle S: Geißeln der Menschheit. Kulturgeschichte der Seuchen. S. 1030; Artemis & Winkler; Düsseldorf/Zürich 1997

17 Cadwalader T: An essay on the West India dry-gripes with the method of preventing and curing that cruel distemper. B. Franklin; Philadelphia 1745

18 Handbuch der speciellen Pathologie und Therapie der chronischen Krankheiten. Veit; Berlin 1845

19 Scheel P: Die Transfusion des Blutes und die Einsprützung der Arzeneyen in die Adern. Band 1, S. 124; Friedrich Brummer; Copenhagen 1802

20 Goethe JW: Faust. Eine Tragödie. S. 70f.; J. G. Cotta; Tübingen 1808

21 Zitiert nach: Kang L, Pedersen N: Abgründe der Medizin. Die bizarrsten Arzneimittel und kuriosesten Heilmethoden der Geschichte. S. 21; riva; München 2019

22 Nietzsche F: Morgenröte. In: Schlechta K: Friedrich Nietzsche: Werke. Band 1, S. 1047; Hanser; München 1973

23 Bichat X: Anatomie générale appliquée à la physiologie et a la médecine. Vorwort S. XCIX; Paris 1801

24 Bleuler PE: Das autistisch-undisziplinierte Denken in der Medizin und seine Überwindung. 2. Auflage, S. 19; Springer; Berlin/Heidelberg 1921

25 Lee S (Hrsg): Nightingale, Florence. Dictionary of National Biography (2nd supplement). Smith, Elder & Co.; London

26 Wootton D: Bad Medicine. Doctors doing harm since Hippocrates. S. 157; Oxford University Press; Oxford 2007

27 Plass D et al.: Entwicklung der Krankheitslast in Deutschland. Ergebnisse, Potenziale und Grenzen der Global Burden of Disease Study. Dtsch Arztebl 2014; 111:629–38

28 Spain DM: Iatrogene Krankheiten. Georg Thieme; Stuttgart 1967

29 Hippokrates; zitiert nach: Illich I: Die Nemesis der Medizin. Von den Grenzen des Gesundheitswesens. S. 97; Rowohlt; Reinbek bei Hamburg 1977

30 Hippokrates: Epidemiorum (Die epidemischen Krankheiten) I. Dt. Übersetzung von Fuchs, Band 2, S. 108

31 Struensee JF: Gedanken eines Arztes vom Aberglauben und der Quacksalberey. Gemeinnütziges Magazin 1760

32 Hufeland CW: Die Kunst, das Leben zu verlängern. S. 632; Jena 1797

33 http://www.localpopulationstudies.org.uk/PDF/LPS30/LPS30_1983_60-66.pdf

34 Smith CM: Origin and uses of primum non nocere – above all, do no harm! J Clin Pharmacol 2005; 45(4):371–7

35 Karagiannidis C et al.: Case characteristics, resource use, and outcomes of 10 021 patients with Covid-19 admitted to 920 German hospitals: an observational study. Lancet Respir Med 2020; 8:853–62

36 Engelbrecht T, Köhnlein C: Die Medikamenten-Tragödie. Rubikon 2020; https://www.rubikon.news/artikel/die-medikamenten-tragodie

37 Hoff F: Moderne Medizin und gesunde Lebensführung – 12 Vorträge. Piper; München 1967

38 von Uexküll T: Lehrbuch der psychosomatischen Medizin. Urban & Schwarzenberg; München 1979

39 Berwick D; zitiert nach: Kliff S: Study: medical errors are the third biggest cause of death in America. Vox News 3.5.2016; https://www.vox.com/2016/5/3/11579974/medical-errors-death-harm

Epilog: ... und die Moral von dieser Geschichte?

1 Wootton D: Bad Medicine. Doctors doing harm since Hippocrates. Oxford University Press; Oxford 2007

2 Ludwig U: Geheime Gesandte. Der Spiegel 2005; 23:156–9

3 Heinrichsen D: Nitroproteine lösen Allergien aus; https://idw-online.de/de/news101250

4 Landsteiner K, Simms S: Production of heterogenetic antibodies with mixtures of the binding part of the antigen and protein. J Exp Med 1923; 38(2):127–38

5 Hochscheid R et al.: Nitration of protein without allergenic potenzial triggers modulation of antioxidant response in type II pneumocytes. J Toxicol Environ Health A 2014; 77(12):679–95

6 Experten zweifeln Grenzwerte an: Ist Feinstaub doch keine Gefahr für die Gesundheit?; https://www.t-online.de/gesundheit/krankheiten-symptome/id_85132122/lungenaerzte-zweifeln-grenzwerte-an-ist-feinstaub-doch-ungefaehrlich-.html

7 Leven KH: Geschichte der Medizin. Von der Antike bis zur Gegenwart. 3. Auflage; S. 61; C. H. Beck; München 2019

8 Gerst T: Edition zum Nürnberger Ärzteprozess: Ein Projekt aus der Ärzteschaft selbst. Dtsch Arztebl 2001;98(15):A-956–7

9 Wodarg W: Die Angst aus der Klinik. Rubikon 2020; https://www.rubikon.news/artikel/die-angst-aus-der-klinik

10 Weltgesundheitsorganisation (WHO), Genf

11 The World Medical Association: WMA Declaration of Geneva. Genf 2017

12 Wenger S: Arzt – ein krank machender Beruf? Arbeitsbelastungen, Gesundheit und Krankheit von Ärztinnen und Ärzten im ausgehenden 19. und 20. Jahrhundert. Franz Steiner; Stuttgart 2020

13 Fleming PS et al.: High quality of the evidence for medical and other health-related interventions was uncommon in Cochrane systematic reviews. J Clin Epidemiol 2016; 78 :34–42

14 Arnold DG et al.: Financial Penalties Imposed on Large Pharmaceutical Firms for Illegal Activities. JAMA 2020; 324:1995

Sachregister

Personenregister

Bibliografische Information der Deutschen Nationalbibliothek
Die Deutsche Nationalbibliothek verzeichnet diese Publikation in der Deutschen Nationalbibliografie; detaillierte bibliografische Daten sind im Internet über http://d-nb.de abrufbar.

Für Fragen und Anregungen
info@rivaverlag.de

Wichtiger Hinweis
Ausschließlich zum Zweck der besseren Lesbarkeit wurde auf eine genderspezifische Schreibweise sowie eine Mehrfachbezeichnung verzichtet. Alle personenbezogenen Bezeichnungen sind somit geschlechtsneutral zu verstehen.

Originalausgabe
4. Auflage 2022

Türkenstraße 89, 80799 München
Tel.: 089 651285-0, Fax: 089 652096

Umschlaggestaltung: Tobias Prießner
Umschlagabbildung: shutterstock.com/ Luke Chambers; shutterstock.com/Alexander Limbach
Satz: Helmut Schaffer, Hofheim a.Ts.
Druck: GGP Media GmbH, Pößneck
Printed in Germany

ISBN Print 978-3-7423-1776-6
ISBN E-Book (PDF) 978-3-7453-1478-6
ISBN E-Book (EPUB, Mobi) 978-3-7453-1479-3